执业助理医师资格考试答题卡

请勿折皱

姓名

考区（省、自治区、直辖市）

考点（地、市/盟、州）

学校、单位

注意事项
1. 考生务必用钢笔或圆珠笔认真填写左列各项内容，按照试卷封面上的内容填写报考类别。
2. 考生务必认真阅读填涂说明，用2B铅笔仔细填涂下列准考证号、考试单元和答题信息点。
3. 监考人员必须填涂缺考或作弊者的准考证号、考试单元和右下角的考场记录。

准考证号

[0]	[0]	[0]	[0]	[0]	[0]	[0]	[0]	[0]	[0]
[1]	[1]	[1]	[1]	[1]	[1]	[1]	[1]	[1]	[1]
[2]	[2]	[2]	[2]	[2]	[2]	[2]	[2]	[2]	[2]
[3]	[3]	[3]	[3]	[3]	[3]	[3]	[3]	[3]	[3]
[4]	[4]	[4]	[4]	[4]	[4]	[4]	[4]	[4]	[4]
[5]	[5]	[5]	[5]	[5]	[5]	[5]	[5]	[5]	[5]
[6]	[6]	[6]	[6]	[6]	[6]	[6]	[6]	[6]	[6]
[7]	[7]	[7]	[7]	[7]	[7]	[7]	[7]	[7]	[7]
[8]	[8]	[8]	[8]	[8]	[8]	[8]	[8]	[8]	[8]
[9]	[9]	[9]	[9]	[9]	[9]	[9]	[9]	[9]	[9]

考试单元

第一单元 ☐

第二单元 ☐

填涂说明

请用2B铅笔填涂，修改时请用橡皮擦干净。

正确填涂：■

错误填涂：⊘ ⊗ ╱ ●

请考生认真填涂并核查以上信息，凡错误填涂者均不予阅卡评分。

1 [A] [B] [C] [D] [E]　　36 [A] [B] [C] [D] [E]　　71 [A] [B] [C] [D] [E]　　106 [A] [B] [C] [D] [E]　　141 [A] [B] [C] [D] [E]
2 [A] [B] [C] [D] [E]　　37 [A] [B] [C] [D] [E]　　72 [A] [B] [C] [D] [E]　　107 [A] [B] [C] [D] [E]　　142 [A] [B] [C] [D] [E]
3 [A] [B] [C] [D] [E]　　38 [A] [B] [C] [D] [E]　　73 [A] [B] [C] [D] [E]　　108 [A] [B] [C] [D] [E]　　143 [A] [B] [C] [D] [E]
4 [A] [B] [C] [D] [E]　　39 [A] [B] [C] [D] [E]　　74 [A] [B] [C] [D] [E]　　109 [A] [B] [C] [D] [E]　　144 [A] [B] [C] [D] [E]
5 [A] [B] [C] [D] [E]　　40 [A] [B] [C] [D] [E]　　75 [A] [B] [C] [D] [E]　　110 [A] [B] [C] [D] [E]　　145 [A] [B] [C] [D] [E]

6 [A] [B] [C] [D] [E]　　41 [A] [B] [C] [D] [E]　　76 [A] [B] [C] [D] [E]　　111 [A] [B] [C] [D] [E]　　146 [A] [B] [C] [D] [E]
7 [A] [B] [C] [D] [E]　　42 [A] [B] [C] [D] [E]　　77 [A] [B] [C] [D] [E]　　112 [A] [B] [C] [D] [E]　　147 [A] [B] [C] [D] [E]
8 [A] [B] [C] [D] [E]　　43 [A] [B] [C] [D] [E]　　78 [A] [B] [C] [D] [E]　　113 [A] [B] [C] [D] [E]　　148 [A] [B] [C] [D] [E]
9 [A] [B] [C] [D] [E]　　44 [A] [B] [C] [D] [E]　　79 [A] [B] [C] [D] [E]　　114 [A] [B] [C] [D] [E]　　149 [A] [B] [C] [D] [E]
10 [A] [B] [C] [D] [E]　　45 [A] [B] [C] [D] [E]　　80 [A] [B] [C] [D] [E]　　115 [A] [B] [C] [D] [E]　　150 [A] [B] [C] [D] [E]

11 [A] [B] [C] [D] [E]　　46 [A] [B] [C] [D] [E]　　81 [A] [B] [C] [D] [E]　　116 [A] [B] [C] [D] [E]
12 [A] [B] [C] [D] [E]　　47 [A] [B] [C] [D] [E]　　82 [A] [B] [C] [D] [E]　　117 [A] [B] [C] [D] [E]
13 [A] [B] [C] [D] [E]　　48 [A] [B] [C] [D] [E]　　83 [A] [B] [C] [D] [E]　　118 [A] [B] [C] [D] [E]
14 [A] [B] [C] [D] [E]　　49 [A] [B] [C] [D] [E]　　84 [A] [B] [C] [D] [E]　　119 [A] [B] [C] [D] [E]
15 [A] [B] [C] [D] [E]　　50 [A] [B] [C] [D] [E]　　85 [A] [B] [C] [D] [E]　　120 [A] [B] [C] [D] [E]

16 [A] [B] [C] [D] [E]　　51 [A] [B] [C] [D] [E]　　86 [A] [B] [C] [D] [E]　　121 [A] [B] [C] [D] [E]
17 [A] [B] [C] [D] [E]　　52 [A] [B] [C] [D] [E]　　87 [A] [B] [C] [D] [E]　　122 [A] [B] [C] [D] [E]
18 [A] [B] [C] [D] [E]　　53 [A] [B] [C] [D] [E]　　88 [A] [B] [C] [D] [E]　　123 [A] [B] [C] [D] [E]
19 [A] [B] [C] [D] [E]　　54 [A] [B] [C] [D] [E]　　89 [A] [B] [C] [D] [E]　　124 [A] [B] [C] [D] [E]
20 [A] [B] [C] [D] [E]　　55 [A] [B] [C] [D] [E]　　90 [A] [B] [C] [D] [E]　　125 [A] [B] [C] [D] [E]

21 [A] [B] [C] [D] [E]　　56 [A] [B] [C] [D] [E]　　91 [A] [B] [C] [D] [E]　　126 [A] [B] [C] [D] [E]
22 [A] [B] [C] [D] [E]　　57 [A] [B] [C] [D] [E]　　92 [A] [B] [C] [D] [E]　　127 [A] [B] [C] [D] [E]
23 [A] [B] [C] [D] [E]　　58 [A] [B] [C] [D] [E]　　93 [A] [B] [C] [D] [E]　　128 [A] [B] [C] [D] [E]
24 [A] [B] [C] [D] [E]　　59 [A] [B] [C] [D] [E]　　94 [A] [B] [C] [D] [E]　　129 [A] [B] [C] [D] [E]
25 [A] [B] [C] [D] [E]　　60 [A] [B] [C] [D] [E]　　95 [A] [B] [C] [D] [E]　　130 [A] [B] [C] [D] [E]

考场记录

缺考 ☐

作弊： 传抄 ☐　夹带 ☐　替考 ☐　其他 ☐

26 [A] [B] [C] [D] [E]　　61 [A] [B] [C] [D] [E]　　96 [A] [B] [C] [D] [E]　　131 [A] [B] [C] [D] [E]
27 [A] [B] [C] [D] [E]　　62 [A] [B] [C] [D] [E]　　97 [A] [B] [C] [D] [E]　　132 [A] [B] [C] [D] [E]
28 [A] [B] [C] [D] [E]　　63 [A] [B] [C] [D] [E]　　98 [A] [B] [C] [D] [E]　　133 [A] [B] [C] [D] [E]
29 [A] [B] [C] [D] [E]　　64 [A] [B] [C] [D] [E]　　99 [A] [B] [C] [D] [E]　　134 [A] [B] [C] [D] [E]
30 [A] [B] [C] [D] [E]　　65 [A] [B] [C] [D] [E]　　100 [A] [B] [C] [D] [E]　　135 [A] [B] [C] [D] [E]

31 [A] [B] [C] [D] [E]　　66 [A] [B] [C] [D] [E]　　101 [A] [B] [C] [D] [E]　　136 [A] [B] [C] [D] [E]
32 [A] [B] [C] [D] [E]　　67 [A] [B] [C] [D] [E]　　102 [A] [B] [C] [D] [E]　　137 [A] [B] [C] [D] [E]
33 [A] [B] [C] [D] [E]　　68 [A] [B] [C] [D] [E]　　103 [A] [B] [C] [D] [E]　　138 [A] [B] [C] [D] [E]
34 [A] [B] [C] [D] [E]　　69 [A] [B] [C] [D] [E]　　104 [A] [B] [C] [D] [E]　　139 [A] [B] [C] [D] [E]
35 [A] [B] [C] [D] [E]　　70 [A] [B] [C] [D] [E]　　105 [A] [B] [C] [D] [E]　　140 [A] [B] [C] [D] [E]

此栏由监考人员填涂

U0403960

执业助理医师资格考试答题卡

请勿折皱

姓名

考区（省、自治区、直辖市）

考点（地、市/盟、州）

学校、单位

注意事项

1. 考生务必用钢笔或圆珠笔认真填写左列各项内容，按照试卷封面上的内容填写报考类别。
2. 考生务必认真阅读填涂说明，用2B铅笔仔细填涂下列准考证号、考试单元和答题信息点。
3. 监考人员必须填涂缺考或作弊者的准考证号、考试单元和右下角的考场记录。

准考证号

[0]	[0]	[0]	[0]	[0]	[0]	[0]	[0]	[0]	[0]	[0]
[1]	[1]	[1]	[1]	[1]	[1]	[1]	[1]	[1]	[1]	[1]
[2]	[2]	[2]	[2]	[2]	[2]	[2]	[2]	[2]	[2]	[2]
[3]	[3]	[3]	[3]	[3]	[3]	[3]	[3]	[3]	[3]	[3]
[4]	[4]	[4]	[4]	[4]	[4]	[4]	[4]	[4]	[4]	[4]
[5]	[5]	[5]	[5]	[5]	[5]	[5]	[5]	[5]	[5]	[5]
[6]	[6]	[6]	[6]	[6]	[6]	[6]	[6]	[6]	[6]	[6]
[7]	[7]	[7]	[7]	[7]	[7]	[7]	[7]	[7]	[7]	[7]
[8]	[8]	[8]	[8]	[8]	[8]	[8]	[8]	[8]	[8]	[8]
[9]	[9]	[9]	[9]	[9]	[9]	[9]	[9]	[9]	[9]	[9]

考试单元

第一单元 □

第二单元 □

填涂说明

请用2B铅笔填涂，修改时请用橡皮擦干净。

正确填涂：▬

错误填涂：╱ ⊗ ╲ ▪

请考生认真填涂并核查以上信息，凡错误填涂者均不予阅卡评分。

1 [A] [B] [C] [D] [E]
2 [A] [B] [C] [D] [E]
3 [A] [B] [C] [D] [E]
4 [A] [B] [C] [D] [E]
5 [A] [B] [C] [D] [E]

6 [A] [B] [C] [D] [E]
7 [A] [B] [C] [D] [E]
8 [A] [B] [C] [D] [E]
9 [A] [B] [C] [D] [E]
10 [A] [B] [C] [D] [E]

11 [A] [B] [C] [D] [E]
12 [A] [B] [C] [D] [E]
13 [A] [B] [C] [D] [E]
14 [A] [B] [C] [D] [E]
15 [A] [B] [C] [D] [E]

16 [A] [B] [C] [D] [E]
17 [A] [B] [C] [D] [E]
18 [A] [B] [C] [D] [E]
19 [A] [B] [C] [D] [E]
20 [A] [B] [C] [D] [E]

21 [A] [B] [C] [D] [E]
22 [A] [B] [C] [D] [E]
23 [A] [B] [C] [D] [E]
24 [A] [B] [C] [D] [E]
25 [A] [B] [C] [D] [E]

26 [A] [B] [C] [D] [E]
27 [A] [B] [C] [D] [E]
28 [A] [B] [C] [D] [E]
29 [A] [B] [C] [D] [E]
30 [A] [B] [C] [D] [E]

31 [A] [B] [C] [D] [E]
32 [A] [B] [C] [D] [E]
33 [A] [B] [C] [D] [E]
34 [A] [B] [C] [D] [E]
35 [A] [B] [C] [D] [E]

36 [A] [B] [C] [D] [E]
37 [A] [B] [C] [D] [E]
38 [A] [B] [C] [D] [E]
39 [A] [B] [C] [D] [E]
40 [A] [B] [C] [D] [E]

41 [A] [B] [C] [D] [E]
42 [A] [B] [C] [D] [E]
43 [A] [B] [C] [D] [E]
44 [A] [B] [C] [D] [E]
45 [A] [B] [C] [D] [E]

46 [A] [B] [C] [D] [E]
47 [A] [B] [C] [D] [E]
48 [A] [B] [C] [D] [E]
49 [A] [B] [C] [D] [E]
50 [A] [B] [C] [D] [E]

51 [A] [B] [C] [D] [E]
52 [A] [B] [C] [D] [E]
53 [A] [B] [C] [D] [E]
54 [A] [B] [C] [D] [E]
55 [A] [B] [C] [D] [E]

56 [A] [B] [C] [D] [E]
57 [A] [B] [C] [D] [E]
58 [A] [B] [C] [D] [E]
59 [A] [B] [C] [D] [E]
60 [A] [B] [C] [D] [E]

61 [A] [B] [C] [D] [E]
62 [A] [B] [C] [D] [E]
63 [A] [B] [C] [D] [E]
64 [A] [B] [C] [D] [E]
65 [A] [B] [C] [D] [E]

66 [A] [B] [C] [D] [E]
67 [A] [B] [C] [D] [E]
68 [A] [B] [C] [D] [E]
69 [A] [B] [C] [D] [E]
70 [A] [B] [C] [D] [E]

71 [A] [B] [C] [D] [E]
72 [A] [B] [C] [D] [E]
73 [A] [B] [C] [D] [E]
74 [A] [B] [C] [D] [E]
75 [A] [B] [C] [D] [E]

76 [A] [B] [C] [D] [E]
77 [A] [B] [C] [D] [E]
78 [A] [B] [C] [D] [E]
79 [A] [B] [C] [D] [E]
80 [A] [B] [C] [D] [E]

81 [A] [B] [C] [D] [E]
82 [A] [B] [C] [D] [E]
83 [A] [B] [C] [D] [E]
84 [A] [B] [C] [D] [E]
85 [A] [B] [C] [D] [E]

86 [A] [B] [C] [D] [E]
87 [A] [B] [C] [D] [E]
88 [A] [B] [C] [D] [E]
89 [A] [B] [C] [D] [E]
90 [A] [B] [C] [D] [E]

91 [A] [B] [C] [D] [E]
92 [A] [B] [C] [D] [E]
93 [A] [B] [C] [D] [E]
94 [A] [B] [C] [D] [E]
95 [A] [B] [C] [D] [E]

96 [A] [B] [C] [D] [E]
97 [A] [B] [C] [D] [E]
98 [A] [B] [C] [D] [E]
99 [A] [B] [C] [D] [E]
100 [A] [B] [C] [D] [E]

101 [A] [B] [C] [D] [E]
102 [A] [B] [C] [D] [E]
103 [A] [B] [C] [D] [E]
104 [A] [B] [C] [D] [E]
105 [A] [B] [C] [D] [E]

106 [A] [B] [C] [D] [E]
107 [A] [B] [C] [D] [E]
108 [A] [B] [C] [D] [E]
109 [A] [B] [C] [D] [E]
110 [A] [B] [C] [D] [E]

111 [A] [B] [C] [D] [E]
112 [A] [B] [C] [D] [E]
113 [A] [B] [C] [D] [E]
114 [A] [B] [C] [D] [E]
115 [A] [B] [C] [D] [E]

116 [A] [B] [C] [D] [E]
117 [A] [B] [C] [D] [E]
118 [A] [B] [C] [D] [E]
119 [A] [B] [C] [D] [E]
120 [A] [B] [C] [D] [E]

121 [A] [B] [C] [D] [E]
122 [A] [B] [C] [D] [E]
123 [A] [B] [C] [D] [E]
124 [A] [B] [C] [D] [E]
125 [A] [B] [C] [D] [E]

126 [A] [B] [C] [D] [E]
127 [A] [B] [C] [D] [E]
128 [A] [B] [C] [D] [E]
129 [A] [B] [C] [D] [E]
130 [A] [B] [C] [D] [E]

131 [A] [B] [C] [D] [E]
132 [A] [B] [C] [D] [E]
133 [A] [B] [C] [D] [E]
134 [A] [B] [C] [D] [E]
135 [A] [B] [C] [D] [E]

136 [A] [B] [C] [D] [E]
137 [A] [B] [C] [D] [E]
138 [A] [B] [C] [D] [E]
139 [A] [B] [C] [D] [E]
140 [A] [B] [C] [D] [E]

141 [A] [B] [C] [D] [E]
142 [A] [B] [C] [D] [E]
143 [A] [B] [C] [D] [E]
144 [A] [B] [C] [D] [E]
145 [A] [B] [C] [D] [E]

146 [A] [B] [C] [D] [E]
147 [A] [B] [C] [D] [E]
148 [A] [B] [C] [D] [E]
149 [A] [B] [C] [D] [E]
150 [A] [B] [C] [D] [E]

考场记录

缺考 □

作弊：传抄 □　夹带 □　替考 □　其他 □

此栏由监考人员填涂

试卷标识码：

中西医结合执业助理医师资格考试
最后成功四套胜卷（四）

（医学综合笔试部分）

第一单元

考生姓名：_____

准考证号：_____

考　　点：_____

考　场　号：_____

A1 型题

答题说明

每一道考试题下面有 A、B、C、D、E 五个备选答案。请从中选择一个最佳答案，并在答题卡上将相应题号的相应字母所属的方框涂黑。

1. 因中气下陷所致的久痢、脱肛及子宫下垂，都可采用升提中气法治疗。此属于
   A. 因人制宜
   B. 同病异治
   C. 异病同治
   D. 审因论治
   E. 虚则补之

2. "重阴必阳，重阳必阴"说明了阴阳之间的哪种关系
   A. 相互交感
   B. 对立制约
   C. 互根互用
   D. 消长平衡
   E. 相互转化

3. 按五行属性分类，五化中属土者是
   A. 生
   B. 长
   C. 化
   D. 收
   E. 藏

4. 五行相乘，下列哪种说法是正确的
   A. 母气有余而乘其子
   B. 子气有余而乘其母
   C. 气有余而乘己所胜
   D. 气有余则乘己所不胜
   E. 气不及则己所胜侮而乘之

5. 心的主要生理功能是
   A. 主藏血
   B. 主神志
   C. 主运化
   D. 主统血
   E. 主疏泄

6. 肝主疏泄的基本生理功能是
   A. 调畅情志活动
   B. 调畅全身气机
   C. 促进脾胃运化
   D. 促进血行和津液代谢
   E. 调节月经和精液的排泄

7. 被称为先天之本的脏是
   A. 肾
   D. 脾
   C. 心
   D. 肝
   E. 肺

8. 与气虚关系最密切的脏腑是
   A. 心、肺
   B. 肺、脾
   C. 肺、肾
   D. 脾、胃
   E. 肝、肺

9. 患者，女，25岁。口舌生疮，心烦失眠，小便黄赤，尿道灼热涩痛，口渴，舌红无苔，脉数。其病位在
   A. 心、脾
   B. 心、胃
   C. 心、膀胱
   D. 心、小肠
   E. 心、肾

10. 下列哪项是胃的生理功能

第 3 页

A. 水谷精微的转输
B. 水谷的受纳和腐熟
C. 水液的吸收和转输
D. 脏器位置的维系
E. 血液的统摄

11. 具有推动呼吸和血行功能的气是
    A. 心气
    B. 肺气
    C. 营气
    D. 卫气
    E. 宗气

12. 足厥阴肝经与足太阴脾经循行交叉，变换前中位置，是在
    A. 外踝上8寸处
    B. 内踝上2寸处
    C. 内踝上3寸处
    D. 内踝上5寸处
    E. 内踝上8寸处

13. 最易导致病位游走不定的外邪是
    A. 暑
    B. 燥
    C. 湿
    D. 风
    E. 寒

14. 下列哪项不会出现口渴多饮
    A. 热盛伤津
    B. 汗出过多
    C. 剧烈呕吐
    D. 泻下过度
    E. 湿热内阻

15. 痰热内闭的目态是
    A. 戴眼反折
    B. 目睛微定
    C. 昏睡露睛
    D. 双睑下垂
    E. 横目斜视

16. 下列除哪项外，均是舌颤动的病因
    A. 气血两虚
    B. 亡阳伤津
    C. 热极生风
    D. 酒毒所伤
    E. 心脾有热

17. 语言謇涩，病因多属
    A. 热扰心神
    B. 痰火扰心
    C. 风痰阻络
    D. 心气不足
    E. 心阴大伤

18. 咳声重浊者，多属
    A. 风寒
    B. 寒湿
    C. 痰饮
    D. 燥热
    E. 肺热

19. 邪盛病进时，常见的脉象是
    A. 实
    B. 大
    C. 紧
    D. 滑
    E. 长

20. 腹胀满，无压痛，叩之作空声，可见于
    A. 水鼓
    B. 气胀
    C. 痰饮
    D. 积聚
    E. 内痈

21. 下列除哪项外，都是虚寒证的临床表现

A. 畏寒喜暖
B. 口淡不渴
C. 脉沉而紧
D. 小便清长
E. 大便溏薄

A. 痰迷心窍
B. 痰火扰心
C. 心血瘀阻
D. 肾精亏虚
E. 心脾两虚

22. 暑淫证候的表现是
   A. 头昏沉，嗜睡，胸脘痞闷
   B. 口渴饮水，口唇鼻咽干燥
   C. 发热恶热，汗出，气短神疲
   D. 突发皮肤瘙痒、丘疹
   E. 肠鸣腹泻，脘腹拘急冷痛

23. 下列各项，可见口干但欲漱水不欲咽症状的是
   A. 湿热
   B. 阴虚
   C. 痰饮
   D. 瘀血
   E. 温病营分证

24. 患者头晕目花，少气倦怠，腹部有坠胀感，脱肛，舌淡苔白，脉弱。其证候是
   A. 气滞
   B. 气虚
   C. 气陷
   D. 气结
   E. 气逆

25. 齿燥如枯骨者，属
   A. 热盛伤津
   B. 阳明热盛
   C. 肾阴枯涸
   D. 胃阴不足
   E. 肾气虚乏

26. 患者，男，70岁。神志痴呆，表情淡漠，举止失常，面色晦滞，胸闷泛恶，舌苔白腻，脉滑。其病机是

27. 患者，男，45岁。平日急躁易怒，今日因事与人争吵时突感头晕，站立不住，面赤如醉，舌体颤动，脉弦。其证候是
   A. 肝火上炎
   B. 肝阳上亢
   C. 热极生风
   D. 肝阳化风
   E. 肝气郁结

28. 患儿，3岁。发育迟缓，坐、立、行走、牙齿的发育都迟于同龄小儿，颈项萎软，天柱骨倒，不能行走，舌淡苔薄。其证候是
   A. 脾肾气虚
   B. 气血虚弱
   C. 肝肾不足
   D. 心血不足
   E. 肾阳亏虚

29. 下列各组药物中，不属于配伍禁忌的是
   A. 川贝母与川乌
   B. 藜芦与赤芍
   C. 肉桂与赤石脂
   D. 水银与砒霜
   E. 硫黄与厚朴

30. 辛夷入汤剂宜
   A. 烊化
   B. 冲服
   C. 后下
   D. 包煎
   E. 先煎

31. 下列解表药中兼有化湿和中功效的是
    A. 紫苏
    B. 香薷
    C. 生姜
    D. 白芷
    E. 防风

32. 治疗外感发热，邪郁肌腠，项背强痛者，应首选
    A. 荆芥
    B. 白芷
    C. 薄荷
    D. 葛根
    E. 柴胡

33. 具有凉血功效的药物是
    A. 石膏
    B. 知母
    C. 芦根
    D. 天花粉
    E. 栀子

34. 下列清热解毒药中，兼有止血功效的是
    A. 穿心莲
    B. 秦皮
    C. 白鲜皮
    D. 熊胆
    E. 马齿苋

35. 具有养阴生津功效的药物是
    A. 生地黄
    B. 牡丹皮
    C. 赤芍
    D. 紫草
    E. 金银花

36. 独活具有的功效是
    A. 活血
    B. 行气
    C. 化痰
    D. 泻下
    E. 解表

37. 患者，女，58岁。因暑天乘凉饮冷，出现恶寒发热，头痛脘痞，恶心，呕吐频作，食少泄泻，舌苔腻脉濡，治疗应首选
    A. 黄连
    B. 藿香
    C. 生姜
    D. 竹茹
    E. 紫苏

38. 金钱草具有的功效是
    A. 清肺润燥
    B. 清肺化痰
    C. 泄热通便
    D. 解毒消肿
    E. 清热解暑

39. 患者呕吐吞酸，嗳气频繁，胸胁闷痛，脉弦。治疗应选用
    A. 干姜
    B. 高良姜
    C. 吴茱萸
    D. 丁香
    E. 小茴香

40. 患者胁肋胀痛，常因情志变动而痛有增减，胸闷不舒，嗳气吞酸，饮食减少，舌红苔薄黄，脉弦数。治疗应选用
    A. 川楝子
    B. 陈皮
    C. 木香
    D. 佛手
    E. 枳实

41. 具有行气消积功效的药物是

A. 使君子
B. 苦楝皮
C. 槟榔
D. 贯众
E. 雷丸

42. 既能活血定痛，又能敛疮生肌的药物是
    A. 三七
    B. 茜草
    C. 红花
    D. 血竭
    E. 桃仁

43. 桃仁与红花共同的功效是
    A. 活血祛瘀
    B. 化瘀止血
    C. 利尿消肿
    D. 润肠通便
    E. 止咳平喘

44. 具有清热化痰功效的药物是
    A. 海藻
    B. 竹沥
    C. 贝母
    D. 昆布
    E. 瓜蒌

45. 既能息风止痉，又能祛风湿，止痹痛的药物是
    A. 羚羊角
    B. 石决明
    C. 决明子
    D. 天麻
    E. 珍珠

46. 太阳病，发汗未愈，风寒入里化热，身热不解，汗出而喘，舌苔薄白，脉滑数者。治疗应选用
    A. 泻白散

B. 葛根黄芩黄连汤
C. 麻黄杏仁甘草石膏汤
D. 桂枝加厚朴杏子汤
E. 小青龙加石膏汤

47. 不属于济川煎组成药物的是
    A. 芍药
    B. 牛膝
    C. 泽泻
    D. 升麻
    E. 枳壳

48. 体现寒热并用、辛开苦降、消补兼施配伍特点的方剂是
    A. 半夏泻心汤
    B. 生姜泻心汤
    C. 甘草泻心汤
    D. 健脾丸
    E. 枳实消痞丸

49. 下列方剂，组成药物中不含有栀子的是
    A. 茵陈蒿汤
    B. 八正散
    C. 凉膈散
    D. 龙胆泻肝汤
    E. 仙方活命饮

50. 大建中汤的组成药物是
    A. 生附子、干姜、肉桂、炙甘草
    B. 蜀椒、人参、干姜、胶饴
    C. 蜀椒、人参、干姜、炙甘草
    D. 蜀椒、生附子、肉桂、胶饴
    E. 干姜、人参、桂枝、胶饴

51. 玉屏风散与牡蛎散相同的功用是
    A. 固表
    B. 涩肠
    C. 止遗
    D. 固冲

E. 补肾

52. 下列各项，不属六味地黄丸主治证临床表现的是
   A. 腰膝酸软，盗汗遗精
   B. 耳鸣耳聋，头晕目眩
   C. 骨蒸潮热，手足心热
   D. 小便不利或反多
   E. 舌红少苔，脉沉细数

53. 四神丸的组成药物中含有
   A. 草豆蔻
   B. 白豆蔻
   C. 肉豆蔻
   D. 砂仁
   E. 厚朴

54. 甘麦大枣汤的主治病证是
   A. 肠风
   B. 喑痱
   C. 脏毒
   D. 脏躁
   E. 梅核气

55. 苏子降气汤中配伍当归和肉桂的意义是
   A. 温肾纳气
   B. 养血补肝
   C. 温补下虚
   D. 祛痰止咳
   E. 温肾祛寒

56. 组成药物中含有炮姜、川芎的方剂是
   A. 生化汤
   B. 温经汤
   C. 血府逐瘀汤
   D. 通窍活血汤
   E. 身痛逐瘀汤

57. 大定风珠的组成药物中含有
   A. 柏子仁
   B. 桃仁
   C. 郁李仁
   D. 杏仁
   E. 麻子仁

58. 百合固金汤的主治证候中常见
   A. 咳痰带血
   B. 干咳无痰
   C. 咳痰黄稠
   D. 咳痰不爽
   E. 咳喘

59. 白术与苍术并用的方剂是
   A. 健脾丸
   B. 完带汤
   C. 参苓白术散
   D. 藿香正气散
   E. 九味羌活汤

60. 健脾丸的组成药物中含有
   A. 薏苡仁
   B. 莱菔子
   C. 鸡内金
   D. 黄芪
   E. 黄连

61. 下列哪项不符合胸壁疾患所致胸痛的特点
   A. 疼痛部位较固定
   B. 局部有压痛
   C. 举臂动作时可加剧
   D. 因情绪激动而诱发
   E. 深呼吸或咳嗽可加剧

62. 下列叙述不正确的是
   A. 长期慢性咳嗽——慢性支气管炎
   B. 夜间咳嗽较明显——肺结核
   C. 体位改变时咳嗽加剧——支气管扩张

D. 干性咳嗽——肺炎
E. 大量脓痰静置后出现分层现象——肺脓肿

63. 关于呼吸困难的描述哪项是错误的
    A. 严重的吸气性呼吸困难时患者会出现三凹征
    B. 呼气性呼吸困难表现为呼气时间延长
    C. 吸气性呼吸困难时出现哮鸣音
    D. 气胸时的呼吸困难属于混合性呼吸困难
    E. 慢性阻塞性肺气肿病人常出现呼气性呼吸困难

64. 患者反复呕吐隔餐食物。查体：消瘦，上腹部膨胀，并见胃型。应首先考虑的是
    A. 肝炎
    B. 肝硬化
    C. 胃炎
    D. 幽门梗阻
    E. 胆囊炎

65. 全身肌肉松弛，对各种刺激全无反应，深浅反射均消失属于
    A. 中度昏迷
    B. 浅昏迷
    C. 深度昏迷
    D. 嗜睡
    E. 昏睡

66. 过清音见于
    A. 叩击富有弹性、含气量正常的肺组织所产生的音响
    B. 叩击含有大量气体的空腔脏器时出现
    C. 叩击含气量增多、弹性减退的肺组织时出现
    D. 叩击不含气的实质性脏器时出现
    E. 叩击各种原因所致含气减少的肺组织时出现

67. 下列疾病，蜘蛛痣有诊断意义的是
    A. 肝硬化
    B. 麻疹
    C. 猩红热
    D. 伤寒
    E. 药物过敏

68. 下列疾病，常使气管移向患侧的是
    A. 胸膜粘连
    B. 大量胸腔积液
    C. 胸腔积气
    D. 肺气肿
    E. 纵隔肿瘤

69. 可根据以下哪一项指标判断营养状态
    A. 皮下脂肪
    B. 意识状态
    C. 瞳孔大小
    D. 关节畸形
    E. 智力

70. 心包摩擦音通常在什么部位听诊最清楚
    A. 心尖部
    B. 心底部
    C. 胸骨左缘第3、4肋间
    D. 胸骨右缘第3、4肋间
    E. 左侧腋前线3、4肋间

71. 心室收缩时颈静脉有搏动，可见于
    A. 高血压病
    B. 严重贫血
    C. 三尖瓣关闭不全
    D. 主动脉瓣关闭不全
    E. 甲状腺功能亢进症

72. 患者突感胸闷，心前区痛，心电图显示室间隔前部心肌梗死。营养患处的动脉

来自

A. 左冠状动脉旋支
B. 右冠状动脉右缘支
C. 右冠状动脉后室间支
D. 冠状动脉前室间支
E. 右冠状动脉窦房结支

73. 患者腹部膨隆呈球形，转动体位时形状改变不明显。应首先考虑的是
    A. 肝硬化
    B. 右心功能不全
    C. 缩窄性心包炎
    D. 肾病综合征
    E. 肠麻痹

74. 患者，男，58岁。腰痛，腰部活动受限。检查：脊柱叩击痛，坐骨神经刺激征（+）。应首先考虑的是
    A. 腰肌劳损
    B. 脑膜炎
    C. 蛛网膜下腔出血
    D. 腰椎间盘突出
    E. 肾下垂

75. 下列各项对诊断伤寒最有意义的是
    A. 稽留热
    B. 血细菌培养阳性
    C. 脾肿大
    D. 肝肿大
    E. 相对缓脉

76. 下列关于血尿素氮的改变及临床意义的叙述，正确的是
    A. 上消化道出血时，血尿素氮减少
    B. 大面积烧伤时，血尿素氮减少
    C. 严重的肾盂肾炎，血尿素氮减少
    D. 血尿素氮对早期肾功能损害的敏感性差
    E. 血尿素氮对早期肾功能损害的敏感

性强

77. 下列关于急性胰腺炎酶学检查的叙述，正确的是
    A. 血清淀粉酶多在发病1~2小时开始增高
    B. 尿淀粉酶多在发病3~4小时开始增高
    C. 胰腺广泛坏死时，尿淀粉酶可增高不明显
    D. 尿淀粉酶的增高多早于血清淀粉酶
    E. 尿、血淀粉酶常同时开始增高

78. 下列哪项符合漏出液的特点
    A. 外观呈血性
    B. 比重>1.018
    C. 能自凝
    D. 白细胞计数>0.5×10^9/L
    E. 无病原菌

79. 触觉语音震颤增强主要见于
    A. 胸腔积液
    B. 气胸
    C. 大叶性肺炎
    D. 胸膜肥厚粘连
    E. 肺气肿

80. 引起吸气性呼吸困难的疾病是
    A. 气管肿瘤
    B. 慢性阻塞性肺气肿
    C. 支气管哮喘
    D. 气胸
    E. 大块肺不张

81. 关于干啰音特点的阐述，下列不正确的是
    A. 有时不用听诊器亦可闻及
    B. 是一种持续时间较长的带乐音的呼吸附加音

C. 音调较高
D. 部位不易变，较恒定
E. 吸气与呼气均可闻及，但以呼气时明显

82. 下列哪一项属于脑膜刺激征
    A. 巴宾斯基征
    B. 肱二头肌反射
    C. 克尼格征
    D. 霍夫曼征
    E. 跖反射

83. 正常成人的尿相对密度为
    A. 1.015～1.025
    B. 1.010～1.020
    C. 1.015～1.020
    D. 1.010～1.025
    E. 1.020～1.028

84. 正常 QRS 波群时限为
    A. ≤0.10s
    B. ≤0.11s
    C. ≤0.12s
    D. ≤0.13s
    E. ≤0.14s

85. 下列除哪项外，均是采录"主诉"所要求的内容
    A. 主诉是迫使病人就医的最主要的症状
    B. 一般不超过20个字
    C. 确切的主诉常可作为诊断的向导
    D. 主诉的记录，尽量使用诊断术语
    E. 症状不突出者，可把就医的主要目的作为主诉

86. 病原体侵袭人体后，不出现或仅出现不明显的临床表现，但通过免疫学检查可发现对人侵病原体产生了特异性免疫反应，应称为
    A. 健康携带者
    B. 潜在性感染
    C. 隐性感染
    D. 显性感染
    E. 不典型病例

87. 对乙肝病毒感染具有保护作用的是
    A. 抗－HBe
    B. 抗－HBs
    C. DNA 聚合酶
    D. 抗核抗体
    E. 抗－HBc

88. 流行性出血热病毒是
    A. 一种 DNA 病毒
    B. 正性单链 RNA 病毒
    C. 与丙型肝炎病毒一样
    D. 与艾滋病病毒（HIV）相同，属反转录病毒科
    E. 汉坦病毒属，为负性单链 RNA 病毒

89. 人免疫缺陷病毒的主要特征是
    A. 单链 DNA 病毒，外有类脂包膜
    B. 双链 DNA 病毒，外有类脂包膜
    C. 单链 RNA 病毒，外有类脂包膜
    D. 双链 RNA 病毒，含反转录酶
    E. 双链 DNA 病毒，含反转录酶

90. 流行性脑脊髓膜炎发病年龄高峰是
    A. <6 个月
    B. 6 个月～2 岁
    C. 学龄前儿童
    D. 学龄儿童
    E. 7～14 岁

91. 伤寒杆菌的主要致病因素
    A. 外毒素
    B. 伤寒内毒素
    C. 细菌的侵袭力

D. "H"抗原
E. 肠毒素

92. 有关医院感染的概念，错误的是
   A. 在医院内获得的感染
   B. 出院之后的感染有可能是医院感染
   C. 入院时处于潜伏期的感染一定不是医院感染
   D. 与上次住院有关的感染是医院感染
   E. 婴幼儿经胎盘获得的感染属医院感染

93. 女性，35岁。手术后2个月出现腹胀、乏力，ALT 200U/L，手术时输血800mL，化验甲肝抗体（-），HBsAg（-），抗-HBc（+），抗-HBs（+），抗HCV（+），诊断应考虑
   A. 术后引起中毒性肝炎
   B. 甲型肝炎
   C. 乙型肝炎
   D. 输血后肝炎
   E. 急性丙型肝炎，输血所致

94. 肝硬化病人，近2天发热38℃，伴腹痛、腹泻、腹胀。查体：肝肋下未及，脾肋下触及3cm，腹水征（+），下腹部有压痛及反跳痛，首先应做何项检查
   A. 血常规，便常规
   B. 肝功化验
   C. 血常规，腹水常规
   D. 凝血酶原时间
   E. 便培养

95. 男性，40岁。曾在国外居住多年，3年前回国，近半年持续低热，伴乏力，周身淋巴结肿大，口腔黏膜反复感染，大量抗生素治疗效果不佳，近来体重减轻。血常规示：白细胞低和贫血。此时应注意哪种疾病更合适
   A. 结核病
   B. 白塞病
   C. 传染性单核细胞增多症
   D. 艾滋病
   E. 亚急性变应性败血症

96. 男性，28岁。因江水泛滥，饮用江水，突然出现剧烈腹泻，随后呕吐，由水样物转为米泔水样物，最可能的诊断是
   A. 金葡菌胃肠炎
   B. 急性细菌性痢疾
   C. 大肠杆菌性肠炎
   D. 病毒性肠炎
   E. 霍乱

97. 男性，30岁。患病4周，以高热为主，曾确诊为伤寒，目前体温开始下降，食欲好转，体力渐增，脾肿大开始回缩，要特别重视
   A. 加强营养
   B. 增加活动
   C. 限制饮食
   D. 继续用足量抗生素
   E. 充足睡眠

98. 肌注阿托品治疗有机磷农药中毒引起口干作用称为
   A. 毒性反应
   B. 变态反应
   C. 后遗效应
   D. 副作用
   E. 治疗作用

99. 在碱性尿液中弱碱性药物
   A. 排泄速度不变
   B. 解离的多，再吸收多，排泄快
   C. 解离的多，再吸收少，排泄快
   D. 解离的少，再吸收多，排泄慢
   E. 解离的少，再吸收少，排泄快

100. 治疗闭角型青光眼应选择
    A. 毛果芸香碱
    B. 新斯的明
    C. 加兰他敏
    D. 阿托品
    E. 去甲肾上腺素

101. 术后腹胀气应选用以下哪种药
    A. 阿托品
    B. 东莨菪碱
    C. 毒扁豆碱
    D. 新斯的明
    E. 毛果芸香碱

102. 下列局麻药中毒性最大的药是
    A. 利多卡因
    B. 普鲁卡因
    C. 依替卡因
    D. 丁卡因
    E. 布比卡因

103. 长期服用氯丙嗪后出现的不良反应中，哪一反应用抗胆碱药治疗反可使之加重
    A. 体位性低血压
    B. 静坐不能
    C. 帕金森综合征
    D. 迟发性运动障碍
    E. 急性肌张力障碍

104. 长期应用可以引起成瘾的药物是
    A. 阿司匹林
    B. 对乙酰氨基酚
    C. 布洛芬
    D. 芬太尼
    E. 哌替啶

105. 广谱抗心律失常药是
    A. 利多卡因
    B. 普萘洛尔
    C. 胺碘酮
    D. 奎尼丁
    E. 普鲁帕酮

106. 地高辛治疗心房纤颤的主要作用是
    A. 直接降低心房的兴奋性
    B. 降低浦肯野纤维的自律性
    C. 减慢房室传导
    D. 缩短心房有效不应期
    E. 抑制窦房结

107. 噻嗪类利尿药利尿作用机制是
    A. 抑制髓袢升支粗段髓质部和皮质部对 NaCl 的再吸收
    B. 抑制髓袢升支粗段皮质部对 NaCl 的再吸收
    C. 抑制髓袢升支粗段髓质部对 NaCl 的再吸收
    D. 抗醛固酮作用
    E. 降低尿的稀释和浓缩功能

108. 奥美拉唑治疗消化性溃疡作用机制是
    A. 抑制 H^+-K^+-ATP 酶，减少胃酸分泌
    B. 抑制 H^+-Na^+-ATP 酶，减少胃酸分泌
    C. 抑制 Na^+-K^+-ATP 酶，减少胃酸分泌
    D. 阻断 H_2 受体，抑制胃酸分泌
    E. 阻断 H_1 受体，抑制胃酸分泌

109. 肝素的抗凝血作用机制是
    A. 加速抗凝血酶Ⅲ灭活各种凝血因子
    B. 抑制凝血因子的合成
    C. 直接灭活各种凝血因子
    D. 抑制血小板聚集
    E. 激活纤溶酶

110. 阿莫西林主要用于治疗

A. 胆道感染
B. 肺炎链球菌引起的下呼吸道感染
C. 尿路感染
D. 螺旋体感染
E. 鼠咬热

111. 目前用于病因性预防的首选抗疟药物是
    A. 氯喹
    B. 伯氨喹
    C. 乙胺嘧啶
    D. 乙胺丁醇
    E. 利福平

112. 医学伦理学的研究对象是
    A. 医学道德现象和医学道德关系
    B. 职业道德
    C. 生物学
    D. 卫生法学
    E. 医学社会学

113. "无论至于何处，遇男或女，贵人及奴婢，我之唯一目的，为病家谋幸福"出自
    A. 《纪念白求恩》
    B. 《阇逻迦集》
    C. 《希波克拉底誓言》
    D. 《广济医刊》
    E. 《迈蒙尼提斯祷文》

114. 下列不属于公益论原则的是
    A. 人人享有最基本的医疗权利
    B. 当发生个体利益与群体利益矛盾时，以群体利益为重
    C. 当发生局部利益与整体利益矛盾时，以整体利益为重
    D. 当发生眼前利益与长远利益矛盾时，以长远利益为重
    E. 当发生个人与社会之间的矛盾时，以社会利益为重

115. 关于不伤害原则，正确的是
    A. 此原则是绝对的，最基本的
    B. 临床中存在的很多对病人造成伤害的情况，有些是可以避免的
    C. 对病人的不伤害，只是指生理上的不伤害
    D. 对病人的不伤害，是指对病人心理的不伤害
    E. 如果不伤害原则与其他原则冲突，应该以满足不伤害原则为最终选择

116. 医学伦理学中最古老、最有生命力的医德范畴是
    A. 医疗义务
    B. 医疗审慎
    C. 医疗情感
    D. 医疗良心
    E. 医疗保密

117. 卫生法的最高宗旨是
    A. 维护公民身体健康
    B. 预防为主
    C. 促进卫生事业的国际交流和合作
    D. 推动科学技术的进步和发展
    E. 动员全社会参与卫生工作

118. 属于行政处分的是
    A. 行政拘留
    B. 记大过
    C. 管制
    D. 罚金
    E. 赔礼道歉

119. 下列情形中，应当被注销执业医师注册的是
    A. 中止医师执业活动满一年的
    B. 在医疗事故中负有民事赔偿责任的
    C. 受罚款行政处罚的
    D. 受暂停执业6个月行政处罚的

E. 构成医疗事故罪而被判处刑罚的

120. 片剂处方不超过三日剂量的是
   A. 麻醉药品
   B. 第二类精神药品
   C. 医疗用毒性药品
   D. 抗生素
   E. 放射性用品

121. 对流动人口中的传染病病人、疑似病人处理的原则是
   A. 就地控制、就地治疗、就地康复
   B. 就地隔离、就地治疗、就地康复
   C. 就地控制、就地观察、就地治疗
   D. 就地隔离、就地观察、就地治疗
   E. 就地观察、就地治疗、就地康复

122. 《中华人民共和国中医药条例》明确对中医药发展的政策是国家
   A. 保护、支持、发展中医药事业
   B. 保护、扶持、发展中医药事业
   C. 保护、发展中医药事业
   D. 扶持、发展中医药事业
   E. 积极保护中医药事业

B 型题

答题说明

以下提供若干组考题，每组考题共用在考题前列出的 A、B、C、D、E 五个备选答案。请从中选择一个与问题关系最密切的答案，并在答题卡上将相应题号的相应字母所属方框涂黑。每个备选答案可能被选择一次、多次或不被选择。

(123～124 题共用备选答案)
   A. 结脉
   B. 促脉
   C. 代脉
   D. 微脉
   E. 弱脉

123. 脉来缓而时止，止无定数者，称为
124. 脉沉细而软者，称为

(125～126 题共用备选答案)
   A. 尿频尿急，尿道灼痛，尿黄短少
   B. 头痛目赤，急躁易怒，胁痛便秘
   C. 腹部痞闷，纳呆便溏，面目发黄
   D. 腹痛下痢，赤白黏冻，里急后重
   E. 阴囊湿疹，瘙痒难忍，小便短赤

125. 肝胆湿热可见
126. 湿热蕴脾可见

(127～128 题共用备选答案)
   A. 舌色淡红
   B. 舌质淡白
   C. 舌质绛红
   D. 舌质紫暗
   E. 舌起粗大红刺

127. 邪入营血证的舌象是
128. 气血瘀滞证的舌象是

(129～130 题共用备选答案)
   A. 化湿和胃
   B. 凉血消肿
   C. 活血止痛
   D. 清热解毒
   E. 清退虚热

129. 豨莶草具有的功效是
130. 络石藤具有的功效是

(131～132 题共用备选答案)
   A. 活血行气，祛风止痛
   B. 活血行气，清心凉血
   C. 活血调经，除烦安神

D. 活血通经，清热解毒
E. 活血通经，祛瘀止痛
131. 郁金具有的功效是
132. 红花具有的功效是

（133～134题共用备选答案）
A. 内泻热结
B. 活血祛瘀
C. 和解清热
D. 泻火除湿
E. 缓急止痛
133. 大柴胡汤中配伍大黄的主要意义是
134. 大柴胡汤中配伍芍药的主要意义是

（135～136题共用备选答案）
A. 四物汤
B. 归脾汤
C. 当归补血汤
D. 四君子汤
E. 八珍汤
135. 患者妊娠2个月，食少便软，面色萎白，语声低微，四肢乏力，舌质淡，脉细缓。治疗应首选
136. 患者面色萎黄，头晕眼花，四肢倦怠，气短少言，心悸不安，食欲减退，舌淡苔白，脉细弱。治疗应首选

（137～138题共用备选答案）
A. 舟车丸
B. 保和丸
C. 枳实消痞丸
D. 木香槟榔丸
E. 枳实导滞丸
137. 具有消导化积、清热祛湿功用的方剂是
138. 具有行气导滞、攻积泄热功用的方剂是

（139～140题共用备选答案）
A. 1年
B. 2年
C. 3年
D. 4年
E. 5年
139. 按照《麻醉药品和精神药品管理条例》规定：医疗机构应当对麻醉药品和精神药品处方进行专册登记，加强管理。麻醉药品处方至少保存
140. 按照《麻醉药品和精神药品管理条例》规定：医疗机构应当对麻醉药品和精神药品处方进行专册登记，加强管理。精神药品处方至少保存

（141～142题共用备选答案）
A. 红细胞管型
B. 白细胞管型
C. 上皮细胞管型
D. 透明管型
E. 蜡样管型
141. 正常人尿中可以偶见的管型是
142. 主要见于肾盂肾炎的管型是

（143～144题共用备选答案）
A. 呕吐物为隔餐食物，带腐臭味
B. 呕吐物为黄绿色，带粪臭味
C. 呕吐物为大量黏液及食物
D. 呕吐物为血液
E. 吐出胃内容物后仍干呕不止
143. 急性胃炎的临床表现是
144. 急性胆囊炎的临床表现是

（145～146题共用备选答案）
A. 淀粉酶
B. 血清转氨酶
C. 谷氨酰基转肽酶
D. 血清碱性磷酸酶
E. 肌酸磷酸激酶
145. 对诊断骨质疏松最有意义的是
146. 对诊断心肌梗死最有意义的是

(147～148题共用备选答案)

A. 《省心录·论医》
B. 《备急千金要方》
C. 《外科正宗》
D. 《本草纲目》
E. 《迈蒙尼提斯祷文》

147. "无恒德者，不可以作医，人命死生之系"。出自的著作是

148. "启我爱医术，复爱世间人，愿绝名利心，尽力为患者，无分爱与憎，不问富与贫，凡诸疾病者，一视如同仁"。出自的著作是

(149～150题共用备选答案)

A. 华法林
B. 肝素
C. 尿激酶
D. 糖皮质激素
E. 甲苯磺丁脲

149. 治疗急性血栓栓塞性疾病最好选用

150. 可引起股骨头无菌性坏死的药物最常见的是

中西医结合执业助理医师资格考试最后成功四套胜卷(四)

(医学综合笔试部分)

第二单元

考生姓名：_____

准考证号：_____

考　　点：_____

考 场 号：_____

中西医结合执业医师资格考试
最后成功四套卷(四)

(医学综合笔试部分)

第二单元

考试姓名
准考证号
座　号
科　目

A1 型题

答题说明

每一道考试题下面有 A、B、C、D、E 五个备选答案。请从中选择一个最佳答案，并在答题卡上将相应题号的相应字母所属的方框涂黑。

1. 下列哪项不是时行感冒的特征
   A. 传染性强
   B. 证候相似
   C. 集中发病
   D. 老幼易感
   E. 流行性强

2. 患者气粗息涌，喉中痰鸣如吼，胸高胁胀，呛咳阵阵，咳痰色黄黏稠，心烦，汗出，面赤，口渴喜饮，不恶寒，舌质红，舌苔黄腻，脉滑数。此哮证的护治原则为
   A. 温肺散寒，化痰平喘
   B. 清热宣肺，化痰平喘
   C. 开郁降气平喘
   D. 补肾纳气平喘
   E. 补肺益气平喘

3. 治疗肺炎痰热壅肺证，应首选
   A. 银翘散
   B. 桑菊饮
   C. 清营汤
   D. 麻杏石甘汤
   E. 泻白散

4. 诊断浸润性肺结核最有价值的依据是
   A. 既往有结核病病史
   B. 结核菌素试验
   C. 痰结核菌检查
   D. 血沉
   E. X 线检查

5. 患者神志恍惚，谵语，表情淡漠，嗜睡，喘促，咳痰不爽，苔黄腻，舌质暗红，脉细滑数。实验室检查：血气分析：氧分压 46.2 mmHg，二氧化碳分压为 60 mmHg。其治疗宜选用下列何方
   A. 苏子降气汤加减
   B. 越婢加半夏汤加减
   C. 涤痰汤加减，另服安宫牛黄丸或至宝丹
   D. 真武汤合五苓散加减
   E. 生脉散合血府逐瘀汤加减

6. 患者，女，60 岁。肺心病病史，咳喘加重 1 周，神志恍惚，谵语，烦躁不安，嗜睡，颜面发绀，舌暗紫，舌苔白腻，脉滑数。动脉气血分析：PaO_2 50mmHg，$PaCO_2$ 55mmHg。其诊断是
   A. Ⅰ型呼衰痰蒙神窍证
   B. Ⅱ型呼衰痰蒙神窍证
   C. Ⅰ型呼衰脾肾气虚证
   D. Ⅱ型呼衰脾肾气虚证
   E. Ⅱ型呼衰痰浊壅肺证

7. 患者，男，60 岁。3 年前急性广泛性前壁心肌梗死，现心悸气短，咳吐泡沫痰，面肢浮肿，畏寒肢冷，烦躁出汗，口唇青紫，尿少腹胀，舌暗淡，舌苔白滑，脉细促。治疗应首选
   A. 养心汤合补肺汤加减
   B. 生脉散加减
   C. 桂枝甘草龙骨牡蛎汤合肾气丸加减
   D. 人参养荣汤合桃红四物汤加减
   E. 真武汤加减

8. 患者，女，44 岁。心悸 1 周。查：心电图示多个导联提前出现的宽大畸形 QRS 波群，其前无相关 P 波，其后 T 波与 QRS

波群主波方向相反，代偿间歇完全。考虑是
- A. 房性早搏
- B. 室性早搏
- C. 房室交界性早搏
- D. 房室传导阻滞
- E. 室内传导阻滞

9. 下列哪项不是高血压病的并发症
   - A. 短暂性脑缺血发作
   - B. 脑血栓形成
   - C. 脑出血
   - D. 脑栓塞
   - E. 高血压脑病

10. 心绞痛的疼痛典型部位在
    - A. 心尖区
    - B. 心前区
    - C. 胸骨体下段之胸骨后
    - D. 胸骨体上或中段之胸骨后
    - E. 心窝部

11. 某男，54岁，曾诊为冠心病。猝然胸痛如绞，形寒，四肢不温，冷汗自出，心痛彻背，背痛彻心，心悸气短，舌质淡红，苔白，脉沉紧，宜用
    - A. 瓜蒌薤白半夏汤合涤痰汤
    - B. 枳实薤白桂枝汤合当归四逆汤加减
    - C. 补阳还五汤加减
    - D. 血府逐瘀汤加减
    - E. 参附汤合右归丸加减

12. 患者，冠心病病史3年。胸痛彻背，心痛如绞，胸闷憋气，形寒畏冷，四肢不温，冷汗自出，心悸气短，舌质紫暗，苔薄白，脉沉细或沉紧。其证型是
    - A. 冠心病心绞痛，气阴两虚证
    - B. 急性心肌梗死，气阴两虚证
    - C. 冠心病心绞痛，寒痰痹阻证
    - D. 急性心肌梗死，痰瘀痹阻证
    - E. 急性心肌梗死，寒凝心脉证

13. 治疗慢性胃炎和防止复发的关键是
    - A. 根除幽门螺杆菌
    - B. 制酸剂
    - C. 戒除烟酒，注意饮食，少吃刺激性食物
    - D. 胃动力药
    - E. 保护胃黏膜

14. 治疗十二指肠溃疡之肝胃郁热证应首选
    - A. 活络效灵丹合丹参饮加减
    - B. 一贯煎合芍药甘草汤加减
    - C. 化肝煎合左金丸加减
    - D. 黄芪建中汤加减
    - E. 柴胡疏肝散合五磨饮子加减

15. 怀疑胃溃疡恶变时的最佳处理措施是
    - A. 边治疗溃疡边密切观察
    - B. 胃镜取活检明确诊断，指导治疗
    - C. 服中药活血化瘀，清热解毒
    - D. 立即化疗
    - E. 立即手术

16. 对早期肝硬化有确诊意义的检查是
    - A. B型超声波
    - B. 食管钡餐造影
    - C. CT
    - D. 血清蛋白电泳
    - E. 肝穿刺活体组织学检查

17. 患者，男，40岁。腹大胀满，按之软而不坚，胁下胀痛，饮食减少，食后胀甚，得嗳气或矢气稍减，小便短少，舌苔薄白腻，脉弦。实验室检查：血清丙氨酸转氨酶246U/L，HBsAg阳性。其证型是
    - A. 肝肾阴虚证
    - B. 肝肾阳虚证

C. 湿热蕴脾证

D. 寒湿困脾证

E. 气滞湿阻证

18. 上消化道大出血患者，出现外周血血红蛋白下降的时间是

A. 即时

B. 半小时

C. 1 小时

D. 2 小时

E. 3～4 小时后

19. 慢性肾小球肾炎不常见

A. 蛋白尿

B. 血尿

C. 发热

D. 高血压

E. 水肿

20. 患者，男，55 岁。慢性肾炎病史 7 年。现纳呆，恶心，口中黏腻，身重困倦，浮肿尿少，精神委靡，舌苔腻，脉沉缓。其方剂为

A. 胃苓汤加减

B. 五苓散合五皮饮加减

C. 三仁汤加减

D. 参芪地黄汤加减

E. 理中丸加减

21. 患者，女，19 岁。患肾病综合征，症见眼睑浮肿，时有四肢、全身浮肿，身发痈疡，恶风发热，小便不利，舌红，苔薄黄，脉滑数。其证型是

A. 湿毒浸淫

B. 风水相搏

C. 水湿浸渍

D. 湿热内蕴

E. 脾虚湿困

22. 下列不属尿路感染的途径是

A. 上行感染

B. 血行感染

C. 间接感染

D. 直接感染

E. 淋巴感染

23. 网织红细胞绝对值减低，最常见于

A. 缺铁性贫血

B. 再生障碍性贫血

C. 阵发性睡眠性血红蛋白尿

D. 特发性血小板减少性紫癜

E. 巨幼细胞贫血

24. 治疗再生障碍性贫血错误的是

A. 山莨菪碱

B. 抗生素、淋巴细胞球蛋白

C. 雄性激素

D. 士的宁

E. 所有再障患者均可行脾切除

25. 患者，女，30 岁。发热不退，口渴欲饮，面赤咽痛，头晕乏力，舌质红绛，苔黄，脉滑数。查血常规示：白细胞 1.8×10^9/L。宜选

A. 生脉散加减

B. 犀角地黄汤合玉女煎加减

C. 归脾汤加减

D. 黄芪建中汤合右归丸加减

E. 六味地黄丸加减

26. 五阴煎加味适用于急性白血病的哪种证型

A. 热毒炽盛

B. 气阴两虚

C. 痰热瘀阻

D. 阴虚火旺

E. 气营两燔

27. 患者因胸骨疼痛、发热就诊。血液检查见到幼稚细胞增多，骨髓检查见有核细胞增生活跃，原始细胞占50%。最可能的诊断是

   A. 白血病

   B. 传染性淋巴细胞增多症

   C. 传染性单核细胞增多症

   D. 再生障碍性贫血

   E. 骨髓增生异常综合征

28. 治疗特发性血小板减少性紫癜气不摄血证，应首选的方剂是

   A. 茜根散或玉女煎加减

   B. 归脾汤加减

   C. 桃红四物汤加减

   D. 犀角地黄汤加减

   E. 黄土汤加减

29. 治疗甲状腺功能亢进症气滞痰凝证，应首选

   A. 逍遥散合二陈汤

   B. 天王补心丹

   C. 知柏地黄丸

   D. 生脉散

   E. 龙胆泻肝汤

30. 糖尿病酮症酸中毒的临床特点是

   A. 呼吸浅慢，不规则

   B. 呼吸困难伴发绀

   C. 呼吸深大，呼气有烂苹果味

   D. 呼吸浅快，呼气有大蒜味

   E. 潮式呼吸

31. 患者，男，62岁。多饮、多食、多尿、消瘦7年，伴倦怠乏力、自汗、气短懒言、口渴多饮，五心烦热，心悸失眠，溲赤便秘。舌红少津，舌体胖大，苔花剥，脉细数。实验室检查：血糖12.3mmol/L，尿糖（+++）。其证型属于

   A. 阴虚热盛

   B. 阴阳两虚

   C. 气阴两虚

   D. 血瘀气滞

   E. 阴阳欲绝

32. "晨僵"是下列哪个病证的特征性表现

   A. 风寒湿痹

   B. 风湿热痹

   C. 类风湿关节炎

   D. 中风后遗症

   E. 蝶疮流注

33. 某女，27岁。患类风湿关节炎3年。现关节肿痛且变形，屈伸受限，痛处不移，肌肤紫暗，面色黧黑，肢体顽麻，舌质暗红有瘀斑，苔薄白，脉弦涩。其治疗应

   A. 清热利湿，祛风通络

   B. 清热养阴，祛风通络

   C. 活血化瘀，祛痰通络

   D. 补益肝肾，祛风通络

   E. 祛风散寒，清热化湿

34. 患者，男，40岁。癫痫病史多年，今因癫痫持续状态被送入医院。应采取的治疗措施是

   A. 口服苯巴比妥

   B. 口服苯妥英钠

   C. 口服丙戊酸钠

   D. 静脉注射安定

   E. 肌内注射氯丙嗪

35. 患者痫证发作时猝然倒，不省人事，四肢抽搐，口中有声，口吐白沫，烦躁不安，气高息粗，痰鸣辘辘，口臭，便干，舌暗红，苔黄腻，脉弦滑。治宜选用

   A. 定痫丸

B. 龙胆泻肝汤合涤痰汤
C. 牛黄清心丸
D. 醒脾汤
E. 黄连温胆汤

36. 大脑中动脉脑梗死的主要表现是
    A. "三偏"征
    B. 共济失调
    C. 吞咽困难
    D. 球麻痹
    E. 眩晕

37. 脑梗死病位在脑，涉及的脏腑是
    A. 肝、脾、肾
    B. 心、肝、肾
    C. 心、肺、脾、肾
    D. 心、肝、脾、肾
    E. 肝、脾

38. 患者，女，60岁。平素经常头晕目眩，今日情绪激动后，突然半身不遂，神志昏迷，失语，小便失禁，舌红苔黄腻，脉滑数。证型是
    A. 肝阳暴亢，风阳上扰证
    B. 痰热腑实，风痰上扰证
    C. 风痰瘀血，阻痹络脉证
    D. 气虚血瘀证
    E. 脉络空虚，风邪入中证

39. 患者，男，60岁。突然右侧肢体活动不利，语言不利，口角流涎，舌强语謇，手足麻木，关节酸痛，恶寒发热，舌苔薄白，脉浮数。其证型为
    A. 风痰瘀血，阻痹络脉
    B. 肝阳暴亢，风火上扰
    C. 痰热腑实，风痰上扰
    D. 气虚血瘀
    E. 气虚血滞，脉络瘀阻

40. 下列各项不是阿托品化指标的是
    A. 抽搐消失
    B. 颜面潮红
    C. 瞳孔较前增大
    D. 心率增快
    E. 口干、皮肤干燥

41. 对重症煤气中毒的昏迷患者，最有效的抢救措施是
    A. 鼻导管吸氧
    B. 20%甘露醇快速静脉推入
    C. 冬眠疗法
    D. 血液透析
    E. 送入高压氧舱治疗

42. 有机磷农药中毒的毒蕈碱样症状，错误的是
    A. 多汗
    B. 流泪，流涎
    C. 腹泻
    D. 尿频
    E. 肌束颤动

43. 患者，女，67岁。平素体弱消瘦，近日外感，出现身热，微恶风，少汗，头晕，心烦，口干咽痛，舌红少苔，脉细数。其证候是
    A. 风寒感冒
    B. 风热感冒
    C. 阴虚感冒
    D. 暑湿感冒
    E. 气虚感冒

44. 不寐的病位主要在
    A. 心
    B. 脑
    C. 肝
    D. 脾
    E. 肾

45. 患者胃痛隐隐,喜温喜按,空腹痛甚,得食痛减,神疲乏力,大便溏薄,舌淡苔白,脉虚弱。其治法是
   A. 散寒止痛
   B. 温中散寒
   C. 温中健脾
   D. 温胃止泻
   E. 温补脾肾

46. 患者大便时溏时泻,水谷不化,稍进油腻之物,则大便次数增多,食少,脘腹胀闷,面黄,肢倦乏力,舌淡苔白,脉细弱。治疗应首选
   A. 四君子汤
   B. 大建中汤
   C. 参苓白术散
   D. 小建中汤
   E. 补气运脾汤

47. 患者胸胁胀痛,走窜不定,情绪不佳则加重,胸闷气短,嗳气频作,舌苔薄,脉弦。其证候是
   A. 肝胃不和
   B. 肝络瘀阻
   C. 肝气郁结
   D. 肝郁化热
   E. 肝脾不调

48. 治疗咳血燥热伤肺证,应首选
   A. 沙参麦冬汤
   B. 桑杏汤
   C. 百合固金汤
   D. 麦门冬汤
   E. 清燥救肺汤

49. 在经络系统中,具有离、入、出、合循行特点的是
   A. 奇经八脉
   B. 十二经别

   C. 十二经筋
   D. 十二皮部
   E. 十五络脉

50. 手三里位于阳溪穴与曲池穴连线上,曲池穴下
   A. 5寸
   B. 4寸
   C. 3寸
   D. 2寸
   E. 1寸

51. 公孙穴位于
   A. 第一跖骨小头后缘,赤白肉际处
   B. 第一跖骨小头前缘,赤白肉际处
   C. 第一跖骨趾关节部,赤白肉际处
   D. 第一跖骨基底部前下缘,赤白肉际处
   E. 第一跖骨基底部后下缘,赤白肉际处

52. 患者,男,45岁。自觉心慌,时息时作,健忘失眠。治疗应首选
   A. 三阴交
   B. 神门
   C. 足三里
   D. 太溪
   E. 合谷

53. 下列腧穴中,归经错误的是
   A. 合谷——大肠经
   B. 太溪——肝经
   C. 列缺——肺经
   D. 阳陵泉——胆经
   E. 阴陵泉——脾经

54. 下列哪项不是足厥阴肝经的循行
   A. 起于大趾丛毛之际
   B. 上循足跗上廉,去内踝一寸
   C. 循喉咙之后,上入颃颡
   D. 循股阴,入毛中,环阴器

E. 上胭内廉，下股内后廉

55. 提插补泻法中，泻法的操作手法是
    A. 重插轻提，幅度大，频率快
    B. 重插轻提，幅度小，频率快
    C. 重插轻提，幅度小，频率慢
    D. 轻插重提，幅度小，频率快
    E. 轻插重提，幅度大，频率快

56. 与公孙穴相通的奇经是
    A. 冲脉
    B. 带脉
    C. 阴维脉
    D. 阴跷脉
    E. 任脉

57. 五输穴中所行为
    A. 井
    B. 荥
    C. 输
    D. 经
    E. 合

58. 患者，男，50岁。腰部疼痛10年余，有劳伤史，久坐加重，痛处固定不移，治疗除取主穴外，还应选用的穴位是
    A. 膏肓
    B. 膈俞
    C. 志室
    D. 腰阳关
    E. 环跳

59. 患者，女，40岁。呕吐清水，胃部不适，食久乃吐，喜热畏寒，身倦，便溏，小便可，舌苔白，脉迟。治疗除取主穴外，还应加
    A. 上脘、胃俞
    B. 肝俞、太冲
    C. 肾俞、太溪

D. 胆俞、丘墟
E. 次髎、血海

60. 腰痛发病的关键是
    A. 寒湿
    B. 湿热
    C. 肾虚
    D. 气滞
    E. 血瘀

61. 治疗虚劳应以补益下列哪项为主
    A. 心、肾
    B. 心、肺
    C. 肺、肾
    D. 脾、肾
    E. 肝、肾

62. 痰肿的特点是
    A. 肿而色红，皮薄光泽，焮热疼痛，肿势急剧
    B. 肿而不硬，皮色不泽，苍白或紫暗，皮肤清冷，常伴有酸痛，得暖则舒
    C. 发病急骤，漫肿宣浮，或游走无定，不红微热，或轻微疼痛
    D. 皮肉重垂胀急，深按凹陷，如烂棉不起，浅则光亮如水疱，破流黄水，浸淫皮肤
    E. 肿势软如棉，或硬如馒，大小不一，形态各异，无处不生，不红不热，皮色不变

63. 下列不是低血钾的临床表现的是
    A. 肌肉软弱无力，腱反射迟钝或消失
    B. 恶心、呕吐、腹胀，重则出现肠麻痹
    C. 心肌兴奋性、自律性增高，传导性降低
    D. 多饮、多尿、夜尿增多
    E. 心率缓慢，心音遥远而弱，重者心跳骤停于舒张期

64. 关于化学消毒灭菌法的叙述正确的是
   A. 药液应不定期更换
   B. 消毒物品至少应有 2/3 没入消毒剂中
   C. 器械从消毒剂中取出后可直接用于病人
   D. 沾有脓血的物品可直接投入消毒剂中消毒
   E. 对金属有腐蚀作用的药液不能用于浸泡器械

65. 进行肠外营养时，下列哪项是错误的
   A. 每 1～2 天检测电解质
   B. 定期检测肝、肾功能
   C. 记录 24 小时出入量
   D. 控制好输入速度
   E. 用此输液管抽血化验

66. 输血的适应证中，不包括
   A. 脱水及代谢性酸中毒
   B. 贫血
   C. 出血
   D. 重症感染
   E. 凝血机制障碍

67. 胎火胎毒之丹毒，治疗方药为
   A. 普济消毒饮
   B. 龙胆泻肝汤
   C. 五神汤合萆薢分清饮
   D. 犀角地黄汤
   E. 清瘟败毒饮

68. 诊断肺癌常用的最主要手段是
   A. 痰细胞学检查
   B. 支气管检查
   C. 胸部 X 线检查
   D. 胸水检查
   E. 经胸壁穿刺活检

69. 患者，女，28 岁。右前臂圆形肿物如指头大小，质硬，表面光滑，边缘清楚，无粘连，活动度大。应首先考虑的是
   A. 粉瘤
   B. 脂肪瘤
   C. 神经纤维瘤
   D. 纤维瘤
   E. 血管瘤

70. 下列胆囊炎的哪个证型常用茵陈蒿汤合大柴胡汤治疗
   A. 肝胆气郁证
   B. 肝胆湿热证
   C. 热毒内蕴证
   D. 血瘀痰凝证
   E. 肝胃不和证

71. 甲状腺疾病属中医"瘿病"范畴，其中不包括
   A. 气瘿
   B. 血瘿
   C. 肉瘿
   D. 筋瘿
   E. 骨瘿

72. 诊断乳房深部脓肿的主要依据是
   A. 恶寒发热，乳房触痛
   B. 乳房红肿热痛
   C. 穿刺抽出脓性液体
   D. 局部检查有波动感
   E. 超声检查提示有液平

73. 首选用于治疗乳癌热毒蕴结证的方剂是
   A. 四逆散合开郁散
   B. 逍遥散合开郁散
   C. 逍遥散合香贝养荣汤
   D. 清瘟败毒饮合桃红四物汤加减
   E. 瓜蒌牛蒡汤合开郁散

74. 不属于门静脉与腔静脉之间交通支的是

A. 胃底、食管下段交通支
B. 直肠下端肛管交通支
C. 前腹壁交通支
D. 腹膜后交通支
E. 腹膜前交通支

75. 急性乳腺炎形成脓肿后行切开引流时，错误的是
    A. 除乳晕下脓肿外，切口应为放射状
    B. 切口应引流通畅
    C. 脓肿较大时可行对口引流
    D. 不要分离脓肿隔膜，以防炎症扩散
    E. 乳房后脓肿可行乳房下缘弧形切口

76. 痔属脾虚气陷证者宜选
    A. 凉血地黄汤
    B. 槐花散加减
    C. 补中益气汤加减
    D. 止痛如神汤加减
    E. 脏连丸加减

77. 女性骨盆临床上多见的是
    A. 女型
    B. 男型
    C. 扁平型
    D. 混合型
    E. 类人猿型

78. 有"拾卵"作用的是输卵管的
    A. 间质部
    B. 峡部
    C. 壶腹部
    D. 伞部
    E. 内侧

79. 有关羊水的功能，错误的描述是
    A. 隔离羊膜与胎体，以免发生粘连，导致畸形
    B. 保持胎儿恒温
    C. 保护胎儿免受外来撞击
    D. 供给胎儿一定的营养
    E. 排出胎儿代谢产物

80. 末次月经是 2000 年 8 月 26 日，其预产期应是
    A. 2001 年 6 月 1 日
    B. 2001 年 6 月 2 日
    C. 2001 年 6 月 3 日
    D. 2001 年 6 月 4 日
    E. 2001 年 6 月 5 日

81. 临产的重要标志是
    A. 见红，破膜，规律宫缩
    B. 见红，规律宫缩，宫口开张不明显
    C. 见红，胎先露下降，伴尿频
    D. 规律宫缩，见红
    E. 规律宫缩，进行性宫口扩张和胎先露下降

82. 未婚患者适合的检查方法是
    A. 双合诊
    B. 三合诊
    C. 肛腹诊
    D. 阴道 B 超
    E. 阴道窥器检查

83. 妊娠脉象
    A. 必为滑脉
    B. 多为数脉
    C. 脉多滑利而尺脉按之不绝
    D. 如切绳转珠
    E. 多为洪脉

84. 中医学认为妊娠剧吐的主要发病机理是
    A. 脾胃虚弱，肝气偏旺
    B. 冲气上逆，胃失和降
    C. 肝失条达，气机郁滞
    D. 痰湿内停，阻滞脾阳

E. 肝气郁结，胃气上逆

85. 疑为宫外孕破裂，最常用的辅助检查方法是
    A. 妊娠试验
    B. B 型超声波
    C. 阴道后穹隆穿刺
    D. 腹腔镜检查
    E. 诊断性刮宫

86. 正气天香散适用于妊娠高血压综合征的哪种证型
    A. 脾虚
    B. 肾虚
    C. 气滞
    D. 脾虚肝旺
    E. 阴虚肝旺

87. 32 岁女性，原发不孕，痛经 5 年，逐渐加重，经前 1～2 天开始下腹、腰痛，经后渐消失。检查：子宫大小正常，后倾不活动，双侧附件均可及直径 5～6cm 之囊实性包块，欠活动，双骶韧带串珠状痛性结节，应考虑下述何种诊断
    A. 慢性盆腔炎
    B. 结核性盆腔炎
    C. 盆腔子宫内膜异位症
    D. 双侧输卵管卵巢囊肿
    E. 卵巢癌

88. 患者，女性，23 岁。患痛经，经前小腹冷痛，得热痛减，量少，色暗，有血块，畏寒肢冷，舌淡暗，苔白腻，脉沉紧。治疗宜用
    A. 膈下逐瘀汤
    B. 少腹逐瘀汤
    C. 清热调血汤
    D. 八珍益母汤
    E. 调肝汤

89. 女患者，月经淋沥，日久不净，血色深红，质稠，口渴烦热，头晕面赤，舌红苔黄，脉滑数。其治法应是
    A. 舒肝清热，凉血止血
    B. 舒肝清热，化瘀止血
    C. 清热凉血，固冲止血
    D. 养阴清热，止血调经
    E. 理气开郁，化瘀止血

90. 胎膜早破是
    A. 临产时胎膜破裂
    B. 妊娠 40 周前胎膜破裂
    C. 妊娠 32 周前胎膜破裂
    D. 临产前胎膜破裂
    E. 任何时期的胎膜破裂

91. 患者，女，25 岁。在分娩时突发呼吸困难，其后咯血而死。尸检发现肺小血管内有胎脂及角化上皮。其死因可能是
    A. 血栓栓塞
    B. 气体栓塞
    C. 脂肪栓塞
    D. 羊水栓塞
    E. 瘤细胞栓塞

92. 患者，女，30 岁，已婚，分娩一女婴。因小事与家人发生争吵后，情志抑郁，食欲不振，2 天后乳汁减少，乳房胀硬，低热，舌质正常，脉弦。其证型是
    A. 气血虚弱
    B. 肝郁气滞
    C. 心脾两虚
    D. 肝胃不和
    E. 肝经郁热

93. 硬化性苔藓临床表现不包括
    A. 早期皮损颜色暗红
    B. 病损区发痒
    C. 大阴唇皮肤及黏膜变白

D. 肛周皮肤干燥

E. 阴蒂多萎缩

94. 孕40周临产，规则宫缩12小时，破膜10小时。肛查：宫口开大8cm，S+1。目前的诊断以下哪项正确

A. 胎膜早破

B. 正常潜伏期

C. 正常活跃期

D. 潜伏期延长

E. 第一产程延长

95. 治疗闭经气血虚弱证，应首选

A. 黄体酮加一阴煎

B. 启宫丸

C. 人参养荣汤

D. 举元煎

E. 圣愈汤

96. 下列关于更年期综合征的叙述，错误的是

A. 中医又称为绝经前后诸证

B. 发生在45~55岁

C. 卵巢功能衰退是主要原因

D. 血中促性腺激素水平明显降低

E. 可有尿急、尿失禁，或反复发作膀胱炎

97. 治疗子宫肌瘤气滞血瘀证，应首选

A. 血府逐瘀汤

B. 温经汤(《妇人良方》)

C. 膈下逐瘀汤

D. 少腹逐瘀汤

E. 桂枝茯苓丸

98. 卵巢恶性肿瘤中最常见的是

A. 未成熟畸胎瘤

B. 颗粒-间质细胞瘤

C. 浆液性囊腺癌

D. 黏液性囊腺癌

E. 皮质-间质细胞瘤

99. 治疗子宫内膜异位症气滞血瘀证，应首选的方剂是

A. 温经汤

B. 桃红四物汤

C. 少腹逐瘀汤

D. 失笑散

E. 膈下逐瘀汤

100. Ⅱ度子宫脱垂是

A. 宫颈外口距处女膜缘<4cm

B. 宫颈已脱出阴道口，宫体仍在阴道内

C. 宫颈外口达处女膜缘

D. 宫颈及宫体全部脱出至阴道口外

E. 宫颈外口距处女膜缘<2cm

101. 以下哪项是对子宫内膜异位症进行临床分期的最佳方法

A. 彩色超声多普勒检查

B. 典型病史及妇科检查

C. 宫腔镜检查

D. 腹腔镜检查

E. 血清CA125测定

102. 患者，女，39岁，已婚。停经43天，突发左下腹剧痛2小时，伴肛门坠胀，晕倒1次。对诊断最有意义的检查是

A. 尿妊娠试验

B. 诊断性刮宫

C. 后穹隆穿刺

D. 腹部平片

E. B型超声波

103. 6~7个月婴儿应会的动作是

A. 爬

B. 扶站

C. 独坐
D. 独走
E. 双脚跳

104. 小儿所需的热量，除了基础代谢所需外，还包括
   A. 活动所需
   B. 排泄的消耗
   C. 生长发育所需
   D. 食物的特殊动力作用
   E. 以上都是

105. 患儿，腹泻3天，口唇黏膜干燥，精神委靡，皮肤干燥、弹力差，眼窝、前囟明显凹陷，哭时少泪。脱水程度为
   A. 轻度
   B. 中度
   C. 重度
   D. 极重度
   E. 无脱水

106. 治疗小儿暑湿感冒，应首选
   A. 荆防败毒散
   B. 新加香薷饮
   C. 银翘散
   D. 三拗汤
   E. 桑菊饮

107. 出生时新生儿的身长、头围平均是
   A. 身长46cm；头围32cm
   B. 身长50cm；头围34cm
   C. 身长40cm；头围30cm
   D. 身长42cm；头围31cm
   E. 身长50cm；头围32cm

108. 婴幼儿腹泻湿热泄泻证的治法是
   A. 消食导滞，和中止泻
   B. 疏风散寒，理气化湿
   C. 清热利湿，清肠止泻

D. 健脾益气，升提助运
E. 补脾温肾，固涩止泻

109. 急性肾小球肾炎的最常见病因是
   A. 肺炎链球菌感染
   B. 金黄色葡萄球菌感染
   C. 肺炎克雷白杆菌感染
   D. 流感嗜血杆菌感染
   E. 溶血性链球菌感染

110. 小儿鹅口疮的病原是
   A. 腺病毒
   B. 单纯疱疹病毒
   C. 链球菌
   D. 金黄色葡萄球菌
   E. 白色念珠菌

111. 区别化脓性脑膜炎和结核性脑膜炎的主要检查方法是
   A. 病史
   B. OT试验
   C. 脑脊液检查
   D. 周围血象变化
   E. 胸部X线检查

112. 营养性缺铁性贫血患儿最适合的治疗应是
   A. 餐前服用富马酸铁
   B. 餐后服用硫酸亚铁及B族维生素
   C. 反复多次少量输血及硫酸亚铁
   D. 肌注左旋糖酐铁及维生素C口服
   E. 餐间服用硫酸亚铁及维生素C

113. 营养性缺铁性贫血，铁剂治疗后停药指征为
   A. 网织红细胞升高后再用1~2个月
   B. 血红蛋白及红细胞恢复正常
   C. 面色转红，精神及食欲好转
   D. 血清铁恢复正常

E. 血红蛋白及红细胞恢复正常后再用2个月左右

114. 下列哪个方剂治疗紫癜血热伤络证作为首选
    A. 玉女煎
    B. 茜根散
    C. 归脾汤
    D. 犀角地黄汤
    E. 龙胆泻肝汤

115. 新生儿出生体重3.2kg。生后48小时血清总胆红素257mmol/L（15mg/dL），结合胆红素34.2mmol/L（2mg/dL）。首选治疗方案是
    A. 光照治疗
    B. 抗生素疗法
    C. 肌注苯巴比妥钠
    D. 换血疗法
    E. 应用利尿剂

116. 患儿，4岁。有哮喘病史，此次喘促延不愈月余，动则喘甚，面白少华，形寒肢冷，小便清长，伴见咳嗽痰多，喉间痰鸣，舌质淡，苔白腻，脉细弱。其证型是
    A. 寒性哮喘
    B. 热性哮喘
    C. 虚实夹杂
    D. 肺脾气虚
    E. 肾虚不纳

117. 风湿热最常见的皮肤损害是
    A. 环形红斑
    B. 结节性红斑
    C. 多形红斑
    D. 蝶状红斑
    E. 圆形红斑

118. 过敏性紫癜与特发性血小板减少性紫癜鉴别点是
    A. 特发性血小板减少性紫癜出血点高出表面
    B. 过敏性紫癜出血点遍布全身
    C. 特发性血小板减少性紫癜血小板减少
    D. 过敏性紫癜血小板减少
    E. 过敏性紫癜出血时间延长

119. 营养不良最先出现的症状是
    A. 体重不增
    B. 身长低于正常
    C. 皮下脂肪减少或消失
    D. 皮肤干燥，苍白，失去弹性
    E. 肌张力低下，体温偏低，智力迟钝

120. 患儿，3个月。易激惹，烦躁多哭，夜寐不安，多汗，摇头擦枕，生长发育与同龄儿相同。X线骨骼检查正常。实验室检查：血清总钙及血磷偏低，钙磷乘积36，碱性磷酸酶稍有增高。初步诊断为维生素D缺乏性佝偻病，其分期是
    A. 活动早期
    B. 活动期
    C. 恢复期
    D. 后遗症期
    E. 以上均非

121. 诊治麻疹的要点是
    A. 升
    B. 散
    C. 清
    D. 透
    E. 和

122. 水痘是由于感染以下哪种病原微生物
    A. 麻疹病毒

B. 单纯疱疹病毒
C. EB 病毒
D. 柯萨奇病毒
E. 带状疱疹病毒

123. 猩红热的临床表现不包括
    A. 初起发热，咽喉红肿糜烂
    B. 发热数小时到 1 天内出疹
    C. 皮疹鲜红，密集成片，先见颈、胸，然后遍布全身
    D. 恢复期有色素沉着
    E. 口周苍白圈，杨梅舌

124. 流行性腮腺炎肿大部位是
    A. 两侧颈部
    B. 两侧耳后
    C. 两侧颌下
    D. 两侧面部
    E. 耳垂为中心

125. 蛔虫的防治方法错误的是
    A. 开展卫生教育
    B. 养成良好的卫生习惯，饭前便后洗手
    C. 常用药物是扑蛲灵
    D. 勤剪指甲
    E. 搞好环境卫生，加强粪便管理

126. 小儿风寒咳嗽主方是
    A. 桑菊饮加减
    B. 清金化痰汤加减
    C. 沙参麦冬汤加减
    D. 金沸草散加减
    E. 二陈汤加减

127. 小儿惊风的特征性证候为
    A. 抽搐神清
    B. 高热抽搐伴神昏
    C. 四肢抽搐，口吐涎沫
    D. 四肢抽搐或作猪羊叫
    E. 突然仆倒，昏不知人

128. 患者，女，30 岁。有内痔史，近日大便带血，血色鲜红，间或有便后滴血。舌淡红，苔薄黄，脉弦。其治法是
    A. 清热利湿
    B. 补气升提
    C. 清热凉血祛风
    D. 通腑泄热
    E. 润肠通便

129. 前列腺增生症最早出现的症状是
    A. 尿频
    B. 排尿困难
    C. 血尿
    D. 尿痛
    E. 尿急

130. 下列哪项是孕激素的生理功能
    A. 促进子宫发育
    B. 促进女性第二性征发育
    C. 使阴道上皮细胞增生、角化
    D. 通过中枢神经系统使体温升高 0.3℃~0.5℃
    E. 对防止高血压及冠状动脉硬化有一定的作用

B 型题

答题说明

以下提供若干组考题,每组考题共用在考题前列出的 A、B、C、D、E 五个备选答案。请从中选择一个与问题关系最密切的答案,并在答题卡上将相应题号的相应字母所属方框涂黑。每个备选答案可能被选择一次、多次或不被选择。

(131~132 题共用备选答案)

A. 清营汤
B. 化斑汤
C. 白虎汤
D. 苇茎汤
E. 止嗽散

131. 治疗肺炎热闭心神证,应首选
132. 治疗肺炎咳吐黄稠脓痰者,应首选

(133~134 题共用备选答案)

A. 心率加快
B. 体循环静脉淤血
C. 毛细血管通透性增高
D. 肺淤血,肺水肿
E. 心室肥厚

133. 左心衰竭主要是由于
134. 右心衰竭主要是由于

(135~136 题共用备选答案)

A. 香砂六君子汤合当归补血汤加减
B. 八珍汤合无比山药丸加减
C. 四神丸
D. 四物汤
E. 金匮肾气丸

135. 治疗缺铁性贫血脾胃虚弱证,应首选
136. 治疗缺铁性贫血脾肾阳虚证,应首选

(137~138 题共用备选答案)

A. 一度房室传导阻滞
B. 二度Ⅱ型房室传导阻滞
C. 二度Ⅰ型房室传导阻滞
D. 三度房室传导阻滞
E. 窦房传导阻滞

137. P 波与 QRS 波群无固定关系,可见室性自主心律的心电图表现是
138. P-R 间期固定,QRS 波群有脱漏的心电图表现是

(139~140 题共用备选答案)

A. 5~20mL
B. 30~40mL
C. 50~100mL
D. 250~300mL
E. 500mL 以上

139. 大便潜血试验阳性,提示消化道出血量在
140. 出现柏油样便,提示消化道出血量在

(141~142 题共用备选答案)

A. 太渊
B. 合谷
C. 后溪
D. 内关
E. 阳池

141. 既是络穴,又是八脉交会穴的腧穴是
142. 既是原穴,又是八会穴的腧穴是

(143~144 题共用备选答案)

A. 机体柔弱,阴阳二气幼稚
B. 脏腑娇嫩
C. 易虚易实
D. 易寒易热
E. 生长迅速

143. "稚阴稚阳"之说表述的小儿特点是
144. "纯阳"之说表述的小儿特点是

(145~146题共用备选答案)
A. 麻疹
B. 幼儿急疹
C. 风疹
D. 猩红热
E. 水痘

145. 丘疹、水疱、结痂同时存在
146. 高热3~5天，热退疹出

(147~148题共用备选答案)
A. 子宫收缩
B. 子宫颈黏液有羊齿状结晶
C. 乳房发育
D. 基础体温上升
E. 输卵管蠕动

147. 孕激素的作用是
148. 雌激素和孕激素协同的作用是

(149~150题共用备选答案)
A. 衣原体
B. 呼吸道合胞病毒
C. 流感病毒
D. 腺病毒
E. 柯萨奇病毒

149. 咽结膜热的病原是
150. 疱疹性咽峡炎的病原是

试卷标识码：

中西医结合执业助理医师资格考试
最后成功四套胜卷（三）

（医学综合笔试部分）

第一单元

考生姓名：_____

准考证号：_____

考　　点：_____

考 场 号：_____

A1 型题

> **答题说明**
> 每一道考试题下面有 A、B、C、D、E 五个备选答案。请从中选择一个最佳答案，并在答题卡上将相应题号的相应字母所属的方框涂黑。

1. 证候不包括
   A. 四诊检查所得
   B. 内外致病因素
   C. 疾病的特征
   D. 疾病的性质
   E. 疾病的全过程

2. 阴阳的相互转化是
   A. 绝对的
   B. 有条件的
   C. 必然的
   D. 偶然的
   E. 量变

3. 一年季节中，"长夏"所属的是
   A. 木
   B. 火
   C. 土
   D. 金
   E. 水

4. 下列各项中，属于母病及子的是
   A. 肺病及肾
   B. 肝病及肾
   C. 肺病及心
   D. 心病及肝
   E. 脾病及肾

5. 心为"君主之官"的理论依据是
   A. 心总统意志
   B. 心主血脉
   C. 心主神志
   D. 心主情志
   E. 心总统魂魄

6. 脾为气血生化之源的理论基础是
   A. 气能生血
   B. 人以水谷为本
   C. 脾主升清
   D. 脾能运化水谷精微
   E. 脾为后天之本

7. 五脏中，具有"刚脏"特性的是
   A. 心
   B. 肺
   C. 脾
   D. 肝
   E. 肾

8. 《素问·六节藏象论》中，"封藏之本"所指的是
   A. 心
   B. 肺
   C. 脾
   D. 肝
   E. 肾

9. 脏腑关系中，"水火既济"指的是
   A. 肝与肾
   B. 心与肾
   C. 肝与脾
   D. 肺与脾
   E. 肺与肝

10. "太仓"所指的是
    A. 三焦
    B. 胃
    C. 小肠
    D. 脾

E. 大肠

11. 推动人体生长发育及脏腑功能活动的气是
    A. 元气
    B. 宗气
    C. 营气
    D. 卫气
    E. 中气

12. 按十二经脉分布规律，太阳经行于
    A. 面额
    B. 后头
    C. 头侧
    D. 前额
    E. 面部

13. 奇经八脉中既称血海又称经脉之海者是
    A. 冲脉
    B. 任脉
    C. 督脉
    D. 带脉
    E. 维脉

14. 易伤人血分，会聚于局部，腐蚀血肉，发为痈肿疮疡的邪气是
    A. 风
    B. 湿
    C. 寒
    D. 火
    E. 燥

15. 《素问·五脏生成》说：多食辛，则
    A. 肉胝皱而唇揭
    B. 筋急而爪枯
    C. 骨痛而发落
    D. 脉凝泣而变色
    E. 皮槁而毛拔

16. 患者身患外感实热病证，兼见喘咳，气不能接续，甚则心悸气短。其病机是
    A. 实中夹虚
    B. 虚中夹实
    C. 真虚假实
    D. 真实假虚
    E. 因虚致实

17. 患者急性发病，壮热，烦渴，面红目赤，尿黄，便干，舌苔黄。其病机是
    A. 阳盛格阴
    B. 阳损及阴
    C. 阳热偏盛
    D. 阳盛伤阴
    E. 阴盛格阳

18. 用补益药物治疗具有闭塞不通症状的虚证，其治则是
    A. 实者泻之
    B. 虚者补之
    C. 通因通用
    D. 塞因塞用
    E. 攻补兼施

19. 视物旋转动荡，如在舟车之上，称为
    A. 目昏
    B. 目痒
    C. 目眩
    D. 雀目
    E. 内障

20. 下列各项，不属面色青主病的是
    A. 寒证
    B. 惊风
    C. 湿证
    D. 气滞
    E. 血瘀

21. 气血两虚证的舌象是

A. 舌体淡瘦
B. 舌淡齿痕
C. 舌尖芒刺
D. 舌暗瘀点
E. 舌红裂纹

22. 患者恶寒发热，头身疼痛，无汗，鼻塞流涕，脉浮紧。其舌苔应是
    A. 白厚
    B. 薄白
    C. 黄腻
    D. 花剥
    E. 白腻

23. 顿咳常见于
    A. 青年
    B. 老年
    C. 小儿
    D. 女性
    E. 男性

24. 下列除哪项外，指下均有脉气紧张之感觉
    A. 弦
    B. 紧
    C. 长
    D. 革
    E. 牢

25. 下列除哪项外，均是气血不足证的常见脉象
    A. 虚
    B. 细
    C. 弱
    D. 微
    E. 结

26. 下列各项，属实热证的是
    A. 头颅过大

B. 头颅过小
C. 囟填
D. 囟陷
E. 解颅

27. 下列哪项不是火淫的临床表现
    A. 壮热口渴
    B. 面红目赤
    C. 烦躁不宁
    D. 舌质红绛
    E. 脉象濡数

28. 下列各项，属瘀血内阻临床表现的是
    A. 面色黧黑
    B. 面黑干焦
    C. 面黑浅淡
    D. 眼周发黑
    E. 耳轮焦黑

29. 患者神疲乏力，少气懒言，常自汗出，头晕目眩，舌淡苔白，脉虚无力。其证候是
    A. 气虚
    B. 气陷
    C. 气逆
    D. 气微
    E. 气滞

30. 下列哪项是燥邪犯肺证与肺阴虚证的鉴别要点
    A. 有无发热恶寒
    B. 有无胸痛咳血
    C. 有无口干咽燥
    D. 痰量的多少
    E. 咳痰的难易

31. 呕吐吞酸，胸胁胀满，嗳气频作，脘闷食少，其证候是
    A. 食滞胃脘

B. 胃阴虚
C. 肝脾不调
D. 肝胃不和
E. 胃阳虚

A. 砂仁
B. 沉香
C. 磁石
D. 五灵脂
E. 天南星

32. 患者，男，50岁。眩晕欲仆，头重脚轻，筋惕肉瞤，肢麻震颤，腰膝酸软，舌红苔薄白，脉弦细。其病机是
 A. 肝阳上亢
 B. 肝肾阴虚
 C. 肝阳化风
 D. 阴虚风动
 E. 肝血不足

37. 既可用治外感风寒，又可用于外感风热的药物是
 A. 麻黄
 B. 防风
 C. 桂枝
 D. 紫苏
 E. 羌活

33. 患者，男，50岁。咳喘20日余，现咳嗽痰少，口燥咽干，形体消瘦，腰膝酸软，颧红盗汗，舌红少苔，脉细数。其病机是
 A. 肺气虚损
 B. 肺阴虚亏
 C. 肺肾阴虚
 D. 肺肾气虚
 E. 肾气虚衰

38. 治疗风热郁闭，咽喉肿痛，大便秘结者，应首选
 A. 薄荷
 B. 蝉蜕
 C. 菊花
 D. 蔓荆子
 E. 牛蒡子

34. 下列哪项属于药性升浮药物的功效
 A. 止咳平喘
 B. 渗湿利尿
 C. 息风潜阳
 D. 祛风散寒
 E. 清热泻下

39. 治疗脾虚便溏尤应慎用的药物是
 A. 石膏
 B. 芦根
 C. 知母
 D. 天花粉
 E. 淡竹叶

40. 具有清热，解毒，养阴功效的药物是
 A. 玄参
 B. 赤芍
 C. 紫草
 D. 生地黄
 E. 牡丹皮

35. 下列药物中，不宜与藜芦配伍的是
 A. 黄芩
 B. 黄连
 C. 黄柏
 D. 龙胆草
 E. 苦参

41. 具有泻下，清肝，杀虫功效的药物是
 A. 番泻叶
 B. 大黄

36. 下列各药中，入汤剂宜包煎的药物是

C. 芒硝
D. 甘遂
E. 芦荟

42. 治疗风湿痹证，腰膝酸痛，下肢痿软无力，遇劳更甚者。应首选
    A. 防己
    B. 秦艽
    C. 五加皮
    D. 豨莶草
    E. 白花蛇

43. 治疗湿热淋证，宜选用
    A. 石韦
    B. 大青叶
    C. 板蓝根
    D. 青黛
    E. 山豆根

44. 具有散寒止痛，疏肝下气，燥湿，助阳止泻功效的药物是
    A. 附子
    B. 肉桂
    C. 干姜
    D. 吴茱萸
    E. 高良姜

45. 具有理气，调中，燥湿，化痰功效的药物是
    A. 陈皮
    B. 青皮
    C. 枳实
    D. 木香
    E. 香附

46. 具有消食化积，活血散瘀功效的药物是
    A. 山楂
    B. 莱菔子
    C. 鸡内金

D. 麦芽
E. 谷芽

47. 既能杀虫，又能润肺止咳的药物是
    A. 贯众
    B. 槟榔
    C. 花椒
    D. 雷丸
    E. 榧子

48. 患者，女，28 岁。经来淋沥不净，经色鲜红，诊为崩漏，近日颜面长有痤疮，色红肿痛，舌红苔略黄，脉细数。治疗应首选
    A. 白茅根、芦根
    B. 大蓟、小蓟
    C. 地榆、白及
    D. 艾叶、地榆
    E. 三七、茜草

49. 下列药物中，不具有行气止痛功效的药物是
    A. 川芎
    B. 郁金
    C. 丹参
    D. 三棱
    E. 姜黄

50. 桔梗具有的功效是
    A. 温肺祛痰
    B. 降气止呕
    C. 开宣肺气
    D. 燥湿化痰
    E. 利气宽胸

51. 治疗阴虚阳亢所致的烦躁不安，心悸失眠，头晕目眩，耳鸣者，应首选
    A. 决明子
    B. 地龙

C. 钩藤
D. 牡蛎
E. 酸枣仁

52. 热闭、寒闭神昏，均常选用的药物是
    A. 石菖蒲
    B. 麝香
    C. 牛黄
    D. 羚羊角
    E. 苏合香

53. 在使用注意方面，宜从小量开始，缓缓增加，以免阳升风动，头晕目赤的药物是
    A. 冬虫夏草
    B. 石斛
    C. 鳖甲
    D. 白术
    E. 鹿茸

54. 白芍具有的功效是
    A. 补益精血，润肠通便
    B. 补血养阴，润肺止咳
    C. 平抑肝阳，柔肝止痛
    D. 养阴润肺，益胃生津
    E. 滋阴潜阳，清心除烦

55. 具有敛肺涩肠，下气利咽功效的药物是
    A. 芡实
    B. 椿皮
    C. 诃子
    D. 乌梅
    E. 莲子

56. 羌活胜湿汤与九味羌活汤的组成药物中均含有的是
    A. 防风、川芎
    B. 黄芩、川芎
    C. 羌活、藁本

D. 羌活、独活
E. 羌活、蔓荆子

57. 半夏泻心汤与小柴胡汤两方组成中均含有的药物是
    A. 人参、黄芩、半夏、干姜、甘草
    B. 人参、生姜、半夏、甘草、大枣
    C. 柴胡、黄芩、人参、甘草、生姜
    D. 半夏、黄芩、人参、甘草、大枣
    E. 半夏、黄连、黄芩、甘草、大枣

58. 下列除哪项外，均是防风通圣散主治病证的临床表现
    A. 憎寒壮热
    B. 头目眩晕
    C. 目赤睛痛
    D. 大便秘结
    E. 郁郁微烦

59. 泻白散与清骨散的组成中，均含有的药物是
    A. 地骨皮
    B. 桑白皮
    C. 牡丹皮
    D. 五加皮
    E. 茯苓皮

60. 患者，男，58岁。胸满而痛，遇冷易诱发，伴下利，口不渴，不欲饮食，舌淡苔白，脉沉细而弦。治疗应选用
    A. 大建中汤
    B. 小建中汤
    C. 厚朴温中汤
    D. 吴茱萸汤
    E. 理中丸

61. 下列哪种病变引起的胸痛常沿一侧肋间神经分布
    A. 胸肌劳损

B. 流行性胸痛
C. 颈椎病
D. 带状疱疹
E. 皮下蜂窝组织炎

62. 患者,26 岁。近 1 个月来,以夜间咳嗽为主,痰中带血丝,伴低热、盗汗。应首先考虑的是
   A. 肺结核
   B. 支气管扩张
   C. 肺癌
   D. 风湿性心脏病（二尖瓣狭窄）
   E. 急性肺水肿

63. 下列各项,可见间歇热的是
   A. 急性肾盂肾炎
   B. 肺炎
   C. 风湿热
   D. 渗出性胸膜炎
   E. 霍奇金病

64. 犬吠样咳嗽,可见于
   A. 急性喉炎
   B. 急性支气管炎
   C. 支气管哮喘
   D. 肺结核
   E. 肺癌

65. 引起吸气性呼吸困难的疾病是
   A. 气管肿瘤
   B. 慢性阻塞性肺气肿
   C. 支气管哮喘
   D. 气胸
   E. 大块肺不张

66. 患者,男,18 岁。突然出现无痛性腹泻,米泔水样便,量多,大便频繁,继之出现喷射状呕吐,呕吐物为米泔水样。查体:神志淡漠,声音嘶哑,眼窝深凹,口唇干燥。应首先考虑的是
   A. 霍乱
   B. 急性细菌性痢疾
   C. 急性胃肠炎
   D. 伤寒
   E. 副伤寒

67. 患者食欲减退,乏力。查体:全身及巩膜黄染,胆囊明显肿大,无压痛。应首先考虑的是
   A. 胰腺癌
   B. 胰腺炎
   C. 胆道蛔虫症
   D. 胆囊炎
   E. 胆结石

68. 下列哪种疾病触诊语颤消失
   A. 肺炎性浸润
   B. 肺梗死
   C. 肺结核空洞
   D. 肺纤维化
   E. 支气管阻塞

69. 蜘蛛痣罕见于下列哪个部位
   A. 面颊部
   B. 手背
   C. 前胸
   D. 上臂
   E. 下肢

70. 下列不是生理性甲状腺肿大体征的是
   A. 轻度肿大
   B. 表面光滑
   C. 无任何症状
   D. 可闻及连续性血管杂音
   E. 质地柔软

71. 肺气肿患者心浊音界改变的特点是
   A. 向左下扩大

B. 向右扩大
C. 向左右两侧扩大
D. 缩小
E. 不变

72. 下列哪项提示左心功能不全
    A. 脉搏强而大
    B. 舒张早期奔马律
    C. 奇脉
    D. 脉搏过缓
    E. 脉搏绝对不齐

73. 高血压性心脏病左心室增大，其心脏浊音界呈
    A. 靴形
    B. 梨形
    C. 烧瓶形
    D. 普大型
    E. 心腰部凸出

74. 患者心悸。查体：心律完全不规则，心率快慢不等，心音强弱绝对不一致，脉搏短绌。应首先考虑的是
    A. 窦性心律不齐
    B. 房性早搏
    C. 心房纤颤
    D. 房室交界性早搏
    E. 室性早搏

75. 下列哪项不是腹水的表现
    A. 蛙状腹
    B. 移动性浊音
    C. 波动感
    D. 振水音
    E. 直立时下腹饱满

76. 下列可引起姿势性脊柱侧凸的是
    A. 佝偻病
    B. 先天性斜颈

C. 胸膜肥厚
D. 一侧腰肌瘫痪
E. 儿童发育期坐或立姿势不良

77. 血小板减少，常见于
    A. 脾切除术后
    B. 急性胃出血后
    C. 急性溶血后
    D. 急性白血病
    E. 以上均非

78. 下列检查结果中，最能反映慢性肾炎患者肾实质严重损害的是
    A. 尿蛋白明显增多
    B. 尿中白细胞明显增多
    C. 尿中红细胞明显增多
    D. 尿中出现管型
    E. 尿比重固定于1.010左右

79. 对心肌缺血与心内膜下梗死的鉴别，最有意义的是
    A. 淀粉酶
    B. 血清转氨酶
    C. 谷氨酰基转肽酶
    D. 肌酸磷酸激酶
    E. 血清碱性磷酸酶

80. 出现大便潜血试验阳性，其上消化道出血量至少达到的数量是
    A. 5mL
    B. 10mL
    C. 20mL
    D. 50mL
    E. 60mL

81. 传染源是指
    A. 病原体已在体内繁殖并能将其排出体外的人和动物
    B. 被病原体污染的食物和水

C. 带有病原体的节肢动物
D. 带有病原体的血液、体液和血制品
E. 被病原体污染的土壤

82. 对流行性出血热来说，下列哪项是错误的
    A. 是自然疫源性疾病
    B. 野生鼠类是主要传染源
    C. 病原体是 RNA 病毒
    D. 可经呼吸道传播
    E. 每年 7~9 月份为流行高峰

83. 确诊伤寒最可靠的依据是来自以下哪一项
    A. 发热、中毒症状、白细胞减少
    B. 血培养
    C. 粪便培养
    D. 胆汁培养
    E. 肥达反应

84. 普通型流脑临床特征性体征是皮肤
    A. 瘀点或瘀斑
    B. 水疱
    C. 黑痂
    D. 斑丘疹
    E. 脓肿

85. 下列有关伤寒肥达反应的描述，正确的是
    A. 只要阳性就有明确诊断价值
    B. 阴性结果即可除外伤寒
    C. 可根据"O"抗体效价的不同区别伤寒或副伤寒
    D. "H"抗体出现较早，消失快，更有利于诊断
    E. 检测 Vi 抗体可用于慢性带菌者的调查

86. 下列中毒性细菌性痢疾的治疗措施，错误的是
    A. 抗菌治疗
    B. 扩充血容量
    C. 纠正代谢性酸中毒
    D. 血管活性药物的应用
    E. 纠正代谢性碱中毒

87. 霍乱的病理变化为
    A. 肠黏膜有炎症性改变，表浅溃疡
    B. 肾有变性及炎症性改变
    C. 心、肝、脾无变化
    D. 胆囊无胆汁
    E. 严重脱水现象，皮肤干燥，脏器缩小

88. 有关医院感染的概念，错误的是
    A. 在医院内获得的感染
    B. 出院之后的感染有可能是医院感染
    C. 入院时处于潜伏期的感染一定不是医院感染
    D. 与上次住院有关的感染是医院感染
    E. 婴幼儿经胎盘获得的感染属医院感染

89. 根据美国哈佛医学院提出的"脑死亡"概念，不能确诊"脑死亡"的条件是
    A. 自主运动和自主呼吸消失
    B. 对外部刺激和内部需求毫无知觉和反应
    C. 体温低于 32.2℃ 或服用中枢抑制药物者
    D. 脑电波平直或等电位
    E. 诱导反射消失

90. 尊重患者知情同意权，其正确的做法是
    A. 婴幼患儿可以由监护人决定其诊疗方案
    B. 家属无承诺，即使患者本人知情同意也不得给予手术
    C. 对特殊急诊患者的抢救都同样对待
    D. 无须做到患者完全知情

E. 只经患者同意即可手术

91. 某甲在医学院获得了专科毕业证书，此时他可以
    A. 在医疗、预防、保健机构中试用期满一年，参加执业医师资格考试
    B. 在医疗、预防、保健机构中试用期满一年，参加执业助理医师资格考试
    C. 在医疗、预防、保健机构中试用期满半年，参加执业助理医师资格考试
    D. 取得执业助理医师执业证书后，在医疗、预防、保健机构中工作满一年，参加执业医师资格考试
    E. 取得执业助理医师执业证书后，在医疗、预防、保健机构中试用期满一年，参加执业医师资格考试

92. 目前，我国卫生法规中所涉及的民事责任的主要承担方式是
    A. 恢复原状
    B. 赔偿损失
    C. 停止侵害
    D. 消除危险
    E. 支付违约金

93. 受理申请医师注册的卫生行政部门对不符合条件不予注册的，应当自收到申请之日起多少日内给予申请人书面答复，并说明理由
    A. 15日
    B. 20日
    C. 30日
    D. 40日
    E. 45日

94. 具有高等学校医学专科学历，参加执业助理医师资格考试，至少应在医疗、预防、保健机构中试用期满
    A. 六个月
    B. 一年
    C. 十八个月
    D. 二年
    E. 三年

95. 按照《药品管理法》规定，下列哪项不属于劣药
    A. 未标明有效期或者更改有效期的
    B. 所标明的适应证或者功能主治超出规定范围的
    C. 超过有效期的
    D. 直接接触药品的包装材料和容器未经批准的
    E. 擅自添加着色剂、防腐剂、香料、矫味剂及辅料的

96. 属于丙类传染病的病种是
    A. 艾滋病
    B. 肺结核
    C. 传染性非典型肺炎
    D. 人感染高致病性禽流感
    E. 流行性和地方性斑疹伤寒

97. 《突发公共卫生事件应急条例》规定：突发事件应急工作应当遵循的原则是
    A. 完善并建立监测与预警手段
    B. 预防为主、常备不懈
    C. 积极预防、认真报告
    D. 及时调查、认真处理
    E. 监测分析、综合评价

98. 必须按照国务院卫生行政部门的有关规定，严格执行消毒隔离制度，防止发生院内感染和医源性感染的机构是
    A. 疾病控制中心
    B. 卫生监督所
    C. 预防保健机构
    D. 医疗保健机构
    E. 卫生行政管理机构

99. 以下关于量效关系叙述错误的是
   A. LD_{50} 与 ED_{50} 的比值称治疗指数
   B. LD_{50} 称半数有效量
   C. 在一定范围内剂量增加效应增强
   D. 量效关系是指药物剂量与效应间的关系
   E. 引起最大效应而不出现中毒的剂量称极量

100. 毛果芸香碱的主要是适应证是
   A. 青光眼
   B. 角膜炎
   C. 结膜炎
   D. 视神经水肿
   E. 晶状体混浊

101. 阿托品抗休克作用的机制是
   A. 收缩血管，增加外周阻力
   B. 扩张血管，改善微循环
   C. 兴奋心脏，增加心输出量
   D. 松弛支气管平滑肌，改善症状
   E. 以上均非

102. 间羟胺临床用于
   A. 急性心衰
   B. 休克晚期
   C. 高血压危象
   D. 窦性心动过缓
   E. 低血压

103. 下列何药适用于诊断嗜铬细胞瘤
   A. 阿托品
   B. 肾上腺素
   C. 酚妥拉明
   D. 普萘洛尔
   E. 山莨菪碱

104. 某女，30岁。因服用大量地西泮导致昏迷而入院。诊断为：地西泮急性中毒。此时除洗胃及其他支持疗法外，应给予特异性的解毒药是
   A. 阿托品
   B. 解磷定
   C. 氟马西尼
   D. 尼可刹米
   E. 贝美格

105. 用于人工冬眠的药物是
   A. 吗啡
   B. 丙咪嗪
   C. 氯丙嗪
   D. 安坦
   E. 左旋多巴

106. 镇痛效力为吗啡100倍的是
   A. 哌替啶
   B. 喷他佐辛
   C. 美沙酮
   D. 芬太尼
   E. 可待因

107. 呋塞米的不良反应不包括
   A. 高血钾
   B. 耳毒性
   C. 胃肠道反应
   D. 高尿酸血症
   E. 低氯碱血症

108. 以下属于β受体阻滞剂的降压药是
   A. 硝苯地平
   B. 甲基多巴
   C. 普萘洛尔
   D. 可乐定
   E. 氢氯噻嗪

109. 某女，35岁。有甲状腺功能亢进病史，经内科治疗好转，近日因感冒又出现心慌、胸闷、不安、睡眠差，心电图显示

窦性心动过速。请问对该病人应选用的抗心律失常药为
A. 利多卡因
B. 苯妥英钠
C. 普萘洛尔
D. 维拉帕米
E. 普罗帕酮

110. 抗心衰血管扩张药中属于直接扩张血管的是
A. 硝普钠
B. 卡托普利
C. 硝苯地平
D. 哌唑嗪
E. 普萘洛尔

111. 治疗慢性失血（如内痔出血）所致的贫血应选用
A. 枸橼酸铁铵
B. 硫酸亚铁
C. 叶酸
D. 维生素 B
E. 甲酰四氢叶酸钙

112. 患者，男，57 岁。有脑梗死病史 2 年，为预防复发，最常选用的药物是
A. 肝素
B. 强的松
C. 阿司匹林
D. 二甲双胍
E. 阿莫西林

113. 长期大剂量应用糖皮质激素可引起的不良反应是
A. 高血钾
B. 高血钙
C. 高血糖
D. 低血压
E. 以上均非

114. 肥胖型单用饮食控制无效的糖尿病患者，首选
A. 胰岛素
B. 氯磺丙脲
C. 甲磺丁脲
D. 二甲双胍
E. 甲磺吡脲

115. 能够抗阿米巴、抗滴虫的药物是
A. 青霉素
B. 红霉素
C. 四环素
D. 甲硝唑
E. 先锋霉素

116. 下列有关氨基糖苷类抗生素的叙述错误的是
A. 对静止期细菌有较强的作用
B. 对革兰阴性菌作用强
C. 易透过血脑屏障，但不易透过胎盘
D. 抗菌机制是阻碍细菌蛋白质的合成
E. 胃肠道不易吸收

117. 下列各项，可出现双侧瞳孔散大的是
A. 阿托品影响
B. 氯丙嗪影响
C. 有机磷农药中毒
D. 毒蕈中毒
E. 毛果芸香碱中毒

118. 少量咯血是指每日咯血量
A. <200mL
B. <170mL
C. <150mL
D. <130mL
E. <100mL

119. 正常血清总胆红素含量为
A. 0~6.8μmol/L

B. 0.7~1.7μmol/L
C. 1.7~10.26μmol/L
D. 1.7~17.1μmol/L
E. 1.7~21.7μmol/L

120. 下列各项为腹部触诊的注意事项,但应除外哪一项

A. 一般采取右侧卧位,两腿对称稍屈曲
B. 病人保持镇静,避免紧张
C. 病人做缓慢腹式呼吸运动
D. 检查肾脏可采取坐位或立位
E. 检查脾脏时可右侧卧位

B型题

答题说明

以下提供若干组考题,每组考题共用在考题前列出的A、B、C、D、E五个备选答案。请从中选择一个与问题关系最密切的答案,并在答题卡上将相应题号的相应字母所属方框涂黑。每个备选答案可能被选择一次、多次或不被选择。

(121~122题共用备选答案)
A. 肺与肾
B. 肺与脾
C. 肺与肝
D. 肺与心
E. 脾与肾

121. 具有先后天关系的两脏是
122. 与呼吸关系密切的两脏是

(123~124题共用备选答案)
A. 舌色淡红
B. 舌质淡白
C. 舌质绛红
D. 舌质紫暗
E. 舌起粗大红刺

123. 邪入营血证的舌象是
124. 气血瘀滞证的舌象是

(125~126题共用备选答案)
A. 气滞血瘀
B. 气不摄血
C. 气随血脱
D. 气血两虚
E. 气血失和

125. 肝病日久,两胁胀满疼痛,并见舌质瘀斑、瘀点。其病机是
126. 产后大出血,继则冷汗淋漓,甚则晕厥。其病机是

(127~128题共用备选答案)
A. 石膏
B. 知母
C. 栀子
D. 天花粉
E. 夏枯草

127. 治疗肝火上炎,目珠疼痛,应选用
128. 治疗痰火郁结,瘰疬痰核,应选用

(129~130题共用备选答案)
A. 威灵仙
B. 防己
C. 狗脊
D. 独活
E. 木瓜

129. 既能祛风湿,又能消骨鲠的药物是
130. 既能祛风湿,又能强腰膝的药物是

(131~132题共用备选答案)
A. 白及
B. 仙鹤草
C. 棕榈炭
D. 血余炭
E. 炮姜

131. 具有止痢功效的药物是
132. 具有杀虫功效的药物是

(133～134 题共用备选答案)
   A. 葶苈子
   B. 杏仁
   C. 白芥子
   D. 黄药子
   E. 苏子

133. 能止咳平喘，润肠通便，且无毒性的药物是
134. 能止咳平喘，润肠通便，但有小毒的药物是

(135～136 题共用备选答案)
   A. 消风散
   B. 二陈汤
   C. 川芎茶调散
   D. 天麻钩藤饮
   E. 半夏白术天麻汤

135. 外感风邪头痛、头风，治宜选用
136. 风痰上扰头痛、眩晕，治宜选用

(137～138 题共用备选答案)
   A. 抑制蛋白质合成
   B. 刺激胰岛 β 细胞释放胰岛素
   C. 促进葡萄糖分解
   D. 抑制糖原分解和异生
   E. 增强胰岛素的作用

137. 甲苯磺丁脲降血糖作用是
138. 胰岛素降血糖作用是

(139～140 题共用备选答案)
   A. 咯铁锈色痰
   B. 咯粉红色泡沫痰
   C. 咯吐大量鲜血
   D. 咯大量脓痰
   E. 干咳无痰

139. 急性左心功能不全，常伴有
140. 肺炎链球菌肺炎，常伴有

(141～142 题共用备选答案)
   A. HBsAg（+）
   B. 抗－HBs（+）
   C. HBeAg（+）
   D. 抗－HBe（－）
   E. 抗－HBe（+）

141. 机体获得对 HBV 免疫力及乙型肝炎患者痊愈的指标是
142. HBV 感染进入后期与传染减低的指标是

(143～144 题共用备选答案)
   A. 脉搏短绌
   B. 水冲脉
   C. 奇脉
   D. 颈静脉搏动
   E. 交替脉

143. 主动脉瓣关闭不全，多表现为
144. 缩窄性心包炎，多表现为

(145～146 题共用备选答案)
   A. 劣药
   B. 假药
   C. 保健药品
   D. 非处方用药
   E. 特殊药品

145. 药品所含成分的名称与国家药品标准或者省、自治区、直辖市药品标准规定不符合的是
146. 药品成分的含量与国家药品标准或者省、自治区、直辖市药品标准规定不符合的是

(147～148 题共用备选答案)
   A. 医患关系是一种民事法律关系
   B. 医患关系是具有道德意义较强的社会关系

C. 医患关系是一种商家与消费者的关系
D. 医患关系是包括非技术性和技术性方面的关系
E. 医患关系是患者与治疗者在诊疗和保健中所建立的联系

147. 反映医患关系本质的是
148. 概括医患关系内容的是

(149~150题共用备选答案)
A. 有利、公正
B. 权利、义务
C. 廉洁奉公
D. 医乃仁术
E. 等价交换

149. 属于医学伦理学基本范畴的是
150. 属于医学伦理学基本原则的是

中西医结合执业助理医师资格考试
最后成功四套胜卷(三)

(医学综合笔试部分)

第二单元

考生姓名：_____

准考证号：_____

考　　点：_____

考 场 号：_____

A1 型题

答题说明

每一道考试题下面有 A、B、C、D、E 五个备选答案。请从中选择一个最佳答案，并在答题卡上将相应题号的相应字母所属的方框涂黑。

1. 患者恶寒重，发热轻，无汗，头痛，肢体疼痛，鼻塞声重，时流清涕，喉痒，舌苔薄白而润，脉浮。其治法是
   A. 散寒解肌
   B. 辛温解表
   C. 调和营卫
   D. 散寒止痛
   E. 发汗解肌

2. 治疗支气管哮喘发作期热哮证，应首选
   A. 定喘汤
   B. 玉屏风散
   C. 射干麻黄汤
   D. 小青龙汤
   E. 参苏饮

3. 治疗肺炎支原体肺炎热闭心神证，应首选
   A. 桑菊饮与青霉素
   B. 麻杏石甘汤与阿昔洛韦
   C. 清营汤与红霉素
   D. 生脉散与左氧氟沙星
   E. 竹叶石膏汤与麦迪霉素

4. 患者，男，56 岁。患肺结核，症见干咳，咳声短促，咳少量白黏痰，或痰中有血丝，色鲜红，胸部隐隐闷痛，低热，午后手足心热，皮肤干灼，口咽干燥，少量盗汗，舌边尖红，无苔，脉细数。其证型是
   A. 肺阴亏损证
   B. 阴虚火旺证
   C. 气阴耗伤证
   D. 阴阳两虚证
   E. 气虚血瘀证

5. 患者，女，57 岁。有 15 年肺胀病史。1 周前，劳累后出现面浮肿，呼吸喘促难续，心悸，胸脘痞闷，尿少，怕冷，纳呆，舌苔白滑，脉沉细。治疗应首选
   A. 苏子降气汤加减
   B. 越婢加半夏汤加减
   C. 涤痰汤加减，另服安宫牛黄丸或至宝丹
   D. 真武汤合五苓散加减
   E. 生脉散合血府逐瘀汤加减

6. 养心汤合补肺汤加减适用于心力衰竭的哪种证型
   A. 气阴亏虚证
   B. 心肺气虚证
   C. 心肾阳虚证
   D. 气虚血瘀证
   E. 阳虚水泛证

7. 患者，女，36 岁。有心悸、气促病史 4 年。此次因人流后诸症加重。现症见心悸不安，胸闷气短，面色苍白，形寒肢冷，舌质淡白，脉象细数。其证型是
   A. 气血不足证
   B. 阴虚火旺证
   C. 气阴两虚证
   D. 痰火扰心证
   E. 心阳不振证

8. 中医学认为引起高血压病的病机性质是本虚标实，本虚是指
   A. 肝肾阳虚
   B. 肝肾阴虚
   C. 肝脾气虚

D. 脾肾阳虚
E. 脾肾阴虚

9. 冠心病心绞痛心血瘀阻证的治法是
   A. 活血化瘀，通脉止痛
   B. 通阳泄浊，豁痰开痹
   C. 辛温通阳，开痹散寒
   D. 益气活血，通脉止痛
   E. 益气养阴，活血通络

10. 心绞痛发作时，心电图的改变是
    A. P 波高尖
    B. 异常 Q 波
    C. ST 段水平压低 0.1 mV 以上
    D. 完全性右束支传导阻滞
    E. P－R 间期延长

11. 患者，男，54 岁。常于安静时突发胸骨后疼痛，每次约半小时，含硝酸甘油片不能缓解。心电图示有关导联 ST 段抬高。诊断为心绞痛，其类型是
    A. 稳定型
    B. 变异型
    C. 卧位型
    D. 中间型
    E. 恶化型

12. 急性心肌梗死早期（24 小时）死亡的主要原因是
    A. 心源性休克
    B. 心律失常
    C. 心脏破裂
    D. 乳头肌断裂
    E. 心力衰竭

13. 患者冠心病病史 3 年。晨痛持续剧烈，甚则心痛彻背，背痛彻心，含服硝酸甘油后不能缓解，且胸闷心痛，动则加重，神疲乏力，气短懒言，心悸自汗，舌体胖大，有齿痕，舌质暗淡，苔薄白，脉细弱无力。诊断为急性心肌梗死，气虚血瘀证。其治法是
    A. 活血化瘀，通络止痛
    B. 散寒宣痹，芳香温通
    C. 温阳利水，通脉止痛
    D. 益气滋阴，通脉止痛
    E. 益气活血，祛瘀止痛

14. 消化性溃疡最常见的并发症是
    A. 幽门梗阻
    B. 慢性穿孔
    C. 上消化道出血
    D. 癌变
    E. 营养不良

15. 治疗胃癌痰气交阻证，应首选
    A. 柴胡疏肝散加减
    B. 理中汤合四君子汤加味
    C. 海藻玉壶汤加减
    D. 开郁二陈汤加减
    E. 八珍汤加减

16. 患者，男，45 岁。胃脘嘈杂灼热，痞满吞酸，食后痛胀，口干喜冷饮，五心烦热，便结尿赤，舌质红绛，无苔，脉细数。X 线钡餐检查：胃小弯部有充盈缺损。其证型是
    A. 气血两虚证
    B. 胃热伤阴证
    C. 脾胃虚寒证
    D. 肝胃不和证
    E. 瘀毒内阻证

17. 某男，43 岁。诊断为肝硬化 8 年，现腹大胀满，脉络怒张，胁腹刺痛，面色晦暗黧黑，胁下癥块，手掌赤痕，口干不欲饮，舌质紫暗，脉细涩。治疗应选用
    A. 调营饮加减

B. 一贯煎合膈下逐瘀汤加减
C. 中满分消丸
D. 柴胡疏肝散
E. 血府逐瘀汤

18. 患者,男,52岁。间歇性右上腹痛2个月。实验室检查:甲胎球蛋白320μg/mL。为了确诊,应该做的检查是
    A. 肝功能
    B. 癌胚抗原
    C. B型超声波
    D. 腹腔镜
    E. 血小板计数

19. 上消化道出血时,一旦出现呕血,提示胃内贮积的血量在
    A. 5～20mL以上
    B. 50～70mL以上
    C. 250～300mL以上
    D. 500～800mL以上
    E. 800～1000mL以上

20. 某女,60岁。慢性肾炎10年,现目睛干涩,头晕耳鸣,五心烦热,口干咽燥,腰脊酸痛,舌红少苔,脉弦细。治疗应选用
    A. 实脾饮加减
    B. 越婢加术汤加减
    C. 左归丸加泽泻茯苓冬葵子
    D. 杞菊地黄丸加减
    E. 麻黄连翘赤小豆汤合五味消毒饮

21. 肾病综合征的诊断不包括
    A. 大量蛋白尿
    B. 低蛋白血症
    C. 明显水肿
    D. 高血压
    E. 高脂血症

22. 下列哪项不是尿路感染的病因病机
    A. 膀胱湿热
    B. 脾肾亏虚
    C. 肝郁气滞
    D. 感受外邪
    E. 下阴不洁

23. 患者,男,55岁。面色少华,神疲乏力,腰膝酸软,口干唇燥,饮水不多,手足心热,大便干燥,夜尿清长,舌淡有齿痕,脉象沉细。检查:血压180/105mmHg,血清钾6.8mmol/L,血肌酐640mmol/L。治疗应首选
    A. 降压药加羚角钩藤汤
    B. 降压药加镇肝息风汤
    C. 透析加参芪地黄汤加减
    D. 透析加天麻钩藤饮
    E. 降压药加知柏地黄丸

24. 再生障碍性贫血最易与下列哪种病混淆
    A. 白细胞减少性白血病
    B. 特发性血小板减少性紫癜
    C. 阵发性睡眠性血红蛋白尿
    D. 脾功能亢进
    E. 骨髓纤维化症

25. 患者,女,65岁。诊断为白细胞减少症。症见神疲乏力,腰膝酸软,纳少便溏,面色㿠白,畏寒肢冷,大便溏薄,小便清长,舌质淡,苔白,脉沉细。治法是
    A. 清热解毒,滋阴凉血
    B. 滋补肝肾
    C. 益气养阴
    D. 益气养血
    E. 温补脾肾

26. 急性白血病痰热瘀阻证的治法是
    A. 清热化痰,活血散结

B. 清热解毒，凉血止血
C. 滋阴降火，凉血解毒
D. 益气养阴，清热解毒
E. 清热解毒，利湿化浊

27. 患儿，男，14岁。2周前患急性咽炎，1天前突然牙龈出血，口腔血疱，双下肢瘀斑。实验室检查：血红蛋白110g/L，白细胞 9×10^9/L，血小板 10×10^9/L，骨髓增生活跃，巨核细胞23个/片。应首先考虑的诊断是
    A. 急性白血病
    B. 再生障碍性贫血
    C. 过敏性紫癜
    D. 特发性血小板减少性紫癜（急性型）
    E. 特发性血小板减少性紫癜（慢性型）

28. 龙胆泻肝汤加减适用于甲状腺功能亢进症的哪种证型
    A. 心肝阴虚证
    B. 肝火旺盛证
    C. 阴虚火旺证
    D. 气阴两虚证
    E. 气滞痰凝证

29. 下列哪项不能作为糖尿病确诊的依据
    A. 多次空腹血糖≥7.0mmol/L
    B. 尿糖（++）
    C. 餐后血糖≥11.1mmol/L
    D. 葡萄糖耐量试验1小时和2小时血糖均≥11.1mmol/L
    E. 无"三多一少"症状，血糖多次在7.0～11.1mmol/L

30. 1型糖尿病与2型糖尿病的根本区别在于
    A. 发病年龄不同
    B. 血糖稳定性不同
    C. 对胰岛素的敏感性不同
    D. 胰岛素基础水平与释放曲线不同
    E. 发生酮症酸中毒的倾向不同

31. 维持机体体液平衡的主要器官是
    A. 肺
    B. 缓冲系统
    C. 肾
    D. 皮肤
    E. 肝

32. 类风湿关节炎发作的高峰年龄在
    A. 5岁以内
    B. 6～15岁
    C. 16～35岁
    D. 36～45岁
    E. 46～52岁

33. 某女，27岁。患类风湿关节炎3年。现关节肿痛且变形，屈伸受限，痛处不移，肌肤紫暗，面色黧黑，肢体顽麻，舌质暗红有瘀斑，苔薄白，脉弦涩。其治疗应
    A. 清热利湿，祛风通络
    B. 清热养阴，祛风通络
    C. 活血化瘀，祛痰通络
    D. 补益肝肾，祛风通络
    E. 祛风散寒，清热化湿

34. 儿童肌阵挛发作首选
    A. 丙戊酸钠
    B. 乙琥胺
    C. 苯妥英钠
    D. 卡马西平
    E. 氯硝西泮

35. 患者，女，40岁。癫痫病史10年，平素性情急躁，心烦失眠，口苦咽干，时吐痰涎，大便秘结，发作则昏仆抽搐，口吐涎沫，舌红苔黄，脉弦滑数。其治

法是

A. 疏肝理气，活血化瘀
B. 清肝泻火，解郁和胃
C. 清肝泻火，化痰息风
D. 活血化瘀，通络息风
E. 清热化痰，息风定痫

36. 出血性与缺血性脑血管疾病的鉴别，除临床表现外，最有诊断意义的辅助检查是

A. 血常规
B. 头颅 CT
C. 腰穿
D. 经颅多普勒超声
E. 脑电图

37. 患者，男，64 岁。高血压病史 5 年，晨起突然口齿不清，口角㖞斜，左侧肢体活动障碍。应首选的检查项目是

A. 腰穿脑脊液
B. 脑血管造影
C. 脑电图
D. 头部 CT
E. 脑超声波

38. 镇静剂中毒的洗胃时间应

A. 在 3 小时内
B. 在 4 小时内
C. 在 5 小时内
D. 在 6 小时内
E. 超过 6 小时内仍可

39. 治疗有机磷农药中毒毒蕈碱样症状的药物是

A. 阿托品
B. 氯磷定
C. 利多卡因
D. 甲硝唑（灭滴灵）
E. 双复磷

40. 患者，女，23 岁。被人发现时呈昏迷状态。查体：神志不清，两侧瞳孔呈针尖样大小，呼吸有大蒜臭味。应首先考虑的是

A. 急性安眠药物中毒
B. 急性毒蕈中毒
C. 急性有机磷农药中毒
D. 亚硝酸盐中毒
E. 一氧化碳中毒

41. 心源性哮喘与肺源性哮喘最重要的鉴别是

A. 呼吸困难
B. 咳嗽
C. 咳粉红色泡沫样痰
D. 浮肿
E. 发绀

42. 患者，男，40 岁。颅脑术后第 5 天，但持续高热 4 天，全身浮肿，近 2 天每日尿量不足 100mL，血尿素氮 260mmol/L，血肌酐大于 740mmol/L，血钾 6.6mmol/L。其诊断是

A. 急性肾功能衰竭
B. 休克
C. 心力衰竭
D. 肝肾综合征
E. 以上均非

43. 手太阴肺经在上肢的分布是

A. 内侧前廉
B. 外侧前廉
C. 内侧中行
D. 外侧后廉
E. 内侧后廉

44. 十二经脉中，相表里的阴经与阳经的交接部位在

A. 四肢部

B. 胸部
C. 腹部
D. 头部
E. 面部

45. 按十二经脉的流注次序，肝经向下流注的经脉是
    A. 膀胱经
    B. 胆经
    C. 三焦经
    D. 心经
    E. 肺经

46. 心包经的原穴是
    A. 神门
    B. 间使
    C. 大陵
    D. 内关
    E. 太渊

47. 迎香穴位于
    A. 鼻孔外缘，旁开0.5寸
    B. 鼻翼外缘，旁开0.5寸
    C. 鼻翼外缘中点，旁开0.5寸
    D. 鼻翼上缘中点，旁开0.5寸
    E. 平鼻孔，当鼻唇沟中

48. 下列各穴中，常用于保健并具有强壮作用的穴位是
    A. 百会
    B. 肾俞
    C. 脾俞
    D. 足三里
    E. 气海俞

49. 患者，男，45岁。近1年来心悸头晕，倦怠无力，面色无华，舌淡红，脉象细弱。其治法是
    A. 镇惊定志，养心安神

B. 补血养心，益气安神
C. 滋阴降火，养心安神
D. 温补心阳，安神定志
E. 振奋心阳，化气行水

50. 下列除哪项外，均是厥证的病因
    A. 情志内伤
    B. 体虚劳倦
    C. 亡血失津
    D. 饮食不节
    E. 感受暑热

51. 患者胸胁胀闷，嗳气食少，每因抑郁恼怒之时，发生腹痛泄泻，舌淡红，脉弦。其治法是
    A. 调理脾胃
    B. 疏肝理气
    C. 抑肝扶脾
    D. 泻肝和胃
    E. 疏肝和胃

52. 患者，男，55岁。3个月前胸胁部撞伤后，出现胁肋刺痛，痛有定处，夜痛甚，舌质紫暗，脉沉涩。治疗应首选
    A. 复元活血汤
    B. 少腹逐瘀汤
    C. 膈下逐瘀汤
    D. 调营饮
    E. 香附旋覆花汤

53. 中风之中脏腑与中经络的鉴别要点是
    A. 神志不清
    B. 半身不遂
    C. 语言不利
    D. 肢体软瘫
    E. 口舌㖞斜

54. 患者，女，45岁。因淋雨后突发小便频急短数，刺痛灼热，尿色黄赤，口苦，

舌苔黄腻，脉濡数。治疗应首选
   A. 八正散
   B. 小蓟饮子
   C. 导赤散
   D. 石韦散
   E. 茜根散

55. 在五输穴中，合穴主要治疗
    A. 心下满
    B. 身热
    C. 体重节痛
    D. 喘咳寒热
    E. 逆气而泄

56. 治疗行痹，在取主穴的基础上应加
    A. 膈俞、血海
    B. 肾俞、关元
    C. 阴陵泉、足三里
    D. 大椎、曲池
    E. 合谷、内关

57. 治疗便秘气滞证，除选取主穴外，应加用的腧穴是
    A. 脾俞、胃俞
    B. 气海、神阙
    C. 关元、命门
    D. 合谷、曲池
    E. 中脘、行间

58. 患者，女，45岁。失眠2个月，近日来入睡困难，有时睡后易醒，醒后不能再睡，甚至彻夜不眠。舌苔薄，脉沉细。治疗应首选
    A. 神门、内关
    B. 神门、胆俞
    C. 神门、三阴交
    D. 心俞、脾俞
    E. 心俞、足三里

59. 患者，男，28岁。1天前因饮食不洁，出现腹痛腹泻，下痢赤白，里急后重，肛门灼热，心烦口渴，小便短赤，舌苔黄腻，脉滑数。治疗除选取主穴外，应加用的腧穴是
    A. 中脘、上脘
    B. 中脘、内关
    C. 曲池、内庭
    D. 脾俞、下脘
    E. 行间、足三里

60. 患者，女，23岁。痛经9个月，经行不畅，小腹胀痛，拒按，经色紫红，夹有血块，血块下后痛即缓解，脉沉涩。治疗应首选
    A. 足三里、太冲、三阴交
    B. 中极、次髎、地机
    C. 合谷、三阴交
    D. 曲池、内庭
    E. 合谷、归来

61. 患者，女，32岁。行经后小腹部绵绵作痛，喜按，月经色淡，量少。治疗应首选
    A. 三阴交、中极、次髎
    B. 足三里、太冲、中冲
    C. 丰隆、天枢、气穴
    D. 阴陵泉、中极、阳陵
    E. 三阴交、足三里、气海

62. 患者，女，31岁。右侧牙痛3天，龈肿，痛剧，伴口臭，口渴，大便3日未行，舌苔黄，脉洪。治疗除取颊车、下关穴外，还应加
    A. 外关、风池
    B. 太溪、行间
    C. 中渚、养老
    D. 合谷、内庭
    E. 太冲、曲池

63. 循行于上肢内侧中线的经脉是
    A. 手太阳经
    B. 手少阳经
    C. 手厥阴经
    D. 手少阴经
    E. 手太阴经

64. 下列关于辨脓的叙述，错误的是
    A. 辨脓有无
    B. 辨脓浅深
    C. 脓的形质
    D. 脓的色泽和气味
    E. 辨脓汁多少

65. 外科的善恶顺逆指的是
    A. 病情轻重程度
    B. 正邪力量对比
    C. 疮疡局部发展好坏
    D. 全身脏腑功能盛衰
    E. 综合局部、全身情况判断预后

66. 关于化学消毒灭菌法的叙述正确的是
    A. 药液应不定期更换
    B. 消毒物品至少应有2/3没入消毒剂中
    C. 器械从消毒剂中取出后可直接用于病人
    D. 沾有脓血的物品可直接投入消毒剂中消毒
    E. 对金属有腐蚀作用的药液不能用于浸泡器械

67. 易致皮肤干燥皲裂，毛发不荣，大便干结等的六淫之邪是
    A. 风温
    B. 暑热夹湿
    C. 燥邪
    D. 风热
    E. 寒邪

68. 体液平衡中，细胞外液中最主要的阳离子是
    A. Na^+
    B. K^+
    C. Mg^{2+}
    D. ^{12}Mr
    E. Ca^{2+}

69. 头CT检查表现为半月形高密度影的颅脑损伤是
    A. 硬膜外血肿
    B. 硬膜下血肿
    C. 颅内水肿
    D. 蛛网膜下腔出血
    E. 脑挫裂伤

70. 不属于良性肿瘤的特点是
    A. 生长速度慢
    B. 膨胀性生长
    C. 多无包膜
    D. 不转移
    E. 不易复发

71. 下列除哪项外，均是肠梗阻常见的临床表现
    A. 腹痛
    B. 呕吐
    C. 便秘
    D. 腹胀
    E. 停止自肛门排气排便

72. 下列除哪项外，均是重症胰腺炎的临床表现
    A. 腹痛、恶心、呕吐，腹膜炎范围限于上腹，体征轻
    B. 腹膜炎范围大，扩及全腹，体征重
    C. 可有黄疸
    D. 腹水呈血性或脓性
    E. 血尿素氮或肌酐增高，酸中毒

73. 男性，65岁。排尿困难2年，尿线细，射程短，排尿时间延长。1天前因感冒后突发不能自行排尿，下腹区胀痛难忍，应先行
    A. 输液抗感染
    B. 导尿
    C. 前列腺切除术
    D. 针刺
    E. 理疗

74. 患者，女，26岁。左乳房发现肿块1年，无疼痛。查体：左乳外下象限可扪及2.5cm×1.5cm大小肿块，形如鸡卵，表面光滑，活动度好。应首先考虑的是
    A. 乳腺增生病
    B. 乳腺纤维瘤
    C. 乳房结核
    D. 乳腺癌
    E. 乳腺导管内乳头状瘤

75. 患者，男，28岁。餐后突发性右上腹痛，疑为十二指肠溃疡穿孔。下列检查中，最具有诊断意义的是
    A. 肠鸣音消失
    B. 腹腔穿刺
    C. 肠鸣音亢进
    D. 上腹压痛、反跳痛
    E. 立位腹部平片可见膈下游离气体

76. 不属于上消化道出血的是
    A. 胃底区出血
    B. 十二指肠球部出血
    C. 食管出血
    D. 胆道出血
    E. 结肠出血

77. 血胸欲行胸腔闭式引流术的最佳引流位置是
    A. 腋前线第6~8肋间
    B. 腋前线与腋中线之间第6~8肋间
    C. 腋中线第6~8肋间
    D. 腋中线与腋后线之间第6~8肋间
    E. 腋后线第6~8肋间

78. 外生殖器不包括
    A. 阴阜
    B. 阴唇
    C. 前庭
    D. 前庭大腺
    E. 阴道

79. 身无病，每三月一行经者，称
    A. 居经
    B. 暗经
    C. 闭经
    D. 激经
    E. 并月

80. 胎盘的功能不包括
    A. 免疫功能
    B. 气体交换
    C. 营养作用
    D. 保持胎儿恒温
    E. 排泄作用

81. 患者，女，32岁，已婚未育。孕29周，昨晚因食用不洁食物出现腹泻，今晨自觉胎动异常，下列哪项提示胎儿缺氧
    A. 胎动8次/12小时
    B. 胎动15次/12小时
    C. 胎动20次/12小时
    D. 胎动25次/12小时
    E. 胎动30次/12小时

82. 胎儿经阴道娩出最主要的力是
    A. 子宫收缩力
    B. 肛提肌收缩力
    C. 腹肌收缩力

D. 膈肌收缩力
E. 腹部压力

C. 天麻钩藤汤
D. 羚角钩藤汤
E. 杞菊地黄丸

83. 关于雌激素的生理作用，以下哪项错误
    A. 促使子宫发育，使子宫收缩力增强
    B. 加强输卵管节律性收缩的振幅
    C. 促使乳腺管增生、乳腺发育
    D. 通过中枢神经系统有升温作用
    E. 促进钠和水的潴留

88. 重型胎盘早剥的临床表现错误的是
    A. 腹部检查子宫体无压痛
    B. 突然发生持续性腹痛或腰酸
    C. 恶心、呕吐
    D. 脉弱、血压下降
    E. 胎心音不规律

84. 问带下史要注意
    A. 期、量、色、质
    B. 量、色、质、味
    C. 期、色、质
    D. 色、质、味
    E. 量、色、期

89. 孕妇，28岁。面目、四肢浮肿，或遍及全身，肤色淡黄或㿠白，皮薄而光亮，纳少便溏。舌胖嫩，苔白水滑，脉缓滑无力。治疗选
    A. 四君子汤
    B. 白术散
    C. 真武汤
    D. 六味地黄丸
    E. 八珍汤

85. 患者，女，25岁，已婚。停经54天，3天来阴道少量出血，色淡红，腰酸腹坠隐痛，头晕耳鸣，小便频数，舌淡苔白，脉沉滑尺弱。检查：尿妊娠试验（+），子宫大小与孕月相符。治疗应首选
    A. 维生素E加寿胎丸
    B. 维生素E加胎元饮
    C. 维生素E加固阴煎
    D. 黄体酮加圣愈汤
    E. 黄体酮加保阴煎

90. 关于"天癸"的说法以下哪项是错误的
    A. 天癸就是月经
    B. 先有天癸后有月经
    C. 肾气盛才能天癸至
    D. 天癸男女都有
    E. 天癸是一种精微物质

86. 异位妊娠破裂或流产，最主要的临床表现是
    A. 短暂停经
    B. 阴道流血
    C. 突然腰痛
    D. 突然腹痛
    E. 恶心呕吐

91. 治疗血虚气脱型产后出血的首选方剂是
    A. 参附汤
    B. 独参汤
    C. 归脾汤
    D. 当归黄芪汤
    E. 夺命散

87. 妊娠高血压综合征肝风内动证首选方是
    A. 镇肝息风汤
    B. 牛黄清心丸

92. 产褥感染热入营血证的治法是
    A. 清热解毒，凉血化瘀
    B. 清热解毒，泻下逐瘀
    C. 清热解毒，凉血养阴

D. 清营解毒，散瘀泄热

E. 清心开窍，回阳救逆

93. 治疗产褥期抑郁症心脾两虚证，应首选
   A. 养心汤
   B. 四君子汤
   C. 甘麦大枣汤合归脾汤
   D. 炙甘草汤
   E. 桂枝加龙骨牡蛎汤

94. 外阴鳞状上皮增生肝郁气滞证选用
   A. 左归丸合二至丸
   B. 归脾汤
   C. 逍遥散
   D. 黑逍遥散
   E. 龙胆泻肝汤

95. 下列哪项不是慢性盆腔炎的临床表现
   A. 少腹一侧或双侧隐痛，反复发作
   B. 突然少腹剧痛，伴有停经史
   C. 带下增多，色黄质稠
   D. 经量增多，经期延长或婚久不孕
   E. 妇科检查附件增厚，有压痛

96. 患者，女，28岁，已婚。近4个月来月经10~12天/23~27天，经量每次用卫生巾12条，妇科检查及B型超声波检查无异常，基础体温呈双相型，于经行数天后缓慢下降，月经第5天子宫内膜检查呈分泌反应。其诊断是
   A. 月经过多，无排卵性功能失调性子宫出血
   B. 月经过多，黄体功能不全
   C. 经期延长，无排卵性功能失调性子宫出血
   D. 经期延长，子宫内膜脱落不全
   E. 经期延长，排卵期出血

97. 治疗闭经气滞血瘀证，应首选

A. 血府逐瘀汤
B. 温经汤（《妇人良方》）
C. 膈下逐瘀汤
D. 少腹逐瘀汤
E. 桂枝茯苓丸

98. 气滞血瘀型痛经的特点是
   A. 经前、经期小腹冷痛
   B. 经前、经期小腹胀痛
   C. 经前、经期小腹坠痛
   D. 经期、经后小腹隐痛
   E. 经期、经后小腹冷痛

99. 以下有子宫肌瘤手术指征的是
   A. 腹部包块
   B. 1个月妊娠子宫大
   C. 近绝经年龄
   D. 腹痛、腰酸
   E. 继发性贫血者

100. 患者，女，28岁，已婚。孕32周，因剧烈腹痛伴发热、呕吐半日就诊，B超提示子宫如孕32周，宫底有一7cm×6cm×4cm的肌瘤。查血象：白细胞$14.4×10^9/L$，该孕妇可能继发的变性是
   A. 玻璃样变
   B. 囊性变
   C. 脂肪样变
   D. 红色样变
   E. 肉瘤样变

101. 对疑似葡萄胎者，应选择下列哪项检查即可作鉴别诊断
   A. HCG测定
   B. HCG测定和B超
   C. 妇科检查见子宫大于相应月份的正常妊娠子宫
   D. 妇科检查见双侧卵巢增大

E. 妇科检查见阴道内有血

102. Ⅱ度阴道脱垂是
 A. 阴道前壁仍在阴道内
 B. 膨出部暴露于阴道口外
 C. 膨出的膀胱仍在阴道内
 D. 阴道前壁完全膨出于阴道口外
 E. 阴道后壁完全膨出于阴道口外

103. 患者，女，68岁。阴中有块状物脱出10年余，劳则加剧，平卧则回纳，小腹下坠，四肢乏力，少气懒言，面色无华，舌淡，苔薄，脉虚细。妇科检查诊断为子宫脱垂。其中医治法是
 A. 补益中气，升阳举陷
 B. 补肾固脱，益气升提
 C. 清热利湿，升阳固脱
 D. 益气养血，温阳固脱
 E. 补肾健脾，升阳固脱

104. 下述哪项是宫颈癌好发部位
 A. 鳞状上皮
 B. 柱状上皮
 C. 宫颈上皮移行带
 D. 成熟鳞状上皮化生区
 E. 宫颈糜烂面

105. 下列哪项不是宫内节育器的禁忌证
 A. 月经过多过频
 B. 生殖器急慢性炎症
 C. 正常产后3个月
 D. 子宫畸形宫口过松
 E. 严重全身性疾病

106. 以下哪项不是人工流产术并发症
 A. 术后闭经
 B. 吸宫不全
 C. 子宫穿孔
 D. 多囊卵巢综合征

E. 感染

107. 婴儿期要注意预防的主要疾病是
 A. 寒冷综合征
 B. 传染病
 C. 感染性疾病
 D. 风湿热
 E. 近视眼

108. 小儿生理特点中所说的"稚阴稚阳"的含义是
 A. 生机蓬勃，发育迅速
 B. 脏腑娇嫩，形气未充
 C. 年龄越小，生长越快
 D. 年龄越小，发育越快
 E. 纯阳无阴，阳常有余

109. 问个人史的内容不包括以下
 A. 生产史
 B. 喂养
 C. 发育
 D. 学习情况
 E. 年龄

110. 患儿，男，出生7天。面目皮肤发黄，色泽晦暗，精神差，吮乳少，四肢欠温，腹胀便溏，舌淡苔白腻，指纹色淡。其诊断是
 A. 新生儿黄疸湿热熏蒸证
 B. 新生儿黄疸寒湿阻滞证
 C. 新生儿黄疸瘀积发黄证
 D. 新生儿生理性黄疸
 E. 以上均非

111. 患儿，1岁。发热，鼻塞流涕，咽部充血，兼见咳嗽，喉间痰多，甚则气急痰鸣，舌苔厚腻。其诊断是
 A. 风寒感冒
 B. 风热感冒

C. 感冒夹痰
D. 感冒夹惊
E. 感冒夹滞

112. 患儿，10个月。入院时诊断为腺病毒肺炎痰热闭肺证。今突然虚烦不安，额汗不温，口唇发绀。查体：体温38℃，呼吸64次/分，心率165次/分，心音低钝，肝脏比入院时增大2cm，舌暗紫，指纹沉而色青，达于命关。诊断为
A. 肺炎心衰
B. 心肌炎
C. 重症肺炎
D. 肝昏迷
E. 肝脓肿

113. 治疗小儿病毒性心肌炎，主张大量使用的维生素是
A. 维生素A
B. 维生素B
C. 维生素C
D. 维生素D
E. 维生素E

114. 铁剂治疗缺铁性贫血时，最早显示疗效的是
A. 血红蛋白及红细胞增多
B. 网织红细胞增多
C. 血清铁增多
D. 口唇色泽开始变红
E. 血小板增多

115. 患儿，5个月。急性腹泻，频繁呕吐2天，检查头颅，可能发现的体征是
A. 囟门逾期不闭
B. 囟门凹陷
C. 囟门高凸
D. 囟门宽大，头缝开解
E. 囟门早闭

116. 患儿，7岁。2周前发热，咽痛。现眼睑浮肿，尿少3天。查体：血压120/83mmHg，舌红苔薄白，脉浮。实验室检查：尿常规中尿蛋白（++），红细胞30～40个/HP，颗粒管型0～2个/HP，血红蛋白100g/L，血清总补体下降。应首先考虑的是
A. 急性肾小球肾炎
B. 急性肾盂肾炎
C. 肾炎性肾病
D. 尿路感染
E. 慢性肾炎

117. 急性肾炎患儿，肢体浮肿，咳嗽气急，心悸胸闷，口唇青紫，脉细无力。治疗应首选
A. 速尿加己椒苈黄丸
B. 速尿加龙胆泻肝汤
C. 西地兰加己椒苈黄丸
D. 西地兰加龙胆泻肝汤
E. 二氮嗪加己椒苈黄丸

118. 麻疹早期诊断最有意义的临床表现是
A. 发热、流涕、咳嗽
B. 有感冒接触史
C. 耳后淋巴结肿大
D. 手、足出现红色斑丘疹
E. Koplik斑（麻疹黏膜斑）

119. 2岁男孩，发热4天，咳嗽，轻喘。查体：双肺可闻及散在的中小水泡音。诊断是
A. 支气管炎
B. 支气管肺炎
C. 毛细支气管炎
D. 急性喉炎
E. 支气管异物

120. 男婴，8个月。腹泻3天，大便每日10

余次，蛋花汤样伴少量黏液，呕吐每日4~5次。嗜睡，口干，尿量少。体检：精神委靡，皮肤较干燥、弹性较差，眼窝及前囟凹陷，哭时泪少。血钠135mmol/L，血钾4mmol/L。该患儿诊断为婴儿腹泻合并

A. 轻度等渗脱水
B. 中度等渗脱水
C. 重度低渗脱水
D. 中度高渗脱水
E. 重度等渗脱水

121. 营养性缺铁性贫血，使用铁剂治疗不正确的方法为
A. 二价铁比三价铁容易吸收，最好用硫酸亚铁
B. 最好与牛奶同服
C. 同时加用维生素C可促进铁的吸收
D. 铁剂应用至血红蛋白正常后3个月
E. 铁剂注射易致不良反应，故应慎用

122. 患儿，男性，9岁。患特发性血小板减少性紫癜，起病急骤，皮肤密集瘀斑瘀点，紫癜红润鲜明，伴有齿衄鼻衄，面红目赤，心烦口渴，便秘尿少，舌红苔黄，脉数。治疗宜用
A. 犀角地黄汤加减
B. 归脾汤加减
C. 大补阴丸合茜根散加减
D. 桃仁汤加减
E. 清营汤加减

123. 婴儿每日每千克体重需水
A. 100mL
B. 110mL
C. 125mL
D. 140mL
E. 150mL

124. 下列哪一项不属于过敏性紫癜的好发部位
A. 下肢
B. 臀部
C. 上肢
D. 躯干
E. 面部

125. 小儿易患疳病的原因是
A. 脏腑娇嫩
B. 发育迅速
C. 肺常不足
D. 脾常不足
E. 肾常虚

126. 患儿，男，6个月。夜惊多汗，烦躁，不安，面色不华，纳食不佳，枕秃，舌淡苔白，指纹淡。实验室检查：血钙磷乘积稍低，血碱性磷酸酶升高。诊断为佝偻病，其分期及证型是
A. 活动早期，肾精亏损
B. 活动早期，肾虚骨弱
C. 活动早期，脾气虚弱
D. 活动期，肾精亏损
E. 活动期，肾虚骨弱

127. 麻疹恢复期皮肤可见
A. 无色素斑痕及脱屑
B. 无色素斑痕，可见脱屑
C. 有色素斑痕，可见脱屑
D. 有色素斑痕，无脱屑
E. 有色素斑痕，并有麦麸状细微脱屑

128. 幼儿急疹发热与出疹的关系是
A. 发热数小时至1天出疹
B. 发热1~2天出疹
C. 发热3~4天出疹，出疹时发热更高
D. 发热3~4天出疹，疹出热退
E. 发热与出疹无明显关系

129. 下列四种发疹性疾病中，白细胞增高者为
   A. 麻疹
   B. 风疹
   C. 猩红热
   D. 幼儿急疹
   E. 以上都是

130. 猩红热病原学治疗首选
   A. 氯霉素
   B. 四环素
   C. 红霉素
   D. 青霉素
   E. 氧氟沙星

131. 中毒型细菌性痢疾毒邪内闭证的方药是
   A. 黄连解毒汤加味
   B. 参附龙牡救逆汤加味
   C. 白头翁汤
   D. 大黄牡丹汤
   E. 真人养脏汤

132. 蛔虫的感染途径是
   A. 吞入具有感染性的蛔虫卵引起
   B. 飞沫
   C. 接触虫卵
   D. 血液
   E. 接触患儿

133. 积滞的临床表现不正确的是
   A. 不思乳食
   B. 都有腹泻
   C. 腹胀嗳腐
   D. 多见于婴幼儿
   E. 常在感冒、泄泻、疳证中合并出现

134. 治疗小儿厌食脾胃气虚证的用方是
   A. 健脾丸
   B. 异功散
   C. 养胃增液汤
   D. 参苓白术散
   E. 香砂六君子汤

135. 急性胆管炎的 Charcot 三联征是指
   A. 腹痛、畏寒发热、胆囊肿大
   B. 腹痛、黄疸、低血压
   C. 腹痛、寒战高热、黄疸
   D. 肝区胀痛、寒战高热、低血压
   E. 黄疸、胆囊肿大、发热

136. 在进行乳房物理检查时，不正确的是
   A. 应按外上、外下、内下、内上、中央的顺序检查乳房
   B. 先检查健侧再检查患侧乳房
   C. 用手指轻捏乳房及肿物，以体会肿物情况
   D. 用手指掌面检查腋窝淋巴结情况
   E. 乳头溢液须观察溢液量及色泽等

B 型题

答题说明

以下提供若干组考题，每组考题共用在考题前列出的 A、B、C、D、E 五个备选答案。请从中选择一个与问题关系最密切的答案，并在答题卡上将相应题号的相应字母所属方框涂黑。每个备选答案可能被选择一次、多次或不被选择。

(137~138 题共用备选答案)
   A. 劳力性呼吸困难
   B. 阵发性夜间呼吸困难
   C. 哮鸣音及吸气性呼吸困难
   D. 带有哮鸣音的呼气性呼吸困难
   E. 端坐呼吸

137. 左心衰最早的临床表现是
138. 左心衰早期最特征性的临床表现是

(139~140题共用备选答案)
A. 补阳还五汤加减
B. 当归四逆汤合苏合香丸加减
C. 血府逐瘀汤加减
D. 瓜蒌薤白半夏汤合桃红四物汤加减
E. 参附龙牡汤加减
139. 治疗急性心肌梗死寒凝心脉证，应首选
140. 治疗急性心肌梗死心阳欲脱证，应首选

(141~142题共用备选答案)
A. 他巴唑加天王补心丹
B. 放射性碘加天王补心丹
C. 他巴唑加六味地黄丸
D. 他巴唑加消瘰丸
E. 碘液加天王补心丹
141. 治疗甲状腺功能亢进症阴虚火旺证，应首选
142. 治疗甲状腺功能亢进症阴虚火旺证，且对抗甲状腺药物过敏者，应首选

(143~144题共用备选答案)
A. 甘露醇
B. 低分子右旋糖酐
C. 川芎嗪
D. 阿司匹林
E. 肝素
143. 脑血栓形成急性期的血液稀释疗法，应首选
144. 脑CT示基底节区低密度影，周围有水肿带，视神经乳头水肿者，治疗应首选

(145~146题共用备选答案)
A. 泄肝清胃，降逆止血
B. 益气摄血，回阳固脱
C. 滋阴补肾，健脾摄血
D. 清胃泻火，化瘀止血
E. 益气健脾，养血止血
145. 消化性溃疡合并上消化道出血属肝火犯胃证，其治法是
146. 消化性溃疡合并上消化道出血属气随血脱证，其治法是

(147~148题共用备选答案)
A. 肺常不足
B. 脾常不足
C. 肝常有余
D. 肾常虚
E. 肺脏娇嫩
147. 小儿上呼吸道感染常见夹惊的原因是
148. 小儿上呼吸道感染常见夹滞的原因是

(149~150题共用备选答案)
A. 阴虚火旺
B. 湿热下注
C. 肾阳不足
D. 气血瘀滞
E. 中气下陷
149. 慢性前列腺炎患者，头晕，精神不振，腰酸膝冷，阳痿，早泄，稍劳后即有白浊溢出。舌淡红，脉细。其证型是
150. 前列腺增生症患者，小便自溢，精神委靡，腰酸膝软，面色㿠白，畏寒喜暖。舌淡苔薄白，脉沉细。其证型是

试卷标识码：

中西医结合执业助理医师资格考试
最后成功四套胜卷(二)

(医学综合笔试部分)

第一单元

考生姓名：_____

准考证号：_____

考　　点：_____

考 场 号：_____

A1 型题

答题说明

每一道考试题下面有 A、B、C、D、E 五个备选答案。请从中选择一个最佳答案，并在答题卡上将相应题号的相应字母所属的方框涂黑。

1. 感冒的治疗，可分别采用辛温解表或辛凉解表，此属于
   A. 辨病论治
   B. 因人制宜
   C. 同病异治
   D. 异病同治
   E. 对症论治

2. "阴阳离决，精气乃绝"所反映的阴阳关系是
   A. 对立制约
   B. 互根互用
   C. 相互交感
   D. 消长平衡
   E. 相互转化

3. 下列不按五行相生顺序排列的是
   A. 呼、笑、歌、哭、呻
   B. 筋、脉、肉、皮毛、骨
   C. 青、赤、黄、白、黑
   D. 角、徵、商、宫、羽
   E. 酸、苦、甘、辛、咸

4. 见肝之病，知肝传脾的病机传变是
   A. 木克土
   B. 木乘土
   C. 土侮木
   D. 母病及子
   E. 子病犯母

5. 肺主气的功能取决于
   A. 司呼吸
   B. 宗气的生成
   C. 全身气机的调节
   D. 朝百脉
   E. 主治节

6. 具有"喜燥恶湿"特性的脏腑是
   A. 肝
   B. 脾
   C. 胃
   D. 肾
   E. 肺

7. 肾中精气的主要生理功能是
   A. 促进机体的生长发育
   B. 促进生殖机能的成熟
   C. 主生长发育和生殖
   D. 化生血液的物质基础
   E. 人体生命活动的根本

8. 下列各脏中，其生理特性以升为主的是
   A. 肺与脾
   B. 肺与肝
   C. 肝与肾
   D. 心与肾
   E. 肝与脾

9. 津液输布的主要通道是
   A. 血府
   B. 经络
   C. 腠理
   D. 三焦
   E. 分肉

10. 被称为"决渎之官"的是
    A. 胆
    B. 胃

C. 三焦

D. 小肠

E. 膀胱

11. 下列各项，在血液运行中起关键作用的是
    A. 心血充盈
    B. 脉道通利
    C. 心气充沛
    D. 心神安宁
    E. 心阳亢盛

12. 手三阳经与足三阳经交接在
    A. 四肢部
    B. 肩胛部
    C. 头面部
    D. 胸部
    E. 背部

13. 最易导致疼痛的外邪是
    A. 风
    B. 寒
    C. 暑
    D. 燥
    E. 湿

14. 患者关节疼痛重着，四肢酸困沉重，头重如裹，其病因是
    A. 风邪
    B. 寒邪
    C. 暑邪
    D. 湿邪
    E. 痰饮

15. 患者，男，40岁。腰膝酸软，眩晕耳鸣，精神委靡，性机能减退，并有遗精、早泄。其病因是
    A. 劳力过度
    B. 房劳过度

C. 劳神过度

D. 思虑过度

E. 安逸过度

16. 自汗、盗汗并见，其病机是
    A. 精血亏虚
    B. 阴阳两虚
    C. 阳气不足
    D. 津液不足
    E. 以上均非

17. 假神的病机是
    A. 气血不足，精神亏损
    B. 机体阴阳严重失调
    C. 脏腑虚衰，功能低下
    D. 精气衰竭，虚阳外越
    E. 阴盛于内，格阳于外

18. 疹的主要特点是
    A. 色深红或青紫
    B. 平铺于皮肤
    C. 抚之碍手
    D. 压之不退色
    E. 点大成片

19. 阳虚湿盛的舌象是
    A. 舌红苔白滑
    B. 舌淡嫩苔白滑
    C. 舌边红苔黑润
    D. 舌红瘦苔黑
    E. 舌绛苔黏腻

20. 咳声如犬吠样，可见于
    A. 百日咳
    B. 白喉
    C. 感冒
    D. 肺痨
    E. 肺痿

21. 下列哪项不属于听诊内容
    A. 错语
    B. 呃逆
    C. 嗳气
    D. 咳嗽
    E. 耳鸣

22. 在脉象上濡脉与弱脉的主要区别是
    A. 节律
    B. 至数
    C. 脉力
    D. 脉位
    E. 流利度

23. 下列哪项不属于八纲辨证的内容
    A. 病性寒热
    B. 病变吉凶
    C. 邪正盛衰
    D. 病变类别
    E. 病变部位

24. 患者，男，40岁。素有高血压病史，现眩晕耳鸣，面红头胀，腰膝酸软，失眠多梦，时有遗精或性欲亢进，舌红，脉沉弦细。其病机是
    A. 阴虚内热
    B. 阴损及阳
    C. 阴虚阳亢
    D. 阳损及阴
    E. 阴虚火旺

25. 舌红绛而光者，属
    A. 阴虚
    B. 气虚
    C. 血虚
    D. 气阴两虚
    E. 水涸火炎

26. 下列哪项不是阴水证的临床表现
    A. 水肿先从下肢肿起
    B. 下半身肿痛
    C. 腰酸肢冷
    D. 水肿皮薄光亮
    E. 起病缓，病程长

27. 患者，女，53岁。腹中可扪及积块，软而不坚，固着不移，胀痛并见，脉弦。其证候是
    A. 肝气郁滞
    B. 瘀血内结
    C. 气滞血阻
    D. 气滞痰阻
    E. 气虚血瘀

28. 下列除哪项外，均为肾虚的症状
    A. 腰膝酸软
    B. 耳鸣耳聋
    C. 牙齿动摇
    D. 尿频急痛
    E. 阳痿遗泄

29. 患者，男，54岁。咳嗽气粗，痰多痰黄，面赤身热，口干欲饮，舌红苔黄，脉滑数。其证候是
    A. 痰热郁肺
    B. 肺阴亏耗
    C. 风燥伤肺
    D. 风热犯肺
    E. 风寒袭肺

30. 患者，男，45岁。心烦不寐，眩晕耳鸣健忘，腰酸梦遗，舌红少津，脉细数。其病变所在脏腑为
    A. 心
    B. 肾
    C. 肝
    D. 心、肾
    E. 肝、胃

31. 下列除哪项外，均为阳明腑实证的临床表现
    A. 脉沉迟而实
    B. 日晡潮热
    C. 身热不扬
    D. 腹胀拒按
    E. 大便秘结

32. 干姜配伍附子，可降低附子的毒性，属于
    A. 相须
    B. 相使
    C. 相畏
    D. 相杀
    E. 相反

33. 龟甲入汤剂应当
    A. 包煎
    B. 先煎
    C. 后下
    D. 另煎
    E. 烊化

34. 具有散风寒，通鼻窍功效的药物是
    A. 桂枝
    B. 生姜
    C. 防风
    D. 辛夷
    E. 紫苏

35. 下列药物中，长于清利头目的是
    A. 葛根
    B. 柴胡
    C. 升麻
    D. 蔓荆子
    E. 淡豆豉

36. 石膏的性味是
    A. 辛苦大寒
    B. 辛咸大寒
    C. 辛酸大寒
    D. 辛甘大寒
    E. 甘淡大寒

37. 胃火炽盛，消谷善饥，烦渴多饮者，治疗宜选用
    A. 黄柏
    B. 栀子
    C. 黄连
    D. 黄芩
    E. 苦参

38. 患者，女，30岁。产后5天，右侧乳房红肿胀痛，触摸到硬块，大便如常，小便色黄。治疗应首选
    A. 大青叶
    B. 蒲公英
    C. 淡竹叶
    D. 栀子
    E. 知母

39. 具有消肿散结功效的药物是
    A. 芫花
    B. 巴豆
    C. 甘遂
    D. 牵牛子
    E. 芦荟

40. 砂仁具有的功效是
    A. 温肝
    B. 暖肾
    C. 温肺
    D. 温中
    E. 回阳

41. 具有清热利湿功效的药物是
    A. 丹参
    B. 牛膝

C. 苏木
D. 姜黄
E. 虎杖

42. 小茴香善于治疗的是
    A. 亡阳厥逆
    B. 厥阴头痛
    C. 寒饮咳喘
    D. 虚阳上浮
    E. 寒疝腹痛

43. 具有行气调中止痛功效的药物是
    A. 柿蒂
    B. 木香
    C. 香附
    D. 乌药
    E. 薤白

44. 小蓟具有的功效是
    A. 解毒消痈
    B. 收湿敛疮
    C. 消肿排脓
    D. 化腐生肌
    E. 燥湿止痒

45. 具有活血止痛，行气解郁，凉血清心功效的药物是
    A. 川芎
    B. 丹参
    C. 延胡索
    D. 姜黄
    E. 郁金

46. 半夏、天南星均具有的功效是
    A. 祛风止痉
    B. 消痞散结
    C. 降逆止呕
    D. 燥湿化痰
    E. 利气通络

47. 百部的主要功效是
    A. 化痰
    B. 止咳
    C. 平喘
    D. 清肺
    E. 泻肺

48. 下列除哪项外，均是治疗慢惊风的药物
    A. 羚羊角
    B. 白僵蚕
    C. 全蝎
    D. 蜈蚣
    E. 天麻

49. 下列剂型中没有固定剂型的是
    A. 酒剂
    B. 锭剂
    C. 茶剂
    D. 丹剂
    E. 散剂

50. 败毒散的组成药物中不包括
    A. 柴胡、前胡
    B. 羌活、独活
    C. 桔梗、枳壳
    D. 人参、甘草
    E. 当归、芍药

51. 由逍遥散变化为黑逍遥散，属于
    A. 药味加减的变化
    B. 药量增减的变化
    C. 剂型更换的变化
    D. 药味加减和药量增减变化的联合运用
    E. 药量增减和剂型更换变化的联合运用

52. 具有清热解毒，消肿溃坚，活血止痛功用的方剂是
    A. 四妙勇安汤
    B. 犀黄丸

C. 仙方活命饮
D. 大黄牡丹汤
E. 苇茎汤

53. 理中丸除温中祛寒外，还具有的功用是
    A. 和中缓急
    B. 和胃止呕
    C. 降逆止痛
    D. 养血通脉
    E. 补气健脾

54. 下列方剂组成药物中，不含有附子的是
    A. 实脾散
    B. 真武汤
    C. 乌梅丸
    D. 温脾汤
    E. 阳和汤

55. 归脾汤除益气补血外，还具有的功用是
    A. 健脾养心
    B. 补血调血
    C. 敛阴止汗
    D. 滋阴复脉
    E. 益阴降火

56. 肾气丸中配伍少量桂枝、附子的主要用意是
    A. 温肾暖脾，以助阳气
    B. 温肾助阳，散寒通脉
    C. 温补肾阳，少火生气
    D. 温补脾阳，化气行水
    E. 补阳益精，温肾纳气

57. 天王补心丹与朱砂安神丸组成中均含有的药物有
    A. 酸枣仁
    B. 炙甘草
    C. 玄参
    D. 黄柏

E. 生地黄

58. 越鞠丸中以行气为主的药物是
    A. 木香
    B. 沉香
    C. 香附
    D. 枳壳
    E. 厚朴

59. 生化汤除活血化瘀止痛外，还具有的功用是
    A. 祛风
    B. 温经
    C. 行气
    D. 疏肝
    E. 除湿

60. 下列方剂组成药物中含有石膏与知母的是
    A. 大定风珠
    B. 消风散
    C. 川芎茶调散
    D. 地黄饮子
    E. 羚角钩藤汤

61. 长期使用解热药或激素类药后，常出现的热型是
    A. 消耗热
    B. 不规则热
    C. 回归热
    D. 稽留热
    E. 弛张热

62. 嘶哑样咳嗽，可见于
    A. 急性喉炎
    B. 声带疾患
    C. 百日咳
    D. 胸膜炎
    E. 支气管扩张

63. 我国最常见的咯血原因是
    A. 支气管扩张
    B. 肺结核
    C. 二尖瓣狭窄
    D. 肺脓肿
    E. 支气管肺癌

64. 下列除哪项外，均可出现周围性呕吐
    A. 洋地黄中毒
    B. 急性胃炎
    C. 胃穿孔
    D. 胆囊炎
    E. 咽部受激惹

65. 下列除哪项外，均可引起阻塞性黄疸
    A. 疟疾
    B. 胆管癌
    C. 肝癌
    D. 胆道蛔虫症
    E. 胆总管结石

66. 下列除哪项外，均可为正常的叩诊音
    A. 振水音
    B. 清音
    C. 鼓音
    D. 浊音
    E. 实音

67. 患者，男，50岁。高血压病史15年，未坚持服药。2小时前因情绪激动突然意识不清，双侧瞳孔不等大。应首先考虑的是
    A. 酒精中毒
    B. 药物中毒
    C. 高血压性脑出血
    D. 脑血栓
    E. 心功能不全

68. 心绞痛发作时，应首选的药物是

    A. 普萘洛尔
    B. 硝酸甘油
    C. 硝苯地平
    D. 异搏定
    E. 哌替啶

69. 肺部叩诊出现实音应考虑的疾病是
    A. 肺炎
    B. 胸膜炎
    C. 肺空洞
    D. 肺气肿
    E. 大量胸腔积液

70. 患者呼吸急促。查体：气管向左偏移，右侧胸廓饱满，叩诊出现实音。应首先考虑的是
    A. 右侧胸腔积液
    B. 右侧气胸
    C. 肺气肿
    D. 右侧大叶性肺炎
    E. 右侧肺不张

71. 肺气肿时，心脏浊音界的改变多为
    A. 心浊音界向左扩大
    B. 心浊音界缩小
    C. 心浊音界向右扩大
    D. 心浊音界向两侧扩大
    E. 以上均非

72. 患者，男，65岁。突感上腹部剧烈疼痛，取硝酸甘油片含服，未能缓解。查体：脸色青白。血压80/60mmHg（10.67/7.98kPa），除心率140次/分外，心肺听诊无异常，腹平软，无压痛、反跳痛，肠鸣音存在。应首先考虑的是
    A. 胃痉挛
    B. 胃穿孔
    C. 急性胰腺炎
    D. 心绞痛

E. 心肌梗死

73. 下列各项，可出现金属样肠蠕动音的是
   A. 麻痹性肠梗阻
   B. 机械性肠梗阻
   C. 低血钾
   D. 急性肠炎
   E. 败血症

74. 下列脊椎病变，除哪项外，脊椎叩痛常为阳性
   A. 脊椎结核
   B. 棘间韧带损伤
   C. 骨折
   D. 骨质增生
   E. 椎间盘脱出

75. 血白细胞总数增多，可见于
   A. 伤寒杆菌感染
   B. 再生障碍性贫血
   C. 急性失血
   D. 使用氯霉素的影响
   E. 脾功能亢进

76. 患者，男，50岁。乙肝病史6年，呕血1天。检查：腹壁静脉曲张，肝肋下未触及，脾肋下3cm，腹水征（+），HBsAg（+），白蛋白降低，A/G<1，丙氨酸转氨酶升高。其诊断为
   A. 慢性肝炎
   B. 肝硬化合并上消化道出血
   C. 消化性溃疡合并上消化道出血
   D. 白血病
   E. 原发性肝癌

77. 患者，男，55岁。劳累及情绪激动后，多次出现短时间胸骨后疼痛，下列哪项血清检查对明确诊断最有参考意义
   A. 钾
   B. 钠
   C. 氯化物
   D. 钙
   E. 胆固醇及甘油三酯

78. 粪便中查到巨噬细胞，多见于
   A. 阿米巴痢疾
   B. 细菌性痢疾
   C. 急性胃肠炎
   D. 血吸虫病
   E. 霍乱

79. 治疗有机磷农药中毒毒蕈碱样症状的药物是
   A. 阿托品
   B. 氯磷定
   C. 利多卡因
   D. 甲硝唑（灭滴灵）
   E. 双复磷

80. 药物产生不良反应的药理基础是
   A. 用药时间过长
   B. 组织器官对药物亲和力过高
   C. 机体敏感性太高
   D. 用药剂量过大
   E. 药物作用的选择性低

81. 药效学相互作用不包括
   A. 相加作用
   B. 增强作用
   C. 增敏作用
   D. 药理性拮抗
   E. 药物间的吸附和络合

82. 关于氯磷定的叙述，正确的是
   A. 可迅速制止肌束颤动
   B. 对乐果中毒疗效好
   C. 属易逆性抗胆碱酯酶药
   D. 不良反应较碘解磷定大

E. 对内吸磷中毒无效

83. 用药剂量过大或时间过长时，可引起急性肾功能衰竭的拟肾上腺素药是
   A. 肾上腺素
   B. 去甲肾上腺素
   C. 异丙肾上腺素
   D. 间羟胺
   E. 多巴胺

84. 能够舒张肾血管，增加肾血流量，可治疗急性肾功能衰竭的药物是
   A. 肾上腺素
   B. 去甲肾上腺素
   C. 异丙肾上腺素
   D. 多巴胺
   E. 间羟胺

85. 可以用作中枢性肌松药的是
   A. 琥珀胆碱
   B. 阿托品
   C. 筒箭毒碱
   D. 尼可刹米
   E. 地西泮

86. 患者，男，40岁。癫痫病史多年，今因癫痫持续状态被送入医院。应采取的治疗措施是
   A. 口服苯巴比妥
   B. 口服苯妥英钠
   C. 口服丙戊酸钠
   D. 静脉注射安定、地西泮
   E. 肌内注射氯丙嗪

87. 下列有关吗啡与哌替啶的叙述错误的是
   A. 哌替啶的等效量效价强度是吗啡的1/10
   B. 等效量时对呼吸的抑制作用与吗啡基本相等

C. 吗啡的镇咳作用比哌替啶强
D. 吗啡的成瘾性比哌替啶强
E. 两药对平滑肌的作用相同，都可用于止泻

88. 主要用于治疗风湿性和类风湿关节炎的药物是
   A. 布洛芬
   B. 对乙酰氨基酚
   C. 秋水仙碱
   D. 丙磺舒
   E. 非那西丁

89. 孕妇及哺乳期妇女禁用的降压药是
   A. 维拉帕米
   B. 氨氯地平
   C. 氯沙坦
   D. 硝苯地平
   E. 普萘洛尔

90. 治疗阵发性室上性心动过速使用
   A. 奎尼丁
   B. 维拉帕米
   C. 利多卡因
   D. 普萘洛尔
   E. 普鲁卡因胺

91. 以下不具有血管扩张作用的药物是
   A. 哌唑嗪
   B. 卡托普利
   C. 硝普钠
   D. 氨氯地平
   E. 普萘洛尔

92. 禁用于严重心衰及中、重度房室传导阻滞的抗心绞痛药物是
   A. 硝酸异山梨酯
   B. 美托洛尔
   C. 硝酸甘油

D. 维拉帕米
E. 阿替洛尔

93. 链激酶用于治疗血栓性疾病，是由于
    A. 扩张血管
    B. 抑制凝血因子
    C. 抑制血小板聚集
    D. 促进纤溶酶原合成
    E. 激活纤溶酶原

94. 糖皮质激素抗炎作用的基本机制在于
    A. 诱导血管紧张素转化酶而降解缓激肽
    B. 可减少炎性介质白三烯等的生成
    C. 抑制细胞因子介导的炎症
    D. 抑制巨噬细胞中的一氧化氮合酶（NOS）
    E. 与靶细胞浆内的糖皮质激素受体（GR）结合而影响了参与炎症的一些基因转录

95. 对胰岛功能完全丧失的糖尿病患者，仍有降血糖作用的药物是
    A. 优降糖
    B. 二甲双胍
    C. 甲磺丁脲
    D. 氯磺丙脲
    E. 甲磺吡脲

96. 能增强磺胺类药物抗菌作用的药物
    A. 呋喃唑酮
    B. 甲氧苄啶
    C. 氧氟沙星
    D. 磺胺嘧啶
    E. 甲硝唑

97. 氨基糖苷类药物的抗菌作用机制是
    A. 增加胞质膜通透性
    B. 抑制细菌蛋白质合成
    C. 抑制胞壁黏肽合成酶

D. 抑制二氢叶酸合成酶
E. 抑制 DNA 螺旋酶

98. 主要毒性为球后视神经炎的抗结核药
    A. 异烟肼
    B. 链霉素
    C. 吡嗪酰胺
    D. 利福平
    E. 乙胺丁醇

99. 在感染过程的五种结局中最不常见的表现是
    A. 病原体被清除
    B. 隐性感染
    C. 显性感染
    D. 病原携带状态
    E. 潜伏性感染

100. 下列不支持艾滋病诊断的是
     A. 咽念珠菌感染
     B. 持续发热
     C. 头痛，进行性痴呆
     D. 皮肤黏膜出血
     E. 慢性腹泻

101. 伤寒患者出现玫瑰疹，多见于
     A. 潜伏期
     B. 发热初期
     C. 极期
     D. 缓解期
     E. 恢复期

102. 腹痛、腹泻、黏液脓血便，伴发热恶寒，最可能的诊断是
     A. 细菌性痢疾
     B. 阿米巴痢疾
     C. 急性胃肠炎
     D. 流行性脑脊髓膜炎
     E. 霍乱

103. 对不伤害原则的解释，正确的是
    A. 不伤害原则就是消除任何医疗伤害
    B. 不伤害原则就是要求医生对患者丝毫不能伤害
    C. 因绝大多数医疗行为都存在着不同程度的伤害，所以不伤害原则是做不到的
    D. 不伤害原则要求对医学行为进行受益与伤害的权衡，把可控伤害控制在最低限度之内
    E. 对肿瘤患者进行化疗意味着绝对伤害

104. 在使用辅助检查手段时，不适宜的是
    A. 认真严格地掌握适应证
    B. 可以广泛积极地依赖各种辅助检查
    C. 有利于提高医生诊治疾病的能力
    D. 必要检查能尽早确定诊断和进行治疗
    E. 应从患者的利益出发决定该做的项目

105. 下列各项，属于行政处罚的是
    A. 罚款
    B. 降级
    C. 赔偿损失
    D. 撤职
    E. 赔礼道歉

106. 直接作用于中枢神经系统，使之兴奋或抑制，连续使用能产生依赖性的药品是
    A. 毒性药品
    B. 放射性药品
    C. 解毒药品
    D. 精神药品
    E. 麻醉药品

107. 某药店经营者为贪图利益而违法销售超过有效期的药品。依据《中华人民共和国药品管理法》第75条的规定，其所在地的药品监督管理行政执法机构应给予的处罚是，没收违法销售药品和违法所得，并
    A. 处以非法所得一倍以上三倍以下的罚款
    B. 处以非法所得二倍以上五倍以下的罚款
    C. 处以二千元以上五千元以下的罚款
    D. 处以违法销售药品货值金额两倍以上五倍以下的罚款
    E. 处以违法销售药品货值金额一倍以上三倍以下的罚款

108. 城镇中发现甲类传染病和乙类传染病中的艾滋病、肺炭疽病的患者、病原携带者和疑似患者时，国家规定的报告时间是
    A. 6小时以内
    B. 7小时
    C. 10小时
    D. 12小时
    E. 24小时

109. 依据2002年9月1日实施的《医疗事故处理条例》不属于医疗事故的是
    A. 医疗机构违反规章造成患者重度残废
    B. 在医疗活动中，由于患者病情异常而发生医疗意外
    C. 医务人员违反诊疗常规，造成患者一般功能性障碍
    D. 医务人员违反护理常规，造成患者轻度残废
    E. 药房等非临床科室因过失导致患者人身损害

110. 医德规范是指导医务人员进行医疗活动的

A. 思想准则
B. 行为准则
C. 技术规程
D. 技术标准
E. 思想和行为准则

方，每次不得超过多少日的常用量
A. 1 日
B. 3 日
C. 5 日
D. 7 日
E. 14 日

111. 下列除哪项外，均属急腹症
A. 消化性溃疡病
B. 急性胰腺炎伴黄疸
C. 胃肠穿孔
D. 肠梗阻
E. 实质脏器破裂

116. 喷射性呕吐，可见于
A. 耳源性眩晕
B. 胃炎
C. 肠梗阻
D. 尿毒症
E. 脑炎

112. 患儿发热，随后出现呕吐和意识障碍，应首先考虑的是
A. 病毒性脑炎
B. 尿毒症
C. 癫痫
D. 有机磷农药中毒
E. 先天性心脏病

117. 患者反复呕吐隔餐食物。查体：消瘦，上腹部膨胀，并见胃型。应首先考虑的是
A. 肝炎
B. 肝硬化
C. 胃炎
D. 幽门梗阻
E. 胆囊炎

113. 患者，男，20 岁。咳嗽伴低热、盗汗、乏力 1 个月。X 线显示右肺尖云雾状阴影。应首先考虑的是
A. 肺炎
B. 慢性支气管炎
C. 支气管扩张
D. 肺癌
E. 肺结核

118. 上肢锥体束征是指
A. Babinski（巴宾斯基征）
B. Oppenheim（奥本海姆征）
C. Gordon（戈登征）
D. Hoffmann（霍夫曼征）
E. Chaddock（查多克征）

114. HIV 造成机体免疫功能损害主要侵犯的细胞是
A. $CD4^+$ T 淋巴细胞
B. $CD8^+$ T 淋巴细胞
C. B 淋巴细胞
D. NK 细胞
E. 浆细胞

119. 血小板减少，常见于
A. 脾切除术后
B. 急性胃出血后
C. 急性溶血后
D. 急性白血病
E. 以上均非

115. 除特殊需要外，第一类精神药品的处

120. 下列检查结果中，最能反映慢性肾炎患者肾实质严重损害的是

A. 尿蛋白明显增多
B. 尿中白细胞明显增多
C. 尿中红细胞明显增多
D. 尿中出现管型
E. 尿比重固定于1.010左右

B 型题

答题说明

以下提供若干组考题，每组考题共用在考题前列出的 A、B、C、D、E 五个备选答案。请从中选择一个与问题关系最密切的答案，并在答题卡上将相应题号的相应字母所属方框涂黑。每个备选答案可能被选择一次、多次或不被选择。

(121～122题共用备选答案)
A. 母病及子
B. 子病及母
C. 相乘传变
D. 相侮传变
E. 母子同病

121. 脾病及肾，体现的关系是
122. 土壅木郁，体现的关系是

(123～124题共用备选答案)
A. 气滞血瘀
B. 气不摄血
C. 气随血脱
D. 气血两虚
E. 气血失和

123. 肝病日久，两胁胀满疼痛，并见舌质瘀斑、瘀点，其病机是
124. 产后大出血，继则冷汗淋漓，甚则晕厥，其病机是

(125～126题共用备选答案)
A. 热因热用
B. 寒因寒用
C. 通因通用
D. 塞因塞用
E. 寒者热之

125. 适用于热结旁流的治则是
126. 适用于真寒假热的治则是

(127～128题共用备选答案)
A. 肺、胃、肾经
B. 肺、脾、肾经
C. 心、脾、肾经
D. 心、肝、肾经
E. 心、肝、脾经

127. 知母的主要归经是
128. 龟甲的主要归经是

(129～130题共用备选答案)
A. 泽泻
B. 滑石
C. 茵陈
D. 萆薢
E. 地肤子

129. 具有利湿祛浊，祛风除痹功效的药物是
130. 具有利湿退黄，解毒疗疮功效的药物是

(131～132题共用备选答案)
A. 旋覆花
B. 款冬花
C. 紫菀
D. 白芥子
E. 杏仁

131. 有小毒，婴幼儿应慎用的药物是
132. 性温燥，阴虚燥咳者不宜的药物是

(133～134题共用备选答案)
A. 大便稀溏

B. 腰膝酸软
C. 小便频数
D. 久痢赤白
E. 手足厥逆

133. 大黄附子汤的主治证候中有
134. 麻子仁丸的主治证候中有

（135～136题共用备选答案）
A. 温中补虚，理气健脾
B. 温中补虚，和里缓急
C. 温中补虚，降逆止痛
D. 温中补虚，降逆止呕
E. 温中补虚，散寒止痛

135. 大建中汤的功用是
136. 吴茱萸汤的功用是

（137～138题共用备选答案）
A. 后马托品
B. 托吡卡胺
C. 普鲁本辛
D. 山莨菪碱
E. 东莨菪碱

137. 治疗晕动病，应选用
138. 治疗感染中毒性休克，应选用

（139～140题共用备选答案）
A. 脉搏短绌
B. 水冲脉
C. 奇脉
D. 颈静脉搏动
E. 交替脉

139. 主动脉瓣关闭不全，多表现为
140. 缩窄性心包炎，多表现为

（141～142题共用备选答案）
A. HBsAg（+）
B. 抗-HBs（+）
C. HBeAg（+）
D. 抗-HBe（-）

E. 抗-HBe（+）

141. 机体获得对HBV免疫力及乙型肝炎患者痊愈的指标是
142. HBV感染进入后期与传染减低的指标是

（143～144题共用备选答案）
A. 呼吸困难
B. 呕吐
C. 腰痛
D. 肌肉震颤
E. 腹泻

143. 属呼吸系统疾病问诊内容的是
144. 属循环系统疾病问诊内容的是

（145～146题共用备选答案）
A. P波
B. QRS波群
C. ST段
D. T波
E. Q-T间期

145. 代表心室除极和复极总时间的是
146. 代表心房除极波形的是

（147～148题共用备选答案）
A. 布洛芬
B. 阿司匹林
C. 消炎痛
D. 甲灭酸
E. 扑热息痛

147. 用于急性风湿热鉴别诊断的药物是
148. 用于急性痛风或其他解热药物不易控制的发热的药物是

（149～150题共用备选答案）
A. 医学关系中的主体在道义上应享有的权利和利益
B. 医学关系中的主体在道义上应履行的职责和使命

C. 医学关系的主体对应尽义务的自我认识和自我评价的能力
D. 医学关系中的主体因履行道德职责受到褒奖而产生的自我赞赏
E. 医学关系中的主体在医疗活动中对自己和他人关系的内心体验和感受

149. 作为医学伦理学基本范畴的良心是指
150. 作为医学伦理学基本范畴的情感是指

中西医结合执业助理医师资格考试
最后成功四套胜卷（二）

（医学综合笔试部分）

第二单元

考生姓名：_____

准考证号：_____

考　　点：_____

考　场　号：_____

A1 型题

答题说明

每一道考试题下面有 A、B、C、D、E 五个备选答案。请从中选择一个最佳答案，并在答题卡上将相应题号的相应字母所属的方框涂黑。

1. 胃炎脾胃湿热证治疗原则为
   A. 疏肝和胃
   B. 益气健脾，清利湿热
   C. 温中健脾
   D. 滋阴养胃
   E. 清化湿热，理气和胃

2. 患者，男，52 岁。患支气管哮喘 20 年，冠心病 6 年。5 月 1 日游园时突感咽痒，胸闷憋气，很快出现呼吸困难而急诊。查体：端坐呼吸，口唇发绀，桶状胸廓，心率 108 次/分，肺动脉瓣第二心音大于主动脉瓣第二心音，双肺满布哮鸣音，舌暗红苔薄黄，脉弦滑。其诊断是
   A. 实喘
   B. 虚喘
   C. 热哮
   D. 寒哮
   E. 以上均非

3. 患者患支原体肺炎，症见：高热烦渴，咳喘胸痛，咳黄痰带血，舌红苔黄腻，脉滑数。其证型是
   A. 邪犯肺卫证
   B. 痰热壅肺证
   C. 热闭心神证
   D. 阴竭阳脱证
   E. 正虚邪恋证

4. 肺结核患者，症见：咳嗽无力，气短声低，咳痰清稀，色白量较多，偶或夹血，血色淡红，午后潮热，伴有畏风怕冷，自汗与盗汗并见，纳少神疲，便溏，面色㿠白，舌质光淡，边有齿印，苔薄，脉细弱而数。其证型是
   A. 肺阴亏损证
   B. 阴虚火旺证
   C. 气阴耗伤证
   D. 阴阳两虚证
   E. 气虚血瘀证

5. 肺心病的诊断依据是
   A. 长期肺、支气管病病史
   B. 肺动脉高压及右心室扩大征象
   C. 肺气肿体征
   D. 动脉血二氧化碳分压≥7.3 kPa
   E. 动脉血二氧化碳分压≤8.0 kPa

6. 患者喘逆剧甚，张口抬肩，鼻翼扇动，面色苍白，冷汗淋漓，四肢厥冷，烦躁不安，脉微欲绝，其治法应是
   A. 补益肺肾，纳气平喘
   B. 化痰降气，活血化瘀
   C. 益气温阳，固脱救逆
   D. 涤痰开窍，息风止痉
   E. 温肾健脾，化湿利水

7. 治疗缓慢性心律失常心阳不足证，应首选
   A. 人参四逆汤合桂枝甘草龙骨牡蛎汤加减
   B. 参附汤合真武汤加减
   C. 炙甘草汤加减
   D. 涤痰汤加减
   E. 血府逐瘀汤加减

8. 患者，女，59 岁。心悸不宁，心烦少寐，头晕目眩，手足心热，耳鸣腰酸，舌质红，苔少，脉细数。其中医治法是

A. 滋阴清火,养心安神
B. 益气养阴,养心安神
C. 清热化痰,宁心安神
D. 活血化瘀,理气通络
E. 温补心阳,安神定悸

9. 治疗原发性高血压痰湿内盛证的方剂是
   A. 天麻钩藤饮加减
   B. 半夏白术天麻汤加减
   C. 血府逐瘀汤加减
   D. 杞菊地黄丸加减
   E. 济生肾气丸加减

10. 患者,男,48岁。吸烟、高脂血症。门诊查体,血压190/110mmHg。该患者高血压病应属于
    A. 低度危险组
    B. 中度危险组
    C. 高度危险组
    D. 极高危险组
    E. 以上都不是

11. 患者,男,70岁。患冠心病多年,胸痛隐隐,时轻时重,遇劳则发,神疲乏力,气短懒言,心悸自汗,舌质淡暗、胖有齿痕,苔薄白,脉缓弱无力。应选用
    A. 瓜蒌薤白半夏汤合涤痰汤
    B. 补阳还五汤加减
    C. 生脉散合炙甘草汤
    D. 血府逐瘀汤加减
    E. 枳实薤白桂枝汤合当归四逆汤加减

12. 患者,女,60岁。反复发作胸闷胸痛半月余,气短痰多,肢体沉重,形体肥胖,纳呆恶心,舌苔浊腻,脉滑。心电图 V_3、V_4、V_5、V_6 导联ST段下移,T波倒置。其证型是
    A. 阴寒凝滞证
    B. 气虚血瘀证

C. 痰浊内阻证
D. 心血瘀阻证
E. 心肾阳虚证

13. 治疗慢性胃炎胃阴不足证应首选
    A. 四君子汤加减
    B. 三仁汤加减
    C. 柴胡疏肝散加减
    D. 失笑散合丹参饮加减
    E. 益胃汤加减

14. 消化性溃疡胃络瘀阻证的治法是
    A. 疏肝理气,健脾和胃
    B. 温中散寒,健脾和胃
    C. 健脾养阴,益胃止痛
    D. 清胃泄热,疏肝理气
    E. 活血化瘀,通络和胃

15. 诊断胃癌最可靠的手段是
    A. 胃液分析
    B. 便潜血试验
    C. 癌胚抗原测定
    D. X线检查
    E. 胃镜+活检

16. 患者,男,45岁。无节律性上腹部疼痛不适2个月,食欲不振,多次大便潜血试验均为阳性。为确诊,应做的检查是
    A. 胃肠X线
    B. 胃镜
    C. 胃液分析
    D. 腹腔镜
    E. 癌胚抗原

17. 患者,男,50岁。肝硬化腹水,腹大胀满,形如蛙腹,神疲怯寒,面色苍黄或㿠白,脘闷纳呆,下肢浮肿,小便短少不利,舌淡胖,苔白滑,脉沉迟无力。其治法是

A. 温肾补脾，化气利水
B. 疏肝理气，攻下逐水
C. 活血化瘀，利水消肿
D. 调脾行气，清热利湿
E. 温补肾阳，通阳利水

18. 患者，男，55岁。右上腹胀痛、消瘦2个月，发热1周。查体：体温38.5℃，皮肤巩膜轻度黄染，肝肋下3.0cm，质硬，表面有结节。最有助于确诊的检查是
A. 腹部B超
B. 血清AFP定性
C. 腹部CT
D. 肝穿刺病理检查
E. 异常凝血酶原检查

19. 患者，男，50岁。半天来呕血4次，量约1200mL，黑便2次，量约600g，伴头晕心悸。查体：血压80/60mmHg(10.6/8kPa)，心率118次/分，神志淡漠，巩膜轻度黄染，腹部膨隆，移动性浊音（+）。应首先采取的措施是
A. 配血，等待输血
B. 配血，快速输液，等待输血
C. 紧急胃镜检查明确出血部位
D. 诊断性腹腔穿刺，明确腹水性质
E. 急查红细胞比容

20. 患者，男，55岁。慢性肾炎病史7年。现浮肿明显，下肢尤甚，面色苍白，畏寒肢冷，腰膝酸软，神疲纳呆，阳痿，舌嫩淡胖有齿痕，脉沉细。检查：尿常规示：蛋白（+++），镜检可见颗粒管型。其方剂为
A. 附子理中丸或济生肾气丸加减
B. 玉屏风散合六味地黄丸
C. 归芍地黄汤
D. 参芪地黄汤

E. 理中丸

21. 尿路感染膀胱湿热证的治法是
A. 疏利气机，通利小便
B. 清热利湿通淋
C. 补脾升清，益气利水
D. 温阳益气，补肾利水
E. 理气疏导，利尿通淋

22. 患者，女，26岁。产后第3天出现寒战，高热，腰痛，尿痛，下腹痛。检查：肾区叩击痛，耻骨上压痛，尿白细胞30个/HP，尿蛋白（+），血白细胞18×10^9/L，中性0.86。其诊断是
A. 败血症
B. 肾结核
C. 急性肾盂肾炎
D. 急性膀胱炎
E. 急性肾小球肾炎

23. 治疗缺铁性贫血心脾两虚证，应首选
A. 香砂六君子汤合当归补血汤
B. 归脾汤或八珍汤加减
C. 六味地黄丸
D. 八珍汤合无比山药丸
E. 化虫丸

24. 患者，男，25岁。头晕1个月，高热，鼻衄1周来诊。口渴，咽痛，皮下紫癜、瘀斑，心悸，舌红而干，苔黄，脉洪数。实验室检查：全血细胞减少，骨髓增生减低，无巨核细胞。治疗应首选
A. 清瘟败毒饮加减
B. 圣愈汤
C. 右归丸
D. 左归丸
E. 小营煎

25. 白血病中医主要病因是

A. 热毒
B. 阴阳两虚
C. 暑湿
D. 痰浊
E. 热毒和正虚

26. 治疗慢性粒细胞白血病热毒壅盛证，应首选
A. 膈下逐瘀汤
B. 青蒿鳖甲汤
C. 八珍汤
D. 清营汤合犀角地黄汤
E. 沙参麦冬汤

27. 下列各项，与特发性血小板减少性紫癜发病关系最密切的是
A. 心、肝、脾、肾
B. 肺、肝、脾、肾
C. 心、肝、脾、肺
D. 心、肺、脾、肾
E. 心、肝、肺、肾

28. 瘿病的基本病机是
A. 痰火结于颈前
B. 湿邪结于颈前
C. 寒痰结于颈前
D. 冷痰结于颈前
E. 气滞痰凝，气郁化火，耗气伤阴

29. 患者，女，28岁。患甲状腺功能亢进症1个月，症见眼突、心悸汗多、手颤、消瘦、口干咽燥、五心烦热、失眠多梦、月经不调，舌红少苔，脉细数。治疗应首选他巴唑加
A. 生脉散
B. 天王补心丹加减
C. 当归补血汤
D. 丹栀逍遥散
E. 右归丸

30. 糖尿病最主要的诊断依据是
A. 尿糖
B. 空腹血糖
C. 糖耐量
D. 糖化血红蛋白
E. 血浆胰岛素

31. 七味白术散加减适用于治疗糖尿病的证型是
A. 痰瘀互结
B. 脉络瘀阻
C. 阴虚燥热
D. 阴阳两虚
E. 气阴两虚

32. 诊断类风湿关节炎最有意义的实验室指标是
A. 血清抗链球菌溶血素"O"阳性
B. 抗链球菌激酶阳性
C. 抗透明质酸酶阳性
D. 血沉降率加快
E. 类风湿因子阳性

33. 患者，女，36岁。患类风湿关节炎12年，现午后发热，盗汗，口干咽燥，手足心热，关节肿胀疼痛，小便赤涩，大便秘结，舌红少苔，脉细数。其证型是
A. 湿热痹阻证
B. 阴虚内热证
C. 寒热错杂证
D. 湿热蕴蒸证
E. 湿热伤津证

34. 患者，女，24岁。进餐时突然倒地，意识丧失，四肢抽搐，双目上翻，牙关紧闭，口吐白沫，小便失禁，约20分钟后抽搐停止，神志清醒，自觉肢体酸痛。头颅CT、血液生化检查均正常，自幼有类似发病。其诊断是

A. 癔病性抽搐
B. 低血钙性抽搐
C. 脑寄生虫病
D. 癫痫大发作
E. 昏厥性抽搐

35. 治疗中风元气败脱，心神涣散证，应首选
    A. 安宫牛黄丸
    B. 参附汤合生脉散加减
    C. 苏合香丸
    D. 清开灵（静脉滴注）
    E. 安神丸

36. 患者，女，64岁。患高血压病多年，突然昏仆，口噤目张，气粗息高，口眼歪斜，半身不遂，昏不知人，颜面潮红，大便干结，舌红，苔黄腻，脉弦滑数。治疗应首选
    A. 天麻钩藤饮加减
    B. 镇肝息风汤加减
    C. 急用苏合香丸灌服，继用涤痰汤加减
    D. 立即用大剂参附汤合生脉散加减
    E. 首先灌服（或鼻饲）至宝丹或安宫牛黄丸以辛凉开窍，继用羚羊角汤加减

37. 对重症煤气中毒的昏迷患者，最有效的抢救措施是
    A. 鼻导管吸氧
    B. 20%甘露醇快速静脉推入
    C. 冬眠疗法
    D. 血液透析
    E. 送入高压氧舱治疗

38. 有机磷农药中毒的毒蕈碱样症状，错误的是
    A. 多汗
    B. 流泪，流涎
    C. 腹泻

D. 尿频
E. 肌束颤动

39. 患者，男，25岁。因昏迷而送来急诊。查体：深昏迷状态，呼吸有轻度大蒜味，疑为有机磷中毒。下列哪项对诊断最有帮助
    A. 瞳孔缩小
    B. 呕吐物有大蒜臭味
    C. 大小便失禁
    D. 肌肉抽动
    E. 全血胆碱酯酶活力降低

40. 患者，男，65岁。既往心功能不全8年，上感后症见心悸、不得平卧、咳吐泡沫痰，面肢浮肿，畏寒肢冷，烦躁出汗，额面灰白，口唇青紫，舌暗淡，舌苔白滑，脉细促。其中医证型是
    A. 心肺气虚证
    B. 气阴亏虚证
    C. 心肾阳虚证
    D. 阳虚水泛证
    E. 气虚血瘀证

41. 下列髓痨的证型中不包括哪项
    A. 肾阴虚证
    B. 肾阳亏虚证
    C. 阳虚水停证
    D. 肾虚血瘀证
    E. 气血两虚证

42. 患者，男，64岁。高血压病史5年，晨起突然口齿不清，口角歪斜，左侧肢体活动障碍。应首选的检查项目是
    A. 腰穿脑脊液
    B. 脑血管造影
    C. 脑电图
    D. 头部CT
    E. 脑超声波

43. 胃癌最常见的转移途径是
    A. 直接播散
    B. 血行转移
    C. 淋巴结转移
    D. 直接性转移
    E. 以上均对

44. 下列不属于缺铁性贫血诊断指标的是
    A. 有明确的缺铁病因和临床表现
    B. 血清铁浓度
    C. 总铁结合力
    D. 血红蛋白铁含量
    E. 转铁蛋白饱和度

45. 蛛网膜下腔出血，最有意义的诊断依据是
    A. 突然剧烈头痛、呕吐
    B. 脑膜刺激征阳性
    C. 偏瘫
    D. CT 脑部检查呈低密度影
    E. 脑脊液检查呈均匀血性，压力增高

46. 全面性强直－阵挛发作的表现是
    A. 意识丧失，四肢强直，继之阵挛性抽搐
    B. 短暂意识不清
    C. 神志清楚，一侧肢体抽搐发作
    D. 单侧肢体抽搐
    E. 发作性四肢抽搐，口中怪叫

47. 导致感冒的主因是
    A. 寒邪
    B. 热邪
    C. 风邪
    D. 湿邪
    E. 暑邪

48. 患者恶寒重，发热轻，无汗，头痛，肢体疼痛，鼻塞声重，时流清涕，喉痒，舌苔薄白而润，脉浮。其治法是
    A. 散寒解肌
    B. 辛温解表
    C. 调和营卫
    D. 散寒止痛
    E. 发汗解肌

49. 患者，男，60岁。心悸怔忡，健忘失眠，多梦，面色不华，舌质淡，脉细。其治法是
    A. 滋阴养心
    B. 滋补肝肾
    C. 益气养阴
    D. 养血安神
    E. 清胃泻火

50. 患者，男，45岁。胁痛口苦，胸闷纳呆，恶心呕吐，目黄身黄，舌苔黄腻，脉弦滑数。其证候是
    A. 肝气郁结
    B. 肝郁化火
    C. 肝胆湿热
    D. 肝阴不足
    E. 瘀血阻滞

51. 与水肿关系最为密切的脏腑是
    A. 肺、脾、肾
    B. 肺、胃、肾
    C. 心、脾、肾
    D. 肝、脾、肾
    E. 心、肝、肾

52. 患者，女，40岁。精神恍惚，心神不宁，多疑易惊，悲忧善哭，喜怒无常，舌质淡，脉弦。其证候是
    A. 肝气郁结
    B. 痰气郁结
    C. 心神失养
    D. 心脾两虚

E. 心肾阴虚

53. 痰饮的治疗原则是
    A. 宣肺
    B. 健脾
    C. 温化
    D. 补肾
    E. 发汗

54. 四缝穴的位置在
    A. 手1~5指间，指蹼缘后方赤白肉际处
    B. 手1~4指掌侧，指骨关节横纹中点处
    C. 手2~5指掌侧，近端指骨关节横纹中点处
    D. 手1~4指掌侧，近端指骨关节横纹中点处
    E. 手2~5指掌侧，掌指关节横纹中点处

55. 雀啄灸属于
    A. 天灸
    B. 艾炷灸
    C. 温针灸
    D. 温灸器灸
    E. 艾条灸

56. 用俞募配穴法治疗胃病，应选下列哪组穴位
    A. 脾俞、胃俞
    B. 胃俞、太白
    C. 胃俞、足三里
    D. 脾俞、中脘
    E. 胃俞、中脘

57. 在五输穴中，输穴主治
    A. 身热
    B. 心下满

C. 体重节痛
D. 喘咳寒热
E. 逆气而泄

58. 患者，男，48岁。头胀痛近2年，时作时止，伴目眩易怒，面赤口苦，舌红苔黄，脉弦数。治疗除取主穴外，还应选用
    A. 头维、内庭、三阴交
    B. 血海、风池、足三里
    C. 风池、列缺、太阳
    D. 太溪、侠溪、太冲
    E. 丰隆、太阳、风门

59. 患者，男，30岁，口角歪向右侧，左眼不能闭合2天，左侧额纹消失，治疗应选取何经穴为主
    A. 手、足少阳经
    B. 手、足太阴经
    C. 手、足太阳经
    D. 手、足厥阴经
    E. 手、足阳明经

60. 患者，男，20岁。昨日起大便泄泻，发病势急，一日5次，小便减少。治疗应首选
    A. 上巨虚、太溪、肾俞、命门
    B. 足三里、公孙、脾俞、太白
    C. 关元、天枢、足三里、冲阳
    D. 天枢、上巨虚、阴陵泉、水分
    E. 内庭、上巨虚、神阙、中脘

61. 患者，女，22岁。月经不调，常提前7天以上，甚至10余日一行。治疗应首选
    A. 足三里、脾俞、太冲
    B. 命门、三阴交、足三里
    C. 关元、三阴交、血海
    D. 气海、三阴交、归来
    E. 关元、三阴交、肝俞

62. 患者，女，31岁。右侧牙痛3天，龈肿，痛剧，伴口臭，口渴，大便3日未行，舌苔黄，脉洪。治疗除取颊车、下关穴外，还应加
    A. 外关、风池
    B. 太溪、行间
    C. 中渚、养老
    D. 合谷、内庭
    E. 太冲、曲池

63. 手太阳小肠经与足太阳膀胱经的交接部位是
    A. 目外眦
    B. 目内眦
    C. 目中
    D. 鼻旁
    E. 口角旁

64. 七恶之中肝恶的表现是
    A. 神志昏愦，心烦舌燥，疮紫黑，言语呢喃
    B. 身体强直，目难正视，疮流血水，惊悸时作
    C. 形容消瘦，疮陷脓臭，不思饮食，纳药呕吐
    D. 皮肤枯槁，痰多音暗，呼吸喘急，鼻翼扇动
    E. 时渴引饮，面容暗黑，咽喉干燥，阴囊内缩

65. 下列表现中属于阴证的是
    A. 皮肤红活焮赤
    B. 肿胀范围局限
    C. 皮色紫暗
    D. 肿势高突
    E. 以上均非

66. 下列关于辨脓的方法，错误的是
    A. 按触法
    B. 透光法
    C. 穿刺法
    D. 切脉法
    E. 切开法

67. 仅用于急性剧痛和生命有限的晚期癌症患者的药物种类是
    A. 解热镇痛抗炎药
    B. 麻醉性镇痛药
    C. 催眠镇静药
    D. 抗癫痫药
    E. 抗忧郁药

68. 患者，男，30岁。右小腿出现水肿性红斑，灼热疼痛4天，伴发热，口渴。查体：右小腿肿胀，色鲜红，有小水疱，扪之灼热。其诊断是
    A. 痈
    B. 附骨疽
    C. 发
    D. 丹毒
    E. 蜂窝织炎

69. 下列属于中等伤的是
    A. 指不影响生命、无需住院治疗的轻微扭伤、小撕裂伤等
    B. 有活动性大出血的损伤
    C. 需住院治疗的四肢骨折或广泛软组织损伤等
    D. 胸腹部内脏损伤
    E. 断肢、断指等丧失肢体功能的损伤

70. 局部冻伤伤及皮肤真皮层属于
    A. Ⅰ度冻伤
    B. Ⅱ度冻伤
    C. Ⅲ度冻伤
    D. Ⅳ度冻伤
    E. Ⅴ度冻伤

71. 下列除哪项外，均是结肠癌的常见临床表现
   A. 排便习惯与粪便性状的改变
   B. 腹痛
   C. 肠梗阻
   D. 腹部肿块
   E. 呕血

72. 以下操作违反无菌原则的是
   A. 在手术中术者手臂触及非手术人员应加戴袖套
   B. 手术者若需接台手术，仅需在上第二台手术前更换无菌手术衣便可
   C. 术中手术者手套被刺破应重新更换无菌手套
   D. 手术中如无菌手术单局部被湿透应加盖干的无菌手术单
   E. 手术进行时不能开窗通风

73. 对亚急性甲状腺炎描述错误的是
   A. 多数表现为甲状腺突然肿胀、发硬、吞咽困难及疼痛，并向患侧耳颞处放射
   B. 常始于甲状腺的一侧，很快向腺体其他部位扩展
   C. 有一过性甲状腺功能亢进症状，一般3~4天或1~2周达到高峰后缓解消退
   D. 后期偶有甲状腺机能减退的表现
   E. 病程约为3个月，愈后多伴甲状腺功能减退

74. 女性患者，23岁。产后23天，左乳房肿痛，伴发热恶寒，口干，舌红苔薄黄，脉浮数。查体：左乳外上象限可扪及一硬块，皮肤微红压痛。诊断为急性乳腺炎。治疗应首选青霉素加
   A. 瓜蒌牛蒡汤
   B. 黄连清解汤
   C. 四妙散
   D. 黄连解毒汤
   E. 仙方活命饮

75. 患者，女，48岁。右乳房发现肿块2个月。查体：有乳头抬高，右乳外上象限可扪及一个2cm×2.5cm大小肿块，质硬，表面不平，边界不清。应首先考虑的是
   A. 乳腺纤维瘤
   B. 乳腺增生病
   C. 乳癌
   D. 乳房结核
   E. 乳管扩张症

76. 不属于门静脉与腔静脉之间交通支的是
   A. 胃底、食管下段交通支
   B. 直肠下端肛管交通支
   C. 前腹壁交通支
   D. 腹膜后交通支
   E. 腹膜前交通支

77. 患者，男，30岁。左腰部胀痛反复发作3年，舌有瘀点，脉沉涩，经B型超声波及X线检查发现，左肾盂结石2.5cm×2.5cm，左肾大量积液，左肾功能差。治疗应首选
   A. 针灸
   B. 总攻疗法
   C. 口服尿石合剂
   D. 手术取石
   E. 以上均非

78. 以下不属于骨盆构成的是
   A. 骶骨
   B. 尾骨
   C. 耻骨
   D. 坐骨
   E. 股骨

79. 月经血的特征错误的是
    A. 经血为暗红色
    B. 有宫颈黏液
    C. 有子宫内膜碎片
    D. 呈凝固状态
    E. 含有脱落的阴道上皮细胞

80. 受精卵开始着床的时间是受精后
    A. 第3日
    B. 第4日
    C. 第5日
    D. 第6~7日
    E. 第9~10日

81. 足月妊娠时，正常胎心率的范围是每分钟
    A. 100~140次
    B. 110~150次
    C. 120~160次
    D. 130~170次
    E. 140~180次

82. 孕妇因恐惧分娩可产生下列变化，错误的是
    A. 心率加快
    B. 呼吸急促
    C. 肺内气体交换不足
    D. 产程缩短
    E. 体力消耗过多

83. 妇产科疾病中医常见病因不包括
    A. 六淫邪气
    B. 七情内伤
    C. 金刃所伤
    D. 生活所伤
    E. 体质因素

84. 下列各项中哪项不是闭经气血虚弱证的主要症状
    A. 月经闭止，腰膝酸软
    B. 月经量少，经色淡质稀，继而停经
    C. 头晕眼花
    D. 神疲乏力
    E. 食欲不振

85. 以下除哪项外皆为妇产科常用外治法中的局部疗法
    A. 手术治疗
    B. 冲洗
    C. 纳药
    D. 保留灌肠
    E. 宫腔注射

86. 行人工流产术，下列哪种刮出物应怀疑有宫外孕的可能
    A. 含脂肪组织
    B. 含大小不等的水泡状物
    C. 可见胎囊、胎芽
    D. 典型子宫内膜
    E. 蜕膜组织，未见典型绒毛

87. 治疗脾虚型子肿的代表方剂是
    A. 白术散
    B. 真武汤
    C. 五苓散
    D. 鲤鱼汤
    E. 茯苓导水汤

88. 前置胎盘错误的是
    A. 孕28周后胎盘附着于子宫下段
    B. 胎盘下缘达到宫颈内口
    C. 其位置低于胎先露部
    D. 孕24周后胎盘附着于子宫前部
    E. 覆盖宫颈内口

89. 不协调性子宫收缩乏力主要表现错误的是
    A. 自觉宫缩减弱

B. 拒按子宫
C. 烦躁不安
D. 宫口扩张缓慢
E. 胎先露不能下降

90. 产后出血是指胎儿娩出后阴道出血量超过多少毫升
   A. 300mL
   B. 400mL
   C. 500mL
   D. 600mL
   E. 700mL

91. 治疗晚期产后出血气虚型的主方是
   A. 胶艾汤味
   B. 补中益气汤加味
   C. 归脾汤加味
   D. 保阴煎加味
   E. 以上均不可

92. 患者，女性，27岁。产后2天，出现高热汗出，烦躁不安，皮肤斑疹隐隐，舌红绛，苔黄燥，脉弦细。治疗宜用
   A. 五味消毒饮合失笑散
   B. 清营汤
   C. 清营汤送服安宫牛黄丸、紫雪丹
   D. 少腹逐瘀汤
   E. 当归芍药散

93. 下列各项，不属产后尿潴留气虚证主要症状的是
   A. 产后小便不通
   B. 小腹胀急疼痛
   C. 气短懒言
   D. 面色晦暗
   E. 舌淡，苔薄白，脉缓弱

94. 下列各项，不属滴虫性阴道炎肝胆湿热证主要症状的是

A. 带下色黄呈泡沫状或脓性
B. 带下色黄呈脓性或浆液性
C. 外阴瘙痒
D. 心烦口苦
E. 舌红苔黄

95. 治疗无排卵性功能失调性子宫出血肾阴虚证，应首选
   A. 四物汤合二至丸
   B. 左归丸合二至丸
   C. 右归丸合二至丸
   D. 保阴煎合失笑散
   E. 两地汤合失笑散

96. 患者，女，30岁，已婚。经期延后及月经量少3年，未避孕、未怀孕2年，头晕头重，胸闷泛恶，形体肥胖，多毛，大便不实，舌苔白腻，脉濡。B超检查示双卵巢呈多囊性改变。治疗首选方剂
   A. 右归丸
   B. 苍附导痰丸合佛手散
   C. 丹栀逍遥散
   D. 膈下逐瘀汤
   E. 二陈汤

97. 不属于子宫肌瘤临床表现的是
   A. 月经改变
   B. 白带增多
   C. 恶病质
   D. 下腹坠胀
   E. 不孕

98. 患者，女，32岁。结婚5年未孕，月经规则，自觉胸脘痞闷，带下量多、色白、质黏，舌苔白腻，脉细滑。妇科检查：子宫如孕2个月大小，宫底部明显突出，质硬，B型超声波检查为单个结节，血红蛋白90g/L。应首选的治疗措施是
   A. 甲基睾丸素加开郁二陈汤

B. 雌激素加开郁二陈汤

C. 输血加开郁二陈汤

D. 子宫肌瘤摘除术

E. 子宫次全切除术

99. 下列葡萄胎治疗后的随访，最有价值的检查是

A. 妇科检查

B. 肺部摄片

C. 尿妊娠试验

D. 血 HCG 测定

E. B 超检查

100. 患者，女，31 岁，已婚。人工流产术后 1 年，经行腹痛逐渐加重，灼痛难忍，拒按，月经量多，色深红，带下色黄，有味，舌质暗，苔黄腻，脉滑数。妇科检查：后穹隆可触及蚕豆大小的触痛性结节。治疗应首选

A. 血府逐瘀汤

B. 清热调血汤

C. 膈下逐瘀汤

D. 失笑散

E. 银甲丸

101. 治疗子宫脱垂肾虚证，应首选

A. 固阴煎

B. 保阴煎

C. 大补元煎

D. 一阴煎

E. 一贯煎

102. 治疗不孕症血瘀证，应首选

A. 当归补血汤

B. 补阳还五汤

C. 少腹逐瘀汤

D. 桃红四物汤

E. 通窍活血汤

103. 基础体温的测定临床应用于

A. 检查不孕原因

B. 指导避孕与受孕

C. 协助诊断妊娠

D. 协助诊断月经失调

E. 以上都是

104. 按公式计算，正常 5 岁小儿的收缩压是

A. 84mmHg

B. 88mmHg

C. 90mmHg

D. 92mmHg

E. 100mmHg

105. 下列关于母乳喂养的叙述，正确的是

A. 母乳中的酪蛋白多，易于消化吸收

B. 目前主张正常足月新生儿的开奶时间应为出生后 6 小时

C. 1 岁半至 2 岁可完全断奶

D. 每次哺乳时间为 30 分钟

E. 乳母患活动性肺结核、急性肝炎时禁忌哺乳

106. 乳婴儿中药用量为成人量的

A. 1/6

B. 1/5

C. 1/4

D. 1/3

E. 1/2

107. 下列属于早产儿生理性黄疸特点的是

A. 生后 5~6 天出现，30~35 天完全消退

B. 生后 3~4 天出现，21~28 天完全消退

C. 生后 3~4 天出现，15~20 天完全消退

D. 生后 2~3 天出现，10~14 天完全消退

E. 生后1~2天出现，7~13天完全消退

108. 小儿感冒容易出现兼证，多见
    A. 夹火、夹痰、夹湿
    B. 夹火、夹痰、夹滞
    C. 夹风、夹痰、夹滞
    D. 夹惊、夹痰、夹滞
    E. 夹湿、夹惊、夹滞

109. 指纹达气关者，表示
    A. 病邪初入
    B. 邪气深入
    C. 病情危重
    D. 病情凶险
    E. 病情较浅

110. 小儿鹅口疮口腔局部的临床特征是
    A. 口腔黏膜出现单个或成簇的小疱疹
    B. 口腔黏膜充血，水肿，可有疱疹
    C. 口腔创面有纤维素渗出物形成或灰白色假膜，易擦去
    D. 口腔黏膜表面覆盖白色乳凝块样片状物，不易擦去
    E. 口腔黏膜出现大小不等的糜烂或溃疡

111. 婴儿腹泻重型与轻型的主要区别点是
    A. 发热、呕吐
    B. 每日大便超过10次
    C. 有水、电解质紊乱
    D. 大便含黏液、腥臭
    E. 镜检有大量脂肪滴

112. 患儿，男，1岁。患婴幼儿腹泻2天，泻下急迫，大便呈稀水蛋花样，有黏液及腥臭味，伴阵发啼哭、发热、烦躁、口渴、困倦，小便短赤、肛门灼热、发红。其证型是

A. 伤食
B. 风寒
C. 脾虚
D. 湿热
E. 脾肾阳虚

113. 下列哪项不是急性肾炎的临床特征
    A. 多数病人都有血尿
    B. 病程早期常有高血压
    C. 部分病例可出现急性肾功能不全
    D. 血压急剧升高时可出现高血压脑病
    E. 浮肿为可凹性、上行性

114. 脑膜炎可由多种化脓菌引起，在非流脑流行年，病原菌多为
    A. 流感杆菌
    B. 肺炎链球菌
    C. 金黄色葡萄球菌
    D. 草绿色链球菌
    E. B组溶血性链球菌

115. 多发性抽动症的基本病理改变是
    A. 瘀血阻窍
    B. 痰瘀互阻
    C. 肝风内动
    D. 肝风痰火，胶结成痰
    E. 痰蒙清窍

116. 儿童多动症好发年龄是
    A. 新生儿期
    B. 婴儿期
    C. 幼儿期
    D. 学龄前期
    E. 6~14岁

117. 男，4岁。一向偏食，不吃鱼肉蛋，仅食蔬菜，近日面色渐苍白，不愿活动，时而腹泻，心肺正常，肝脏于肋下触及3cm，脾未及，血红蛋白60g/L，红细

胞 2.90×10⁹/L，血涂片示红细胞大小不等，以小为主，中心淡染区扩大。最可能诊断是
A. 溶血性贫血
B. 缺铁性贫血
C. 再生障碍性贫血
D. 巨幼红细胞性贫血
E. 营养性混合性贫血

118. 患儿，男，14岁。2周前患急性咽炎，1天前突然牙龈出血，口腔血疱，双下肢瘀斑。实验室检查：血红蛋白 110g/L，白细胞 9×10⁹/L，血小板 10×10⁹/L，骨髓增生活跃，巨核细胞 23个/片。应首先考虑的诊断是
A. 急性白血病
B. 再生障碍性贫血
C. 过敏性紫癜
D. 特发性血小板减少性紫癜（急性型）
E. 特发性血小板减少性紫癜（慢性型）

119. 导致风湿热的病原菌是
A. 金黄色葡萄球菌
B. 肺炎双球菌
C. A组乙型溶血性链球菌
D. 流感杆菌
E. 大肠杆菌

120. 确诊风湿热的次要表现哪一项是错误的
A. 发热
B. 关节酸痛
C. 皮下结节
D. 血沉加快
E. 有风湿热既往史

121. 蛋白质-能量营养不良的最主要病因是
A. 喂养不当
B. 久吐、久泻
C. 早产

D. 反复外感
E. 各种虫证

122. 维生素D缺乏性佝偻病的病因不包括
A. 日光照射不足
B. 未行母乳喂养
C. 生长发育过快
D. 疾病影响
E. 维生素D摄入不足

123. 麻疹的传播途径是
A. 性传播
B. 接触传播
C. 母婴传播
D. 飞沫传播
E. 血液传播

124. 孕妇发生风疹会通过胎盘导致胎儿宫内感染，最可能发生
A. 食欲下降
B. 胎儿体重减轻
C. 致畸
D. 脐带绕颈
E. 难产

125. 下列四种发疹性疾病中，具有色素沉着的是
A. 麻疹
B. 风疹
C. 猩红热
D. 幼儿急疹
E. 以上都是

126. 猩红热患儿及疑似者，应隔离治疗
A. 3天
B. 4天
C. 5天
D. 6天
E. 至咽拭子培养阴性

127. 下列均是抢救休克型中毒性菌痢的措施，但应除外的是
   A. 抗休克
   B. 脱水
   C. 扩充血容量
   D. 保温
   E. 抗感染

128. 积滞的病机是
   A. 脾胃虚寒
   D. 湿热中阻
   C. 胃失和降
   D. 食滞不化
   E. 胃阴亏虚

129. 治疗小儿厌食脾胃阴虚证的用方是
   A. 健脾丸
   B. 异功散
   C. 养胃增液汤
   D. 木香大安丸
   E. 香砂六君子汤

130. 下列除哪项外，均是急性胆囊炎常见的临床表现
   A. 右上腹剧烈疼痛
   B. 疼痛呈阵发性加重
   C. 疼痛常放射至右肩或右背部
   D. 不会出现恶心、呕吐
   E. 病情重的会出现畏寒和发热

131. 肉瘿辨证属气滞痰凝证者，宜选用
   A. 逍遥散
   B. 四海舒郁丸加减
   C. 丹栀逍遥散
   D. 逍遥散合海藻玉壶汤加减
   E. 小柴胡汤

132. 患者，女，60岁。急性化脓性乳腺炎切开排脓，用红升丹药条引流2天，周围出现大片皮疹，瘙痒，疮口脓腐未尽。外治应首选
   A. 七三丹
   B. 五五丹
   C. 八二丹
   D. 黑虎丹
   E. 白降丹

B 型题

答题说明

以下提供若干组考题，每组考题共用在考题前列出的 A、B、C、D、E 五个备选答案。请从中选择一个与问题关系最密切的答案，并在答题卡上将相应题号的相应字母所属方框涂黑。每个备选答案可能被选择一次、多次或不被选择。

(133～134题共用备选答案)
   A. 劳力性呼吸困难
   B. 阵发性夜间呼吸困难
   C. 哮鸣音及吸气性呼吸困难
   D. 带有哮鸣音的呼气性呼吸困难
   E. 端坐呼吸

133. 左心衰最早的临床表现是
134. 左心衰早期最特征性的临床表现是

(135～136题共用备选答案)
   A. 温胆汤合桃红四物汤加减
   B. 知柏地黄丸合二至丸加减
   C. 葛根芩连汤加味
   D. 五阴煎加味
   E. 龙胆泻肝汤

135. 治疗白血病湿热内蕴证，应首选
136. 治疗白血病阴虚火旺证，应首选

(137~138题共用备选答案)
A. 大脑皮质
B. 内囊及基底节附近
C. 丘脑
D. 大脑中动脉
E. 大脑后动脉

137. 高血压脑出血最好发部位是
138. 脑栓塞多发生在

(139~140题共用备选答案)
A. 心肾阳虚证
B. 心阳不足证
C. 气阴两虚证
D. 痰浊阻滞证
E. 心脉痹阻证

139. 宜于人参四逆汤合桂枝甘草龙骨牡蛎汤加减治疗的缓慢性心律失常的证型是
140. 宜于炙甘草汤加减治疗的缓慢性心律失常的证型是

(141~142题共用备选答案)
A. 疏肝理气，活血化瘀
B. 清热利湿，化瘀解毒
C. 养阴清热，解毒祛瘀
D. 理气化痰，消食散结
E. 温中散寒，健脾调胃

141. 治疗肝癌湿热瘀毒证，应首选
142. 治疗肝癌气滞血瘀证，应首选

(143~144题共用备选答案)
A. 5%以下
B. 5%左右
C. 5%~10%
D. 10%左右
E. 10%以上

143. 估计脱水的程度，轻度脱水失水量为体重的
144. 估计脱水的程度，中度脱水失水量为体重的

(145~146题共用备选答案)
A. 大肠杆菌性肠炎
B. 病毒性肠炎
C. 金黄色葡萄球菌肠炎
D. 真菌性肠炎
E. 生理性腹泻

145. 患儿乳食正常，体重增长正常，形体虚胖，大便4~5次/日，绿色稀便，伴有湿疹。应首先考虑的是
146. 患儿发热，流涕，偶有咳嗽，大便呈稀水蛋花样，无腥臭味。应首先考虑的是

(147~148题共用备选答案)
A. 动力性肠梗阻
B. 血运性肠梗阻
C. 机械性肠梗阻
D. 不完全性肠梗阻
E. 绞窄性肠梗阻

147. 由于器质性病变致肠腔变小，使肠内容物通过发生障碍，称为
148. 肠腔不通同时伴肠壁血运障碍，称为

(149~150题共用备选答案)
A. 左归丸
B. 右归丸
C. 归肾丸
D. 血府逐瘀汤
E. 苍附导痰丸

149. 治疗闭经肝肾不足证，应首选
150. 治疗闭经痰湿阻滞证，应首选

试卷标识码：

中西医结合执业助理医师资格考试
最后成功四套胜卷（一）

（医学综合笔试部分）

第一单元

考生姓名：_____

准考证号：_____

考　　点：_____

考 场 号：_____

A1 型题

答题说明

每一道考试题下面有 A、B、C、D、E 五个备选答案。请从中选择一个最佳答案，并在答题卡上将相应题号的相应字母所属的方框涂黑。

1. 中医学整体观念的内涵是
   A. 人体是一个有机的整体
   B. 自然界是一个整体
   C. 时令、晨昏与人体阴阳相应
   D. 五脏与六腑是一个有机整体
   E. 人体是一个有机整体，人与自然相统一

2. 以一日分阴阳，则上午为
   A. 阴中之阳
   B. 阳中之阳
   C. 阳中之阴
   D. 阴中之阴
   E. 阴中之至阴

3. 阴中求阳的适应证是
   A. 阴虚
   B. 阳虚
   C. 阴盛
   D. 阳盛
   E. 阴阳两虚

4. 下列关于五行生克规律的叙述，错误的是
   A. 木为水之子
   B. 火为土之母
   C. 水为火之所不胜
   D. 金为木之所胜
   E. 木为土之所不胜

5. 与血液生成关系最密切的脏腑是
   A. 心
   B. 肺
   C. 脾
   D. 肝
   E. 肾

6. 说肺为娇脏的主要依据是
   A. 肺主一身之气
   B. 肺外合皮毛
   C. 肺朝百脉
   D. 肺为水之上源
   E. 肺气通于天，不耐寒热

7. 肝藏血的生理功能是指肝
   A. 贮藏血液
   B. 调节血量
   C. 统摄血液
   D. 贮藏血液和调节血量
   E. 化生血液与统摄血液

8. "气之根"指的是
   A. 脾
   B. 心
   C. 肺
   D. 肝
   E. 肾

9. 最易发生阴阳互损的脏是
   A. 心
   B. 肝
   C. 脾
   D. 肺
   E. 肾

10. 小肠的主要生理功能是
    A. 主运化
    B. 主通调水道
    C. 主受纳

D. 主腐熟水谷
E. 主泌别清浊

11. 下列被称为"元神之府"的是
    A. 脑
    B. 髓
    C. 骨
    D. 脉
    E. 胆

12. 在十二经脉走向中，足之三阴是
    A. 从胸走手
    B. 从头走足
    C. 从足走胸
    D. 从足走腹
    E. 从手走头

13. 三焦经在上肢的循行部位是
    A. 外侧前缘
    B. 内侧中线
    C. 外侧后缘
    D. 内侧前缘
    E. 外侧中线

14. 六淫邪气中，具有"重浊"特点的是
    A. 风
    B. 寒
    C. 暑
    D. 湿
    E. 火

15. 七情刺激，易导致心气涣散的是
    A. 喜
    B. 怒
    C. 悲
    D. 恐
    E. 惊

16. 患者久病，纳食减少，疲乏无力，腹部胀满，但时有缓减，腹痛而喜按，舌胖嫩而苔润，脉细弱而无力。其病机是
    A. 真实假虚
    B. 真实病证
    C. 真虚假实
    D. 真虚病证
    E. 虚中夹实证

17. 患者，男，40岁。素有高血压病史，现症见眩晕耳鸣，面红头胀，腰膝酸软，失眠多梦，时有遗精或性欲亢进，舌红，脉沉弦细。其病机是
    A. 阴虚内热
    B. 阴损及阳
    C. 阴虚阳亢
    D. 阳损及阴
    E. 阴虚火旺

18. 用寒远寒，用热远热，属于
    A. 因病制宜
    B. 因地制宜
    C. 因人制宜
    D. 因时制宜
    E. 因证制宜

19. 外感热病中，正邪相争，提示病变发展转折点的是
    A. 战汗
    B. 自汗
    C. 盗汗
    D. 冷汗
    E. 热汗

20. 患者口淡乏味，常提示的是
    A. 痰热内盛
    B. 湿热蕴脾
    C. 肝胃郁热
    D. 脾胃虚弱
    E. 食滞胃脘

21. 下列各项，与牙齿干燥如枯骨关系最密切的是
   A. 热盛伤津
   B. 阳明热盛
   C. 胃阴不足
   D. 肾阴枯涸
   E. 肺阴亏虚

22. 舌绛少苔有裂纹，多见于
   A. 热邪内盛
   B. 气血两虚
   C. 阴虚火旺
   D. 瘀血内阻
   E. 脾虚湿侵

23. 独语，病因多属
   A. 热扰心神
   B. 痰火扰心
   C. 风痰阻络
   D. 心气不足
   E. 心阴大伤

24. 外感风寒或风热之邪，或痰湿壅肺，肺失宣肃，导致的音哑或失音，称为
   A. 子喑
   B. 金破不鸣
   C. 金实不鸣
   D. 少气
   E. 短气

25. 下列脉象，除哪项外，均主实证
   A. 弦
   B. 濡
   C. 滑
   D. 紧
   E. 长

26. 腹内结块，痛有定处，按之有形而不移。其证为
   A. 鼓胀
   B. 痞满
   C. 积聚
   D. 水鼓
   E. 结胸

27. 患者身热不恶寒，反恶热，烦渴喜冷饮，神昏谵语，便秘溲赤，手足逆冷，舌红苔黄而干，脉沉数有力。其证候是
   A. 表寒里热
   B. 表热里寒
   C. 真热假寒
   D. 真寒假热
   E. 上热下寒

28. 阳虚证最主要的表现是
   A. 舌质淡白苔薄白
   B. 口不渴或少饮
   C. 面色白而无华
   D. 脉沉细无力
   E. 经常畏寒肢凉

29. 痰湿内阻所致头晕的特征，是伴有
   A. 胀痛
   B. 刺痛
   C. 眼花
   D. 耳鸣
   E. 昏沉

30. 患者，男，56岁。素患眩晕，因情急恼怒而突发头痛而胀，继则昏厥仆倒，呕血，不省人事，肢体强痉，舌红苔黄，脉弦。其病机是
   A. 气郁
   B. 气逆
   C. 气脱
   D. 气陷
   E. 气结

31. 下列肝胆病中，哪项不见眩晕症
    A. 肝血虚
    B. 肝阴虚
    C. 胆郁痰扰
    D. 肝阳上亢
    E. 肝气郁结

32. 患者，男，50岁。咳嗽喘促，呼多吸少，动则益甚，声低息微，腰膝酸软，舌淡，脉沉细两尺无力。其病机是
    A. 肺气虚损
    B. 肺阴虚亏
    C. 肺肾气虚
    D. 肺肾阴虚
    E. 肾气虚衰

33. 患者，女，26岁，已婚。胃脘痞满，不思饮食，频频泛恶，干呕，大便秘结，舌红少津，脉细弱。其病机是
    A. 脾阴不足
    B. 胃阴不足
    C. 胃燥津亏
    D. 胃热炽盛
    E. 肝胃不和

34. 解表药的味多是
    A. 辛味
    B. 酸味
    C. 甘味
    D. 苦味
    E. 咸味

35. 蝉蜕的主要归经是
    A. 肺、脾
    B. 肺、肾
    C. 肺、心
    D. 肺、肝
    E. 肺、大肠

36. 人参配莱菔子在药物七情配伍关系中属
    A. 相使
    B. 相畏
    C. 相杀
    D. 相反
    E. 相恶

37. 入汤剂宜另煎的药物是
    A. 人参
    B. 当归
    C. 黄芪
    D. 杜仲
    E. 石斛

38. 下列药物中，能燥湿止带的是
    A. 防风
    B. 白芷
    C. 羌活
    D. 苍耳子
    E. 藁本

39. 下列各项，不属薄荷功效的是
    A. 疏散风热
    B. 疏肝行气
    C. 清热凉血
    D. 透疹利咽
    E. 清利头目

40. 治疗热病伤津，烦热口渴，呕逆时作，舌燥少津者，应首选
    A. 石膏
    B. 知母
    C. 芦根
    D. 天花粉
    E. 栀子

41. 具有燥湿功效的药物是
    A. 蒲公英
    B. 紫花地丁

C. 鱼腥草
D. 穿心莲
E. 青黛

42. 治疗血热妄行，应首选
    A. 生地黄
    B. 玄参
    C. 牡丹皮
    D. 赤芍
    E. 羚羊角

43. 白花蛇的功效是
    A. 祛风，解表，止痛
    B. 祛风，通络，利尿
    C. 祛风，活络，定惊
    D. 祛风湿，强筋骨
    E. 祛风湿，治骨鲠

44. 泽泻具有的功效是
    A. 泄热
    B. 清肝
    C. 健脾
    D. 清肺
    E. 解暑

45. 治疗脾胃虚寒，脘腹冷痛，兼寒饮伏肺，咳嗽气喘，痰多清稀者，应首选
    A. 附子
    B. 肉桂
    C. 干姜
    D. 细辛
    E. 高良姜

46. 既能疏肝破气，又能散结消滞的药物是
    A. 陈皮
    B. 青皮
    C. 枳实
    D. 木香
    E. 香附

47. 患者痰壅气逆，咳嗽喘逆，痰多胸闷，食少难消，舌苔白腻，脉滑。治疗宜选用
    A. 山楂
    B. 莱菔子
    C. 神曲
    D. 鸡内金
    E. 麦芽

48. 善治血热便血、痔血及肝热目赤头痛的药物是
    A. 虎杖
    B. 槐花
    C. 小蓟
    D. 地榆
    E. 大蓟

49. 患者外感风邪，头痛较甚，伴恶寒发热，目眩鼻塞，舌苔薄白，脉浮。治疗宜选用
    A. 川芎
    B. 丹参
    C. 郁金
    D. 牛膝
    E. 益母草

50. 治疗痰壅气逆，咳喘痰多，胸闷食少，甚则不能平卧，宜选用的药物是
    A. 紫苏子、白芥子、莱菔子
    B. 紫菀、款冬花、川贝母
    C. 桑叶、贝母、北沙参
    D. 杏仁、麻黄、甘草
    E. 麻黄、石膏、杏仁

51. 患者，女，36岁。面色萎黄，头晕眼花，心悸失眠，舌淡少苔，脉细弱。治疗应首选
    A. 酸枣仁
    B. 合欢皮

C. 磁石
D. 远志
E. 朱砂

52. 具有开窍醒神，化湿和胃功效的药物是
    A. 石菖蒲
    B. 苏合香
    C. 麝香
    D. 冰片
    E. 牛黄

53. 生用燥湿利水，炒用健脾止泻的药物是
    A. 西洋参
    B. 白术
    C. 黄芪
    D. 人参
    E. 甘草

54. 具有补肾益精，养血益气功效的药物是
    A. 沉香
    B. 磁石
    C. 蛤蚧
    D. 益智仁
    E. 紫河车

55. 具有固表止汗，益气除热功效的药物是
    A. 麻黄根
    B. 浮小麦
    C. 麻黄
    D. 五味子
    E. 山茱萸

56. 适宜用开窍剂治疗的证候是
    A. 阳明腑实，神昏谵语
    B. 阴虚风动，神倦瘛疭
    C. 瘀热扰神，谵语如狂
    D. 热陷心包，窍闭神昏
    E. 火毒扰神，错语不眠

57. 柴葛解肌汤与大柴胡汤的组成药物中均含有的是
    A. 枳实、芍药
    B. 桔梗、芍药
    C. 黄芩、半夏
    D. 黄芩、桔梗
    E. 黄芩、芍药

58. 小柴胡汤的组成药物中不含有的是
    A. 柴胡
    B. 黄芩
    C. 干姜
    D. 人参
    E. 大枣

59. 四妙勇安汤的组成药物是
    A. 玄参、甘草、当归、金银花
    B. 陈皮、地丁、川芎、连翘
    C. 连翘、蒲公英、苦参、板蓝根
    D. 野菊花、黄连、地丁、桑叶
    E. 赤芍、苦参、甘草、大青叶

60. 青蒿鳖甲汤主治证的热型是
    A. 骨蒸潮热
    B. 夜热早凉
    C. 日晡潮热
    D. 身热夜甚
    E. 皮肤蒸热

61. 下列哪项属于非感染性发热的疾病
    A. 肺结核
    B. 肺炎
    C. 急性肾盂肾炎
    D. 伤寒
    E. 血清病

62. 下列除哪项外，均属急腹症
    A. 消化性溃疡病
    B. 急性胰腺炎伴黄疸

C. 胃肠穿孔
D. 肠梗阻
E. 实质脏器破裂

63. 患者，男，26岁。淋雨后寒战、发热、咳嗽，咯铁锈色痰，胸痛。查体：口唇周围有单纯疱疹，叩诊右下肺轻度浊音，听诊呼吸音减低。应首先考虑的是
   A. 急性支气管炎
   B. 肺结核
   C. 急性肺脓肿
   D. 肺炎链球菌肺炎
   E. 病毒性肺炎

64. 呕吐与头部位置改变有密切关系的疾病是
   A. 脑炎
   B. 耳源性眩晕
   C. 妊娠反应
   D. 尿毒症
   E. 糖尿病酮症酸中毒

65. 下列关于溶血性黄疸的叙述，正确的是
   A. 直接迅速反应阳性
   B. 尿中结合胆红素阴性
   C. 血中非结合胆红素不增加
   D. 尿胆原阴性
   E. 大便呈灰白色

66. 下列除哪项外，均符合问诊的要求
   A. 态度和蔼，言语亲切
   B. 要将患者陈述的内容去粗取精，去伪存真
   C. 交谈时避免使用特定意义的医学术语
   D. 医生要多提出诱导性的问题
   E. 对危重患者只扼要询问，待病情缓和后再补充

67. 患者，男，28岁。高血压病史半年。近日头痛加重，恶心，呕吐，心悸，气短。检查：血压190/135mmHg，眼底视网膜出血，心电图示左室肥厚、心肌劳损。其诊断是
   A. 高血压脑病
   B. 缓进型高血压病
   C. 脑血管痉挛
   D. 急进型高血压病
   E. 急性心力衰竭

68. 下列各项，可出现双侧瞳孔散大的是
   A. 阿托品影响
   B. 氯丙嗪影响
   C. 有机磷农药中毒
   D. 毒蕈中毒
   E. 毛果芸香碱中毒

69. 胸腔大量积气患者触觉语颤表现的是
   A. 增强
   B. 减弱或消失
   C. 稍增强
   D. 正常
   E. 无变化

70. 患者，男，60岁。反复咳嗽、咯痰10年。近3年每当秋冬发病，天气变暖后逐渐减轻。检查：两肺闻及散在干啰音。X线显示肺纹理增多。其诊断是
   A. 肺结核
   B. 肺癌
   C. 支气管扩张
   D. 支气管哮喘
   E. 慢性支气管炎

71. 容易闻及二尖瓣杂音的体位是
   A. 坐位
   B. 立位
   C. 平卧位
   D. 右侧卧位

E. 左侧卧位

72. 患者多食，大便日2~3次。查体：血压140/60mmHg（18.62/7.98kPa）。双眼突出，心律不齐，脉搏短绌。应首先考虑的是
   A. 糖尿病合并缺血性心脏病
   B. 风心病伴心房纤颤
   C. 高血压性心脏病伴心房纤颤
   D. 肺心病伴心房纤颤
   E. 甲状腺功能亢进症伴心房纤颤

73. 腹部叩诊出现移动性浊音，应首先考虑的是
   A. 尿潴留
   B. 幽门梗阻
   C. 右心功能不全
   D. 巨大卵巢囊肿
   E. 急性胃炎

74. 患者，男，24岁。近3年来反复餐后3~4小时上腹痛，持续至下次进餐后才缓解。应首先考虑的是
   A. 消化性溃疡
   B. 胃癌
   C. 慢性胃炎
   D. 胃肠神经官能症
   E. 胆囊炎

75. 下列不属锥体束病变时的病理反射的是
   A. 巴宾斯基征
   B. 查多克征
   C. 戈登征
   D. 拉塞格征
   E. 奥本海姆征

76. 血清总胆红素、结合胆红素、非结合胆红素均中度增加可见于
   A. 蚕豆病
   B. 胆石症
   C. 珠蛋白生成障碍性贫血
   D. 急性黄疸型肝炎
   E. 胰头癌

77. 引起病理性血糖升高的原因不包括下列哪种疾病
   A. 甲状腺功能亢进症
   B. 嗜铬细胞瘤
   C. 糖尿病
   D. 肾上腺皮质功能亢进症
   E. 胰岛细胞瘤

78. 下列情况，不出现尿酮体阳性的是
   A. 饥饿状态
   B. 暴饮暴食
   C. 妊娠剧烈呕吐
   D. 糖尿病酮症酸中毒
   E. 厌食症

79. 甲类传染病是指
   A. SARS、狂犬病
   B. 黑热病、炭疽
   C. 高致病性禽流感、天花
   D. 鼠疫、霍乱
   E. 伤寒、流行性出血热

80. 患者，男，20岁。近2周自觉乏力，食欲不振，厌油，腹胀。检查：巩膜无黄染，肝肋缘下2cm，有压痛，丙氨酸转氨酶升高。应首先考虑的是
   A. 急性肝炎
   B. 慢性肝炎
   C. 重型肝炎
   D. 淤胆型肝炎
   E. 肝炎肝硬化

81. 下列有关流行性出血热的描述，正确的是

A. 发病以青少年为主
B. 一般不经呼吸道传播
C. 无明显季节性
D. 所有患者均有五期经过
E. 可有母婴传播

82. 下列各项，不支持流行性脑脊髓膜炎诊断的脑脊液检查是
    A. 外观混浊呈脓性
    B. 蛋白质含量高
    C. 细胞数 $<0.5\times10^6$/L，以单核细胞为主
    D. 糖含量明显减少
    E. 氯化物含量减少

83. 伤寒患者出现玫瑰疹，多见于
    A. 潜伏期
    B. 发热初期
    C. 极期
    D. 缓解期
    E. 恢复期

84. 腹痛、腹泻、黏液脓血便，伴发热恶寒，最可能的诊断是
    A. 细菌性痢疾
    B. 阿米巴痢疾
    C. 急性胃肠炎
    D. 流行性脑脊髓膜炎
    E. 霍乱

85. 伤寒菌血液培养，阳性率最高的时间是
    A. 第1周
    B. 第2周
    C. 第3周
    D. 第4周
    E. 第5周

86. 根据美国哈佛医学院提出的"脑死亡"概念，不能确诊"脑死亡"的条件是

A. 自主运动和自主呼吸消失
B. 对外部刺激和内部需求毫无知觉和反应
C. 体温低于32.2℃或服用中枢抑制药物者
D. 脑电波平直或等电位
E. 诱导反射消失

87. 尊重患者知情同意权，其正确的做法是
    A. 婴幼患儿可以由监护人决定其诊疗方案
    B. 家属无承诺，即使患者本人知情同意也不得给予手术
    C. 对特殊急诊患者的抢救都同样对待
    D. 无须做到患者完全知情
    E. 只经患者同意即可手术

88. 卫生法的立法宗旨和最终目的是
    A. 预防为主
    B. 中西医并重
    C. 保护公民健康
    D. 动员全社会参与
    E. 卫生工作法制化

89. 我国卫生法律是由哪一级机构制定和颁布的
    A. 卫生和计划生育委员会
    B. 国务院
    C. 最高人民法院
    D. 全国人大及其常委会
    E. 地方人民政府

90. 根据《中华人民共和国执业医师法》的规定，全国医师资格考试办法的制定部门是
    A. 国务院
    B. 国务院劳动部门
    C. 国务院人事部门
    D. 国务院卫生行政部门

E. 国务院教育行政部门

91. 受理申请医师注册的卫生行政部门除执业医师法第15条规定的情形外，应当自收到申请之日起多少日内准予注册，并发给由国务院卫生行政部门统一印制的医师执业证书
   A. 15日
   B. 20日
   C. 30日
   D. 40日
   E. 45日

92. 《药品管理法》规定对四类药品实行特殊管理。下列药品中，不属于法定特殊管理药品的是
   A. 生化药品
   B. 麻醉药品
   C. 精神药品
   D. 放射性药品
   E. 医疗用毒性药品

93. 传染性非典型肺炎防治工作应坚持的原则是
   A. 预防为主、防治结合、分级负责、依靠科学、依法管理
   B. 预防为主、及时隔离、依靠科学、防治结合、加强监督
   C. 有效预防、宣传教育、加强监测、防治结合、科学管理
   D. 预防控制、分级负责、依靠科学、防治结合、及时隔离
   E. 预防为主、及时控制、科学治疗、统一监测、防治结合

94. 疫情责任报告人发现乙类传染病患者、病原携带者或疑似传染病患者时，向发病地卫生防疫机构报告传染病，报告的时限为
   A. 城镇于3小时内，农村于6小时内
   B. 城镇于6小时内，农村于10小时内
   C. 城镇于6小时内，农村于12小时内
   D. 城镇于6小时内，农村于24小时内
   E. 城镇于12小时内，农村于24小时内

95. 医疗机构发生重大医疗事故，主管部门接到报告后应依据《医疗事故处理条例》立即
   A. 逐级报告
   B. 组织人员对事故进行调查处理
   C. 责令当事人书面检查
   D. 赔偿损失
   E. 提起诉讼

96. 《医疗废物管理条例》中所称医疗废物，是指医疗卫生机构在医疗、预防、保健及其他相关活动中产生的
   A. 麻醉、精神性药品的废弃物
   B. 放射性、医疗用毒性药品的废弃物
   C. 具有直接或间接感染性、毒性以及其他危害性的废物
   D. 医院制剂配制中产生的中药材废渣
   E. 普通医疗生活用品废弃物

97. 下列关于药物不良反应叙述错误的是
   A. 治疗量时出现的与治疗目的无关的反应
   B. 难以避免，停药后可恢复
   C. 常因剂量过大引起
   D. 常因药物作用选择性低引起
   E. 副作用与治疗目的是相对的

98. 新斯的明治疗重症肌无力的机制是
   A. 兴奋大脑皮质
   B. 激动骨骼肌M胆碱受体
   C. 促进乙酰胆碱合成
   D. 抑制胆碱酯酶和激动骨骼肌N胆碱受体

E. 促进骨骼肌细胞 Ca^{2+} 内流

99. 阿托品对胆碱受体的作用是
   A. 对 M、N 胆碱受体有同样阻断作用
   B. 对 N_1、N_2 胆碱受体有同样阻断作用
   C. 对 M 胆碱受体具有高度选择性的阻断作用，大剂量也阻断 N_1 胆碱受体
   D. 对 M 胆碱受体具有高度选择性的阻断作用，大剂量也阻断 N_2 胆碱受体
   E. 对 M 胆碱受体具有高度选择性的阻断作用，对 N 胆碱受体无影响

100. 肾上腺素对心脏的作用不包括下列哪一项
   A. 收缩力增强
   B. 传导加快
   C. 自律性增加
   D. 耗氧量增加
   E. 减少心肌代谢

101. 某男，50 岁，右下肢跛行 5 年，诊断为雷诺综合征，首选的治疗药物为
   A. 间羟胺
   B. 阿拉明
   C. 酚妥拉明
   D. 普萘洛尔
   E. 多巴胺

102. 苯巴比妥用于消除下列哪种之外的各型癫痫
   A. 强直阵挛发作
   B. 肌阵挛性发作
   C. 失神小发作
   D. 强直发作
   E. 失张力发作

103. 左旋多巴抗帕金森病的机制是
   A. 抑制多巴胺的再摄取
   B. 激动中枢胆碱受体
   C. 阻断中枢胆碱受体
   D. 补充纹状体中多巴胺的不足
   E. 直接激动中枢的多巴胺受体

104. 阿司匹林解热的作用机制是
   A. 抑制环氧酶（COX），减少 PG 合成
   B. 抑制下丘脑体温调节中枢
   C. 抑制各种致炎因子的合成
   D. 药物对体温调节中枢的直接作用
   E. 中和内毒素

105. 长期应用可引起低血钾的降压药是
   A. 利血平
   B. 哌唑嗪
   C. 硝苯吡啶
   D. 氢氯噻嗪
   E. 肼苯哒嗪

106. 有关硝苯地平降压时伴随状况的描述，下列哪项是正确的
   A. 心率不变
   B. 心排血量下降
   C. 血浆肾素活性增高
   D. 尿量增加
   E. 肾血流量降低

107. 关于强心苷对心电图的影响，错误的是
   A. Q-T 间期缩短
   B. T 波幅度增大
   C. P-P 间期延长
   D. P-R 间期延长
   E. ST 段降低呈鱼钩状

108. 某女，55 岁，由于劳累、过度兴奋而突发心绞痛，请问服用下列哪种药效果好
   A. 口服硫酸奎尼丁
   B. 舌下含服硝酸甘油
   C. 注射盐酸利多卡因

D. 口服盐酸普鲁卡因胺
E. 注射苯妥英钠

109. 对于应用甲氨蝶呤引起的巨幼红细胞性贫血，治疗时应选用
    A. 维生素 B_2
    B. 叶酸
    C. 叶酸 + 维生素 B_{12}
    D. 甲酰四氢叶酸钙
    E. 红细胞生成素

110. 下列何种药物具有抑制胃酸分泌的作用
    A. 碳酸钙
    B. 三硅酸镁
    C. 氢氧化铝
    D. 西咪替丁
    E. 氢氧化镁

111. 患者，女，60岁。因全身关节疼痛，长期服用某药，昨日出现自发性骨折，导致该不良反应的药物
    A. 强的松
    B. 阿司匹林
    C. 消炎痛
    D. 保泰松
    E. 布洛芬

112. 吡格列酮的作用是
    A. 促进肝糖原合成
    B. 促进脂肪组织摄取葡萄糖
    C. 增强靶组织对胰岛素的敏感性
    D. 刺激胰岛β细胞释放胰岛素
    E. 促进储存胰岛素释放

113. 治疗梅毒、钩端螺旋体病的首选药物是
    A. 红霉素
    B. 四环素
    C. 氯霉素
    D. 青霉素

E. 氟哌酸

114. 对四环素不敏感的病原体是
    A. 革兰阳性球菌
    B. 结核杆菌
    C. 革兰阴性菌
    D. 肺炎支原体
    E. 立克次体

115. 呕血呈暗红色是由于
    A. 在胃中停留时间长，被氧化
    B. 是静脉血，非动脉血
    C. 血红蛋白与胃酸结合而变性
    D. 患者在缺氧情况下发生呕血
    E. 血红蛋白与硫化物结合而变性

116. 患者，26岁。近1个月来，以夜间咳嗽为主，痰中带血丝，伴低热、盗汗。应首先考虑的是
    A. 肺结核
    B. 支气管扩张
    C. 肺癌
    D. 风湿性心脏病（二尖瓣狭窄）
    E. 急性肺水肿

117. 嘶哑样咳嗽可见于
    A. 急性喉炎
    B. 声带疾患
    C. 百日咳
    D. 胸膜炎
    E. 支气管扩张

118. 我国最常见的咯血原因是
    A. 支气管扩张
    B. 肺结核
    C. 二尖瓣狭窄
    D. 肺脓肿
    E. 支气管肺癌

119. 流行性出血热患者全身各组织器官都可有充血、出血、变性、坏死，表现最为明显的器官是
    A. 心
    B. 肺
    C. 肾
    D. 脑垂体
    E. 胃肠

120. 下列不支持艾滋病诊断的是
    A. 咽念珠菌感染
    B. 持续发热
    C. 头痛，进行性痴呆
    D. 皮肤黏膜出血
    E. 慢性腹泻

121. 下列药物，不能用于艾滋病治疗的是
    A. 齐多夫定
    B. 双脱氧胞苷
    C. 双脱氧肌苷
    D. 阿糖腺苷
    E. 拉米夫定

122. 普通型流脑临床特征性体征是皮肤
    A. 瘀点或瘀斑
    B. 水疱
    C. 黑痂
    D. 斑丘疹
    E. 脓肿

123. 下列不属急性重型肝炎典型表现的是
    A. 黄疸迅速加深
    B. 出血倾向明显
    C. 肝肿大
    D. 出现烦躁、谵妄等神经系统症状
    E. 急性肾功能不全

124. 某患者由印尼入境后2天，频繁腹泻，无腹痛及里急后重，伴有呕吐。最重要的检查是
    A. 血常规
    B. 尿常规
    C. 电解质
    D. 泻吐物悬滴检查
    E. 以上均非

125. 撰写"医家五戒十要"的医家是
    A. 李时珍
    B. 陈实功
    C. 孙思邈
    D. 张仲景
    E. 华佗

126. 患者反复呕吐隔餐食物。查体：消瘦，上腹部膨胀，并见胃型，应首先考虑的是
    A. 肝炎
    B. 肝硬化
    C. 胃炎
    D. 幽门梗阻
    E. 胆囊炎

B 型题

答题说明

以下提供若干组考题，每组考题共用在考题前列出的 A、B、C、D、E 五个备选答案。请从中选择一个与问题关系最密切的答案，并在答题卡上将相应题号的相应字母所属方框涂黑。每个备选答案可能被选择一次、多次或不被选择。

(127~128题共用备选答案)
    A. 气能生血
    B. 气能摄血
    C. 气能行血

D. 血能载气
E. 血能生气

127. 治疗血虚，常配伍补气药，其根据是
128. 气随血脱的生理基础是

(129~130题共用备选答案)
A. 苦寒
B. 甘寒
C. 辛苦温
D. 甘苦温
E. 甘辛

129. 清热燥湿药的性味多为
130. 理气药的性味多为

(131~132题共用备选答案)
A. 独活
B. 秦艽
C. 防己
D. 狗脊
E. 川乌

131. 既能祛风湿，又能温经止痛的药物是
132. 既能祛风湿，又能退虚热的药物是

(133~134题共用备选答案)
A. 侧柏叶
B. 仙鹤草
C. 白及
D. 三七
E. 炮姜

133. 具有温经止血功效的药物是
134. 具有凉血止血功效的药物是

(135~136题共用备选答案)
A. 黄连
B. 杏仁
C. 细辛
D. 熟地黄
E. 石膏

135. 小青龙汤的组成药物中含有
136. 九味羌活汤的组成药物中含有

(137~138题共用备选答案)
A. 清骨散
B. 知柏地黄丸
C. 清营汤
D. 黄连解毒汤
E. 五味消毒饮

137. 有清骨蒸潮热作用的方剂是
138. 有清血分之热作用的方剂是

(139~140题共用备选答案)
A. 杏苏散
B. 清燥救肺汤
C. 桑杏汤
D. 麦门冬汤
E. 养阴清肺汤

139. 含有半夏、麦冬、人参的方剂是
140. 含有生地黄、麦冬、玄参的方剂是

(141~142题共用备选答案)
A. 急性发热
B. 黄疸
C. 呕吐
D. 腹泻
E. 血便

141. 肠梗阻可见腹痛，并伴有
142. 肠套叠可见腹痛，并伴有

(143~144题共用备选答案)
A. 指关节梭状畸形
B. 杵状指
C. 匙状甲
D. 浮髌现象
E. 肢端肥大

143. 支气管扩张，常表现为
144. 类风湿关节炎，常表现为

(145~146题共用备选答案)
A. 医疗事故损害后果与患者原有疾病状况之间的关系
B. 患者的经济状况
C. 患者亲友在纠纷处理过程中的态度
D. 无过错输血感染造成的不良后果
E. 医患双方协商解决

145. 医疗事故赔偿确定具体赔偿数额,应当考虑的因素是
146. 对发生医疗事故的赔偿等民事责任争议问题处理时,可以考虑的方式是

(147~148题共用备选答案)
A. 后马托品
B. 托吡卡胺
C. 普鲁本辛
D. 山莨菪碱
E. 东莨菪碱

147. 治疗晕动病,应选用
148. 治疗感染中毒性休克,应选用

(149~150题共用备选答案)
A. 维拉帕米
B. 胺碘酮
C. 美西律
D. 普鲁卡因胺
E. 苯妥英钠

149. 治疗强心苷中毒所致的心律失常,应首选的是
150. 治疗冠心病并发阵发性室性心动过速,应首选的是

中西医结合执业助理医师资格考试
最后成功四套胜卷(一)

(医学综合笔试部分)

第二单元

考生姓名：_____

准考证号：_____

考　　点：_____

考　场　号：_____

A1 型题

答题说明

每一道考试题下面有 A、B、C、D、E 五个备选答案。请从中选择一个最佳答案，并在答题卡上将相应题号的相应字母所属的方框涂黑。

1. 诊断 COPD 的主要依据是
   A. 病史和症状
   B. 阳性体征
   C. 胸部 X 检查
   D. 心电图改变
   E. 肺功能检查

2. 哮病发生的"夙根"是
   A. 风
   B. 痰
   C. 气
   D. 虚
   E. 瘀

3. 患者，女，40 岁。突起呼吸困难，两肺满布以呼气相为主的哮鸣音，无湿啰音，心率 100 次/分，心界不大，心脏听诊无杂音，并见咳嗽，痰涎稀白，口不渴，面色晦滞带青，形寒肢冷，舌苔白滑，脉浮紧。应首先考虑的治疗药物是
   A. β 受体激动剂与射干麻黄汤
   B. 氨茶碱与玉屏风散
   C. 西地兰与六君子汤
   D. 异丙肾上腺素与金匮肾气丸
   E. 糖皮质激素与定喘汤

4. 患者，男，35 岁。高热 2 天余，咳嗽，咳痰，伴右侧胸痛。X 线检查右中肺实变阴影。其诊断是
   A. 急性支气管炎
   B. 肺炎链球菌肺炎
   C. 肺炎支原体肺炎
   D. 病毒性肺炎
   E. 原发型肺结核

5. 下列哪项不是肺胀的常见临床表现
   A. 长期反复咳嗽
   B. 喘息，气短难续
   C. 痰涎壅盛
   D. 胸中胀满
   E. 唇暗舌紫，脉结代

6. 患者，男，56 岁。肺心病病史 6 年，前日酒后受凉，发热，喘息气粗，烦躁，胸满，咳嗽，痰黄，黏稠难咳，溲黄便干，口渴，舌红，舌苔黄腻，舌边尖红，脉滑数。其证型是
   A. 痰浊壅肺证
   B. 痰热郁肺证
   C. 痰蒙神窍证
   D. 阳虚水泛证
   E. 肺肾气虚证

7. 急性心肌梗死最常见的心律失常是
   A. 房室传导阻滞
   B. 心房扑动
   C. 室性早搏及室性心动过速
   D. 阵发性室上性心动过速
   E. 窦性停搏

8. 治疗快速性心律失常心脉瘀阻证，应首选
   A. 归脾汤加减
   B. 天王补心丹加减
   C. 生脉散加减
   D. 黄连温胆汤加减
   E. 桃仁红花煎加减

9. 患者，男，35 岁。心悸时发时止，胸闷烦躁，失眠多梦，口干口苦，大便秘结，

小便黄赤，舌苔黄腻，脉象弦滑。其证候是
   A. 阴虚火旺证
   B. 气血不足证
   C. 气阴两虚证
   D. 痰火扰心证
   E. 心阳不振证

10. 天麻钩藤饮加减治疗的高血压病中医证型是
    A. 肝阳上亢证
    B. 痰湿内盛证
    C. 瘀血内停证
    D. 肝肾阴虚证
    E. 肾阳虚衰证

11. 心绞痛发作时，首选的速效药物是
    A. 普萘洛尔（心得安）
    B. 硝苯地平（心痛定）
    C. 硝酸异山梨醇酯（消心痛）
    D. 硝酸甘油
    E. 阿司匹林

12. 胸痹的病机，总属
    A. 气血失和
    B. 寒热错杂
    C. 气血两虚
    D. 本虚标实
    E. 上盛下虚

13. 缓解急性心肌梗死疼痛的最有效药物是
    A. 硝酸异山梨醇酯（消心痛）
    B. 硝酸甘油
    C. 吗啡
    D. 安痛定
    E. 硝苯地平（心痛定）

14. 患者，男，48岁。有冠心病病史3年。今晨胸痛持续剧烈，甚则心痛彻背，背痛彻心，含服硝酸甘油后不能缓解，且喘促心悸，气短乏力，畏寒肢冷，腰部、下肢浮肿，面色苍白，唇甲淡白，舌淡胖，苔水滑，脉沉细。检查：心电图示Ⅰ、Ⅱ、aVF导联ST段呈弓背向上的抬高，血清酶学检查示CK-MB活性增高。其证型是
    A. 气阴两虚证
    B. 寒凝心脉证
    C. 痰瘀互结证
    D. 气虚血瘀证
    E. 阳虚水泛证

15. 患者，胃脘灼热胀痛，嘈杂，脘腹痞闷，口干口苦，渴不欲饮，身重肢倦，尿黄，舌红，苔黄腻，脉滑。其方剂应选
    A. 失笑散合丹参饮加减
    B. 益胃汤加减
    C. 三仁汤加减
    D. 四君子汤加减
    E. 柴胡疏肝散加减

16. 胃癌病位在胃，与下列关系密切的是
    A. 肝、脾、肾
    B. 肝、心、肾
    C. 脾、肺、肾
    D. 心、肺、肾
    E. 心、脾、肾

17. 患者，男，51岁。患胃癌2年。现症见脘痛剧烈，痛处固定，拒按，上腹肿块，肌肤甲错，眼眶暗黑，舌质紫暗，舌下脉络紫胀，脉弦涩。实验室检查：大便潜血试验示弱阳性。自服三七粉止血。治疗应首选
    A. 海藻玉壶汤加减
    B. 膈下逐瘀汤加减
    C. 柴胡疏肝散加减
    D. 血府逐瘀汤加减

E. 玉女煎加减

18. 中医学认为肝硬化之病位主要在
    A. 肝、胆、脾、胃
    B. 肝、胆、肺、肾
    C. 肝、心、脾、肾
    D. 肝、脾、肾
    E. 肝、心、脾

19. 患者，男，52岁。右上腹疼痛2个月，右胁胀满，胁下癥块触痛，烦躁易怒，恶心纳呆，面色萎黄不荣，舌暗有瘀斑，苔薄白，脉弦涩。实验室检查：甲胎球蛋白510μg/mL，B型超声波示右肝叶占位性病变，直径5cm。其证型是
    A. 热毒伤阴
    B. 湿热瘀毒
    C. 气滞血瘀
    D. 水湿内停
    E. 肝脾瘀血

20. 治疗上消化道出血脾不统血证，应首选
    A. 泻心汤合十灰散加减
    B. 龙胆泻肝汤加减
    C. 归脾汤加减
    D. 独参汤加减
    E. 四味回阳饮加减

21. 患者，男，50岁。反复浮肿、尿血3年，经常感冒。症见面色无华，少气乏力，午后低热，口干咽燥，舌红少苔，脉细。检查：血压140/95mmHg，尿蛋白（++），定量3g/24h，内生肌酐清除率48%，血尿素氮10mmol/L。除对症治疗外，还应加
    A. 参芪地黄汤加减
    B. 六味地黄汤加减
    C. 右归丸
    D. 左归饮

E. 大补元煎

22. 尿路感染的主要病机是
    A. 湿热蕴结下焦，膀胱气化不利
    B. 湿热蕴结中焦，膀胱气化失司
    C. 湿热蕴结肝胆，肝胆疏泄失常
    D. 肾气亏虚，肾失蒸化开合
    E. 肾阴亏虚，湿热蕴结

23. 淋证的病理因素主要是
    A. 风寒
    B. 痰凝
    C. 瘀血
    D. 湿热
    E. 肝郁

24. 下列除哪项外，均是缺铁性贫血脾胃虚弱证的临床表现
    A. 面色萎黄
    B. 神疲乏力
    C. 纳少便溏
    D. 口唇色淡
    E. 腰膝酸软

25. 患者患贫血3年。经常头晕眼花，面黄浮肿，活动后则头晕心悸、气促。饮食尚可，有食生米、木炭等异食癖。实验室检查：大便常规发现钩虫卵，血红蛋白80g/L，应是
    A. 缺铁性贫血
    B. 再障性贫血
    C. 溶血性贫血
    D. 海洋性贫血
    E. 肾性贫血

26. 白血病中医病位在
    A. 脑髓
    B. 骨髓
    C. 肝

D. 脾
E. 肾

27. 患者,男,21岁。患急性淋巴细胞性白血病,壮热口渴,头痛面赤,咽喉肿痛,时有鼻衄,便秘,舌红绛,苔黄,脉洪大。其证型是
   A. 阴虚火旺
   B. 气阴两虚
   C. 热毒炽盛
   D. 痰热瘀阻
   E. 肝火上炎

28. 下列哪个方剂为治疗紫癜血热妄行证的首选
   A. 桃红四物汤加减
   B. 茜根散或玉女煎加减
   C. 归脾汤
   D. 犀角地黄汤加减
   E. 龙胆泻肝汤

29. 甲状腺功能亢进症气阴两虚证的治法是
   A. 疏肝理气,化痰软坚
   B. 清肝泻火,消瘿散结
   C. 滋阴清热,软坚散结
   D. 益气养阴,消瘿散结
   E. 清肝泻火,化痰散结

30. 消渴病变的脏腑以哪一脏最为关键
   A. 心
   B. 肺
   C. 脾
   D. 肝
   E. 肾

31. 下列各项,不属糖尿病主要中医病因的是
   A. 禀赋不足
   B. 饮食失节

C. 气血瘀滞
D. 情志失调
E. 劳欲过度

32. 患者,男,58岁。糖尿病病史15年。检查:双下肢浮肿,尿蛋白(+++),空腹血糖8.0mmol/L,餐后2小时血糖13mmol/L,血压150/100mmHg。其诊断是
   A. 高血压1级合并糖尿病
   B. 糖尿病肾病
   C. 慢性肾炎合并糖尿病
   D. 糖尿病合并肾盂肾炎
   E. 糖尿病肾炎

33. 低钾血症常见原因,除外
   A. 反复呕吐
   B. 长期腹泻
   C. 水中毒
   D. 碱中毒
   E. 酸中毒

34. 男性,45岁。腹胀呕吐已半年,多于午后发作,吐出隔夜食物,吐量较大,吐后舒服。由于长期呕吐除脱水外还会造成
   A. 低氯、高钾性碱中毒
   B. 低氯、低钾性碱中毒
   C. 低氯、高钾性酸中毒
   D. 低氯、低钾性酸中毒
   E. 低钾性酸中毒

35. 痹证的病因病机主要是
   A. 素体阴虚,阴血无以濡养筋络
   B. 素体阳虚,阳气不得布达周身
   C. 湿热痰瘀痹阻经络,流注骨节
   D. 素体气虚,无力推动气血运行
   E. 血虚脉络失养

36. 患者，男，28岁。癫痫大发作。眩晕，两目干涩，心烦失眠，腰膝酸软，舌红少苔，脉细数。其中医治法是
   A. 补益肝肾，育阴息风
   B. 健脾和胃，化痰息风
   C. 清肝泻火，化痰息风
   D. 涤痰息风，开窍定痫
   E. 活血化瘀，通络息风

37. 患者，男，16岁。有头部外伤史。猝然昏仆，肢体抽搐，颜面、口唇青紫，舌质紫暗有瘀斑，脉涩。查：脑电图示癫痫波形。其证型为
   A. 肝风痰浊证
   B. 肝火痰盛证
   C. 脾胃虚弱证
   D. 肝肾阴虚证
   E. 瘀阻清窍证

38. 治疗中风肝阳暴亢，风阳上扰证，应首选
   A. 镇肝息风汤
   B. 天麻钩藤饮
   C. 星蒌承气汤
   D. 二陈汤合桃红四物汤
   E. 补阳还五汤

39. 患者，男，58岁。清晨活动时突然昏仆，不省人事，牙关紧闭，口噤不开，痰涎壅盛，静而不烦，四肢欠温，舌淡，苔白滑而腻，脉沉。其证型是
   A. 肝阳暴亢，风阳上扰证
   B. 痰热腑实，风痰上扰证
   C. 元气败脱，心神涣散证
   D. 痰热内闭清窍证
   E. 痰湿壅闭心神证

40. 急性中毒者，呼吸带有苦杏仁味，可见于

A. 有机磷杀虫药中毒
B. 乙醇中毒
C. 氰化物中毒
D. 一氧化碳中毒
E. 氯丙嗪中毒

41. 下列各项不属于糖尿病主要中医病因的是
   A. 禀赋不足
   B. 饮食失节
   C. 气血瘀滞
   D. 情志失调
   E. 劳欲过度

42. 消化性溃疡形成的主要病因是
   A. 遗传因素
   B. 精神因素
   C. 非甾体类抗炎药的应用
   D. 幽门螺杆菌感染
   E. 长期饮用烈酒、浓茶、咖啡等

43. 患者肺痨已多年，现仍咳嗽，痰中带血，潮热，颧红，自汗盗汗，面白神疲，气短声怯，倦怠乏力，食欲不振，舌质光红，苔剥，脉细数无力。治疗方剂最宜用
   A. 保真汤
   B. 月华丸
   C. 百合固金汤
   D. 沙参麦冬汤
   E. 补肺阿胶汤

44. 冷秘的治法是
   A. 泄热导滞，润肠通便
   B. 肝脾气滞，腑气不通
   C. 温里散寒，通便止痛
   D. 益气润肠
   E. 养血润燥

45. 治疗慢性胃炎和防止复发的关键是
    A. 抗幽门螺杆菌的治疗
    B. 制酸剂
    C. 促进胃肠动力药
    D. 增强胃黏膜防御
    E. 对症处理

46. 鼓胀的基本病理变化与哪几个脏腑有关
    A. 肝、心、脾
    B. 肝、心、肾
    C. 肝、脾、肾
    D. 脾、肺、肾
    E. 肺、心、肾

47. 下列各项中，除哪项外，均是原发性高血压（风眩）的病理因素
    A. 风
    B. 火
    C. 痰
    D. 瘀
    E. 燥

48. 治疗癫痫风痰闭阻证，应首选
    A. 定痫丸
    B. 涤痰汤
    C. 顺气导痰汤
    D. 生铁落饮
    E. 羚角钩藤汤

49. 右心功能不全较早出现的临床表现是
    A. 上腹胀满
    B. 肝肿大
    C. 水肿
    D. 颈静脉怒张
    E. 紫绀

50. 下列哪种X线改变是肺癌的表现
    A. 大片状阴影，呈肺叶或肺段分布
    B. 大片状阴影，内有空洞液平
    C. 空洞形成，空腔是偏心性，壁厚，内壁凹凸不平
    D. 空洞形成，同侧或对侧有片状或条索状阴影
    E. 腔性阴影，圆形，其壁薄而均匀

51. 目前唯一比较有效的治疗胃癌的方法是
    A. 放射治疗
    B. 抗癌治疗
    C. 支持治疗
    D. 手术切除
    E. 心理治疗

52. 患者，女，22岁。起病急骤，现症见五心烦热，口苦，渴喜饮水，盗汗，乏力，体倦，皮肤瘀斑，齿龈出血。舌质红，苔黄，脉细数。实验室检查：骨髓象示有核细胞增生明显，西医诊为"急性白血病"，其中医证型应为
    A. 热毒炽盛
    B. 痰热瘀阻
    C. 阴虚火旺
    D. 气虚血瘀
    E. 气阴两虚

53. 痰饮的治疗原则是
    A. 宣肺
    B. 健脾
    C. 温化
    D. 补肾
    E. 发汗

54. 悬钟穴位于
    A. 外踝后缘中点上3寸，腓骨前缘
    B. 外踝前缘中点上3寸，腓骨前缘
    C. 外踝下缘中点上3寸，腓骨前缘
    D. 外踝高点上3寸，腓骨前缘
    E. 外踝上缘中点上3寸，腓骨前缘

55. 针刺肌肉浅薄部位的腧穴，常用的进针法是
   A. 指切
   B. 挟持
   C. 舒张
   D. 提捏
   E. 套管

56. 化脓灸属于
   A. 直接灸
   B. 间接灸
   C. 温和灸
   D. 回旋灸
   E. 实按灸

57. 下列属于原络配穴法的是
   A. 合谷、偏历
   B. 太溪、大钟
   C. 太渊、列缺
   D. 合谷、列缺
   E. 冲阳、丰隆

58. 采用背俞穴治疗皮肤痒疹，应首选
   A. 肝俞
   B. 肺俞
   C. 脾俞
   D. 三焦俞
   E. 心俞

59. 下列各项，在五输穴中属"水"的是
   A. 少府
   B. 大陵
   C. 后溪
   D. 曲泉
   E. 经渠

60. 患儿，女，10岁。阵发性右上腹绞痛，伴恶心呕吐，腹部平软。用特定穴治疗，应首选
   A. 原穴
   B. 络穴
   C. 背俞穴
   D. 八会穴
   E. 下合穴

61. 患者，男。55岁。1年来每日黎明之前腹微痛，痛即泄泻，或肠鸣而不痛，腹部和下肢畏寒，舌淡苔白，脉沉细，治疗除取主穴外，还应加
   A. 胃俞、合谷
   B. 肝俞、内关
   C. 三焦俞、公孙
   D. 命门、关元
   E. 关元俞、三阴交

62. 患者，女，26岁。下肢弛缓无力1年余。肌肉明显萎缩，功能严重受限，并感麻木，发凉，腰痛，头晕。舌红少苔，脉细数。治疗应选取何经穴为主
   A. 督脉经
   B. 太阳经
   C. 阳明经
   D. 少阳经
   E. 厥阴经

63. 患者，男，45岁。大便秘结不通，排便艰难，伴腹胀痛，身热，口干口臭，喜冷饮，舌红，苔黄，脉滑数。治疗除取主穴外，还应选用的穴位是
   A. 足三里、三阴交
   B. 中脘、太冲
   C. 神阙、关元
   D. 合谷、内庭
   E. 气海、脾俞

64. 患者，女，45岁。2天前感觉胁肋部皮肤灼热疼痛，皮色发红，继则出现簇集性粟粒状大小丘状疱疹，呈带状排列，

兼见口苦,心烦,易怒,脉弦数。治疗除取主穴外,还应选用的穴位是
A. 大椎、曲池、合谷
B. 行间、大敦、阳陵泉
C. 血海、隐白、内庭
D. 足三里、阴陵泉、阳陵泉
E. 内庭、曲池、太白

65. 患者,男,43岁。两耳轰鸣,按之不减,听力减退,兼见烦躁易怒,咽干,便秘,脉弦。治疗应首选
A. 手、足太阴经穴
B. 手、足少阴经穴
C. 手、足少阳经穴
D. 手阳明经穴
E. 足太阳经穴

66. 患者,男,62岁。外出散步时,突然昏仆,不省人事,伴口噤不开,牙关紧闭,肢体强痉。治疗应首选
A. 督脉、任脉经穴
B. 督脉、足太阳经穴
C. 督脉、手厥阴经穴
D. 任脉、手厥阴经穴
E. 任脉、足太阳经穴

67. 支气管哮喘的临床特征是
A. 反复发作的呼吸困难
B. 反复发作的混合性呼吸困难
C. 反复发作的呼气性呼吸困难
D. 反复发作的夜间阵发性呼吸困难
E. 两肺散在干湿啰音

68. 脾之大络,名为
A. 天池
B. 俞府
C. 鸠尾
D. 大包
E. 虚里

69. 下列中医外科疾病以脏腑命名的是
A. 乳痈、子痈、对口疽
B. 人中疗、委中毒、膻中疽
C. 肠痈、肝痈、肺痈
D. 蛇头疗、鹅掌风
E. 白驳风、丹毒

70. 下列除哪项外,均是腰麻(蛛网膜下腔阻滞)术的禁忌证
A. 脑脊膜炎
B. 颅内压增高
C. 败血症
D. 脊柱外伤
E. 阑尾炎

71. 单纯代谢性酸中毒不会出现的血气分析结果是
A. pH值上升
B. SB下降
C. BE呈负值
D. $PaCO_2$呈代偿性下降
E. CO_2CP下降

72. 轻痛,不影响睡眠及食欲,按照1987年世界卫生组织曾介绍疼痛程度积分法,得分为
A. 1分
B. 2.5分
C. 5分
D. 7.5分
E. 10分

73. 目前普遍开展的腹腔镜手术有
A. 解剖性肝切除术
B. 门静脉断流术或转流术
C. 疝修补术
D. 胆囊空肠吻合术
E. 胃切除术

74. 西医学的痈，相当于中医学的
   A. 疖
   B. 无头疽
   C. 有头疽
   D. 附骨疽
   E. 流注

75. 属于闭合性损伤的是
   A. 冲击伤
   B. 刺伤
   C. 裂伤
   D. 切伤
   E. 擦伤

76. 下列关于内治法应用的叙述，错误的是
   A. 治疗外科疾病都应严格遵循消、托、补法的顺序
   B. 治疗肿疡早期用消法
   C. 治疗肿疡中期用托法
   D. 治疗肿疡后期用补法
   E. 托法中应用黄芪主要是透脓而不是补气

77. 患者，男，52岁。患急性阑尾炎，右下腹疼痛，高热，烦渴欲饮，呕吐不食，大便秘结，小便黄，舌红苔黄燥，脉洪大而数。诊断为热毒证，治疗应首选青霉素加
   A. 阑尾化瘀汤
   B. 黄连解毒汤
   C. 大黄牡丹汤合透脓散
   D. 阑尾清化汤
   E. 大承气汤

78. 辨别疮疡阴证、阳证的主要依据，下列哪一项是错误的
   A. 患处的皮肤红活与否
   B. 肿势高起或下陷
   C. 局部温度灼热与否
   D. 病发于皮肤还是筋骨
   E. 脓液有无

79. 患者，男，27岁。发现颈前肿块3个月，诊断为甲状腺瘤，局部时有发胀，胸闷，有痰难咳，舌淡红苔薄白，脉弦。治疗应首选
   A. 八珍汤
   B. 逍遥散与海藻玉壶汤加减
   C. 逍遥散
   D. 柴胡疏肝散
   E. 二陈汤

80. 下列除哪项外，均是乳岩肿块常见的临床表现
   A. 乳房出现肿块
   B. 肿块无痛、无热、皮色不变
   C. 肿块表面光滑
   D. 可有乳头溢血
   E. 晚期肿块溃烂

81. 脑震荡临床表现不包括
   A. 意识障碍不超过30分钟
   B. 意识障碍期肌腱反射消失、皮肤苍白、血压下降
   C. 醒后常有头晕、头痛、恶心呕吐
   D. 腰穿脑脊液中红细胞 1000×10^6/L（1000/mm^3）
   E. 逆行性遗忘

82. 能出现反常呼吸的肋骨骨折是
   A. 两根肋骨骨折
   B. 两根以上肋骨骨折
   C. 双侧肋骨单根骨折
   D. 多根多处肋骨骨折
   E. 多发性肋软骨骨折

83. 患者，女，30岁。有内痔史，近日大便带血，血色鲜红，间或有便后滴血。舌

淡红，苔薄黄，脉弦。其治法是
A. 清热利湿
B. 补气升提
C. 清热凉血祛风
D. 通腑泄热
E. 润肠通便

84. 在鉴别单纯性肠梗阻与绞窄性肠梗阻时，最有意义的化验检查项目是
A. 血气分析
B. 血红蛋白测定
C. 血白细胞计数
D. 尿常规检查
E. 呕吐物潜血试验

85. 下列哪项是孕激素的生理功能
A. 促进子宫发育
B. 促进女性第二性征发育
C. 使阴道上皮细胞增生、角化
D. 通过中枢神经系统使体温升高 0.3℃～0.5℃
E. 对防止高血压及冠状动脉硬化有一定的作用

86. 我国现阶段采用的围生期范围是
A. 从胚胎形成至产后1周
B. 从妊娠满20周至产后4周
C. 从妊娠满28周至产后1周
D. 从妊娠满28周至产后4周
E. 从妊娠满24周至产后1周

87. 妊娠禁用或慎用的中药不包括
A. 峻下、滑利药
B. 祛瘀、破血药
C. 耗气、散气药
D. 有毒药品
E. 清热、解毒药

88. 临产调护六字真言"睡、忍痛、慢临盆"出自
A. 《产宝》
B. 《十产论》
C. 《女科百问》
D. 《达生篇》
E. 《妇人大全良方》

89. 早孕时最早及最重要的症状是
A. 停经
B. 早孕反应
C. 尿频
D. 腹痛
E. 乳房胀痛

90. 产后"三急"是指
A. 呕吐、泄泻、盗汗
B. 尿失禁、缺乳、大便难
C. 血晕、发热、痉证
D. 病痉、病郁冒、大便难
E. 腹痛、恶露不下、发热

91. 患者，女，26岁，已婚。停经48天，尿妊娠试验（+），1周来纳呆恶心，呕吐食物残渣，恶闻食气，口淡，神疲嗜睡，舌淡苔白润，脉缓滑无力。其证型是
A. 脾胃虚寒
B. 脾胃虚弱
C. 痰湿中阻
D. 肝胃不和
E. 以上均非

92. 患者，女，31岁，已婚。停经2个月余，反复少量阴道流血18天，10天前曾下腹剧痛，现下腹坠胀。妇科盆腔及B型超声波检查：子宫大小正常，右附件包块约7cm×6cm×5cm大小，尿妊娠试验可疑（+）。应首先考虑的是
A. 宫外孕未破损型

B. 宫外孕不稳定型
C. 宫外孕包块型
D. 子宫内膜异位症
E. 右附件炎性包块

93. 患者，女，26岁，已婚。孕36周余，小腿水肿，胸闷气短，疲乏无力，口淡纳少，腹胀便溏。舌胖嫩边有齿痕，苔薄白，脉滑缓无力。检查：水肿（+），血压130/90 mmHg。治疗应首选
    A. 降压药肼苯哒嗪
    B. 利尿药氨苯蝶啶
    C. 补气方四君子汤
    D. 健脾行水方白术散
    E. 化气行水方真武汤

94. 羊水过多处理不正确的是
    A. 胎儿畸形，应立即终止妊娠
    B. 胎儿无畸形，孕妇症状较轻，妊娠不足37周者可继续妊娠
    C. 吲哚美辛治疗
    D. 高盐饮食
    E. 必要时服用利尿剂及镇静剂

95. 下列哪项不是妊娠合并心脏病的主要症状
    A. 心悸
    B. 腹痛
    C. 浮肿
    D. 气短
    E. 乏力

96. 产后缺乳肝郁气滞型首选方剂是
    A. 柴胡疏肝散
    B. 龙胆泻肝汤
    C. 一贯煎
    D. 保阴煎
    E. 下乳涌泉散

97. 胎膜早破诊断常用检查方法及处理错误的是
    A. 阴道液酸碱度检查
    B. 阴道液涂片检查
    C. 羊膜镜检查
    D. 羊水涂片检查
    E. 终止妊娠

98. 先兆子宫破裂表现不包括
    A. 下腹部有压痛
    B. 大便失禁
    C. 烦躁不安
    D. 感宫缩过强
    E. 排尿困难

99. 患者，女，26岁，已婚。孕2产1，现孕40周，来院途中分娩，总产程1小时，产后5天出现寒战、高热、下腹痛，无乳胀及腹泻。妇科检查：阴道内有脓血，宫颈轻度裂伤，子宫大而软，压痛明显。应首先考虑的是
    A. 乳腺炎
    B. 宫颈炎
    C. 产褥感染
    D. 产后细菌性痢疾
    E. 泌尿系统感染

100. 患者，女，29岁。外阴及阴中瘙痒，干涩难忍，局部皮肤变白，外阴萎缩，健忘失眠，神疲乏力，舌淡，苔薄，脉细无力。治疗首选
     A. 萆薢渗湿汤
     B. 知柏地黄汤
     C. 当归饮子
     D. 黑逍遥散
     E. 二陈汤

101. 老年性阴道炎的病因是
     A. 阴道毛滴虫

B. 白色念珠菌
C. 细菌感染
D. 雌激素水平不足
E. 免疫功能亢进

102. 下列各项，属黄体功能不足脾气虚弱证主要症状的是
    A. 月经提前，量少，色淡暗
    B. 精神倦怠
    C. 腰背酸痛
    D. 心悸失眠
    E. 少腹胀痛

103. 患者，女，30岁，已婚。月经停止1年余，形体肥胖，胸胁满闷，神疲倦怠，呕恶痰多，面浮足肿，带下量多、色白，舌苔腻，脉滑。妇科检查未见异常。其证型是
    A. 气滞血瘀
    B. 肝肾不足
    C. 气虚血弱
    D. 痰湿阻滞
    E. 以上均非

104. 围绝经期综合征肝肾阴虚型首选方为
    A. 逍遥散
    B. 杞菊地黄丸
    C. 调肝汤
    D. 柴胡疏肝散
    E. 乌药汤

105. 子宫肌瘤分类错误的是
    A. 宫体肌瘤
    B. 肌壁间肌瘤
    C. 浆膜下肌瘤
    D. 结缔组织肌瘤
    E. 黏膜下肌瘤

106. 恶性卵巢肿瘤与良性卵巢肿瘤相比错误的是
    A. 病程短，迅速增大
    B. 双侧多见
    C. 肿块边界清晰
    D. 逐渐出现恶病质
    E. 表面不平

107. 患者，女，32岁，已婚。继发加重性痛经伴经量过多4年，经服百消丹治疗，效果欠佳。经期小腹冷痛，喜温畏冷，经血有块，块下痛减，形寒肢冷，舌暗苔白，脉弦紧。已确诊为子宫内膜异位症，治疗应首选
    A. 炔诺酮加膈下逐瘀汤
    B. 炔诺酮加血府逐瘀汤
    C. 甲羟孕酮加少腹逐瘀汤
    D. 甲羟孕酮加膈下逐瘀汤
    E. 炔诺酮加桃红四物汤

108. 子宫脱垂湿热下注型，其治疗应选
    A. 清热解毒
    B. 宁心安神
    C. 补肾固脱
    D. 益气升提
    E. 清热利湿

109. 女性不孕因素错误的是
    A. 输卵管不通
    B. 双角子宫
    C. 排卵障碍
    D. 子宫内膜异位症
    E. 乳房发育不良

110. 患者，女，34岁，已婚未育。于12小时前性交后发现阴茎套破损，大部分精液积存于阴道中。她可以选择的补救方法是
    A. 阴道隔膜
    B. 体外射精

C. 紧急避孕药
D. 皮下埋植避孕法
E. 输卵管绝育术

111. 婴儿期是指
　　A. 出生后到满1周岁之前
　　B. 1周岁至满3周岁
　　C. 自出生后脐带结扎时起，至生后足28天
　　D. 3周岁后（第4年）到入小学前（6~7岁）
　　E. 6~7岁至11~12岁

112. 以下哪项不是小儿的生理特点
　　A. 脏腑娇嫩
　　B. 发育迅速
　　C. 行气未充
　　D. 肝常有余
　　E. 生机蓬勃

113. 辅助食品的添加原则错误的是
　　A. 从少到多
　　B. 由稠到稀
　　C. 由一种到多种
　　D. 由细到粗
　　E. 天气炎热和婴儿患病时，应暂缓添加新品种

114. 下列哪项是轻度小儿代谢性酸中毒的主要临床表现之一
　　A. 呼吸浅快
　　B. 心率不变
　　C. 厌食，恶心，呕吐
　　D. 血压升高
　　E. 呼吸浅慢

115. 在我国，1岁内小儿需完成的基础计划免疫中，不包括下列中哪项
　　A. 卡介苗

B. 脊髓灰质炎疫苗
C. 麻疹疫苗
D. 百日咳－白喉－破伤风混合疫苗
E. 乙型脑炎疫苗

116. 治疗肺炎喘嗽痰热闭肺证，应首选
　　A. 三拗汤
　　B. 五虎汤合葶苈大枣泻肺汤
　　C. 二陈汤
　　D. 定喘汤
　　E. 麻杏石甘汤

117. 病毒性心肌炎湿热侵心证的治法是
　　A. 益气养阴，宁心安神
　　B. 豁痰活血，化瘀通络
　　C. 温振心阳，宁心安神
　　D. 清热化湿，宁心安神
　　E. 清热解毒，宁心安神

118. 婴儿腹泻重度脱水的主要诊断依据是
　　A. 皮肤弹性差
　　B. 哭无泪，尿量少
　　C. 眼眶及前囟凹陷
　　D. 周围循环衰竭
　　E. 精神委靡

119. 患儿，3岁。腹痛、腹泻2天。2天前过食瓜果，出现腹痛欲泻，泻后痛减，腹胀，嗳腐，呕吐，吐泻物酸臭，舌苔黄腻，脉滑实。诊断为婴幼儿腹泻，其证型是
　　A. 风寒
　　B. 湿热
　　C. 伤食
　　D. 脾虚
　　E. 脾肾阳虚

120. 患儿，男，8岁。颜面眼睑浮肿，小便短赤，下肢疮毒，舌红苔薄黄，脉滑

数。实验室检查：尿蛋白（++），镜下红细胞 20～30 个/HP，白细胞 5～6 个/HP，血清补体明显下降。治疗应首选青霉素加
A. 三妙丸合导赤散
B. 麻黄连翘赤小豆汤
C. 五苓散
D. 真武汤
E. 八正散

121. 下列疾病中，脑脊液放置 24 小时后，可有纤细的网状薄膜形成的是
A. 化脓性脑膜炎
B. 病毒性脑膜炎
C. 结核性脑膜炎
D. 脑脓肿
E. 脑肿瘤

122. 癫痫发作时吐舌，惊叫，急啼，面色时红时白，惊惕不安，如人将捕之状，苔薄白，脉弦滑。治疗首选方为
A. 定痫丸
B. 涤痰汤
C. 镇惊丸
D. 六君子汤
E. 通窍活血汤

123. 营养性缺铁性贫血实验室检查中，下列正确的是
A. 血清铁蛋白降低，血清铁降低，总结合力降低
B. 血清铁降低，总铁结合力增高，铁粒幼红细胞增加
C. 总铁结合力降低，血清铁降低，铁粒幼红细胞减少
D. 血清铁蛋白降低，红细胞游离原卟啉增高，血清铁降低
E. 红细胞游离原卟啉增高，铁幼粒红细胞增高，血清铁降低

124. 患儿，女，5 岁。反复咳嗽 2 个月，咳嗽呈发作性，干咳痰少，夜间加剧，用抗生素治疗无效，口服氨茶碱能明显减轻症状。应首先考虑的是
A. 寒性哮喘
B. 热性哮喘
C. 急性上呼吸道感染
D. 咳嗽变异性哮喘
E. 急性支气管炎

125. 确诊风湿热的主要表现哪项是错误的
A. 心肌炎
B. 游走性多发性关节炎
C. 舞蹈病
D. 发热
E. 环形红斑

126. 儿童风湿热的相关发病机制是
A. 链球菌直接损害
B. Ⅲ型变态反应
C. Ⅳ型变态反应
D. Ⅰ型变态反应
E. 肠球菌的毒素作用

127. 过敏性紫癜血热妄行证的首选方剂是
A. 银翘散
B. 清瘟败毒饮
C. 四妙散
D. 葛根黄芩黄连汤
E. 茜根散

128. 疳证病机源于
A. 心肾
B. 脾胃
C. 肝胆
D. 脾肺
E. 心肺

129. 麻疹发病年龄多见于

A. 1~5 岁
B. 5~10 岁
C. 6 个月~1 岁
D. 3~5 岁
E. 10~18 岁

130. 患儿，男 3 岁。麻疹见疹已 6 日，高热不退，咳嗽气急，鼻翼扇动，口渴烦躁，舌红苔黄，脉数。其证型是
    A. 顺证，见形期
    B. 顺证，初热期
    C. 逆证，热毒攻喉
    D. 逆证，麻毒闭肺
    E. 逆证，邪陷心肝

131. 风疹的证候特点是
    A. 初起类似伤风感冒
    B. 轻度发热，咳嗽
    C. 特殊的皮疹细小如痧
    D. 耳后、枕部淋巴结肿大
    E. 以上都是

132. 下列四种发疹性疾病中，具有杨梅样舌的是
    A. 麻疹
    B. 风疹
    C. 猩红热
    D. 幼儿急疹
    E. 以上都是

133. 以下哪项不是猩红热的并发症
    A. 化脓性中耳炎
    B. 类风湿关节炎
    C. 急性肾小球肾炎
    D. 中毒性关节炎
    E. 蜂窝组织炎

134. 腹痛的主要病因病机不包括
    A. 感受寒邪
    B. 气阴亏虚
    C. 乳食积滞
    D. 脏腑虚冷
    E. 气滞血瘀

135. 脾虚夹积型积滞的首选方剂是
    A. 益脾散
    B. 健脾丸
    C. 保和丸
    D. 木香大安丸
    E. 七味白术散

136. 下列各项中，不属于惊风八候的是
    A. 搐
    B. 摇
    C. 搦
    D. 引
    E. 反

137. 仅用于急性剧痛和生命有限的晚期癌症患者的药物种类是
    A. 解热镇痛抗炎药
    B. 麻醉性镇痛药
    C. 催眠镇静药
    D. 抗癫痫药
    E. 抗忧郁药

138. 属于特异性感染的疾病是
    A. 疖
    B. 痈
    C. 丹毒
    D. 破伤风
    E. 阑尾炎

B 型题

答题说明

以下提供若干组考题，每组考题共用在考题前列出的 A、B、C、D、E 五个备选答案。请从中选择一个与问题关系最密切的答案，并在答题卡上将相应题号的相应字母所属方框涂黑。每个备选答案可能被选择一次、多次或不被选择。

(139~140 题共用备选答案)

A. 糖正常，氯化物升高，蛋白明显下降，细胞数升高，以中性粒细胞为主
B. 糖明显下降，氯化物下降，蛋白明显升高，细胞数升高，以中性粒细胞为主
C. 糖明显下降，氯化物下降，蛋白明显升高，细胞数升高，以淋巴增高为主
D. 细胞数增高，淋巴为主，糖正常，氯化物正常，蛋白升高
E. 糖明显升高，氯化物正常，蛋白正常，细胞数正常

139. 化脓性脑膜炎
140. 病毒性脑膜炎

(141~142 题共用备选答案)

A. 月华丸加减
B. 百合固金汤合秦艽鳖甲散加减
C. 保真汤加减
D. 补天大造丸加减
E. 沙参麦冬汤合五味消毒饮

141. 治疗肺阴亏损证，应首选
142. 治疗阴阳两虚证，应首选

(143~144 题共用备选答案)

A. 五皮饮合五苓散
B. 防己黄芪汤
C. 参芪地黄汤加减
D. 杞菊地黄丸
E. 真武汤

143. 治疗急性肾小球肾炎脾肾亏虚，水气泛溢证，应首选
144. 治疗慢性肾小球肾炎肺肾气阴两虚证，应首选

(145~146 题共用备选答案)

A. 蠲痹汤
B. 四妙丸加减
C. 桂枝芍药知母汤加减
D. 六味地黄丸
E. 丁氏清络饮加减

145. 治疗类风湿关节炎寒热错杂证，应首选
146. 治疗类风湿关节炎湿热痹阻证，应首选

(147~148 题共用备选答案)

A. 痰饮
B. 伏饮
C. 悬饮
D. 溢饮
E. 支饮

147. 饮流于胃肠，称为
148. 水饮流溢于四肢，称为

(149~150 题共用备选答案)

A. 从规律宫缩到宫口开全
B. 宫口开全到胎儿娩出
C. 胎儿娩出至胎盘娩出
D. 从规律宫缩到宫口开大 3cm
E. 胎盘娩出到产后 2 小时

149. 产程中第二产程是
150. 产程中第三产程是

中西医结合执业助理医师资格考试最后成功四套胜卷答案与解析

中西医结合执业助理医师资格考试
最后成功四套胜卷（一）答案

第一单元

1. E	2. B	3. B	4. D	5. C	6. E	7. D	8. E	9. E	10. E
11. A	12. D	13. E	14. D	15. A	16. C	17. C	18. D	19. A	20. D
21. D	22. C	23. D	24. C	25. B	26. C	27. A	28. E	29. E	30. B
31. E	32. C	33. B	34. A	35. D	36. E	37. A	38. B	39. C	40. D
41. D	42. A	43. C	44. A	45. C	46. B	47. B	48. B	49. A	50. A
51. A	52. A	53. C	54. C	55. B	56. C	57. C	58. C	59. A	60. C
61. E	62. A	63. C	64. B	65. B	66. C	67. C	68. A	69. B	70. E
71. E	72. E	73. C	74. A	75. D	76. C	77. E	78. C	79. D	80. A
81. E	82. C	83. C	84. C	85. A	86. C	87. A	88. C	89. C	90. C
91. C	92. A	93. A	94. C	95. B	96. C	97. C	98. D	99. C	100. E
101. C	102. C	103. D	104. A	105. D	106. C	107. B	108. C	109. D	110. D
111. A	112. C	113. D	114. B	115. C	116. A	117. B	118. C	119. C	120. D
121. D	122. A	123. C	124. C	125. D	126. C	127. C	128. C	129. A	130. C
131. E	132. B	133. E	134. C	135. C	136. C	137. A	138. C	139. D	140. E
141. C	142. E	143. B	144. A	145. A	146. E	147. E	148. D	149. E	150. A

第二单元

1. E	2. B	3. A	4. B	5. E	6. B	7. C	8. E	9. D	10. A
11. D	12. D	13. C	14. E	15. C	16. A	17. B	18. D	19. C	20. C
21. A	22. A	23. D	24. E	25. A	26. B	27. C	28. C	29. D	30. E
31. C	32. B	33. E	34. B	35. C	36. A	37. E	38. B	39. E	40. C
41. C	42. D	43. A	44. C	45. A	46. C	47. E	48. C	49. E	50. C
51. D	52. C	53. C	54. D	55. D	56. A	57. D	58. C	59. D	60. E
61. D	62. C	63. C	64. C	65. D	66. C	67. C	68. C	69. C	70. C
71. A	72. A	73. C	74. C	75. D	76. C	77. C	78. E	79. B	80. C
81. D	82. D	83. C	84. E	85. D	86. C	87. E	88. D	89. A	90. A
91. B	92. B	93. C	94. C	95. C	96. C	97. C	98. D	99. C	100. C
101. D	102. B	103. D	104. B	105. D	106. C	107. C	108. E	109. E	110. C
111. A	112. D	113. B	114. C	115. C	116. C	117. C	118. C	119. C	120. B
121. C	122. C	123. B	124. C	125. C	126. C	127. B	128. B	129. A	130. C
131. E	132. C	133. B	134. C	135. C	136. C	137. C	138. C	139. B	140. D
141. A	142. D	143. A	144. C	145. C	146. B	147. A	148. D	149. B	150. C

中西医结合执业助理医师资格考试
最后成功四套胜卷（一）解析

第一单元

1. 答案：E　解析：中医学整体观念的内涵包括：①人体是有机的整体。②人与自然界的统一性。故选择E。

2. 答案：B　解析：上午为阳中之阳，下午为阳中之阴；上半夜为阴中之阴，下半夜为阴中之阳。故选择B。

3. 答案：B　解析：张景岳《景岳全书·新方八略引》曰："善补阳者，必于阴中求阳，则阳得阴助而生化无穷；善补阴者，必于阳中求阴，则阴得阳升而泉源不竭。"字面上的意思是：善于扶阳的，必然懂得酌情加入滋阴的药，那么，阳气得到阴液的帮助就可以生化无穷；而善于滋阴的，必然懂得酌情加入扶阳的药，那么，阴液得到阳气的帮助就可以源源不竭。阴中求阳，实则为阳虚。故选择B。

4. 答案：D　解析：生我者为母，我生者为子。克我者，为所不胜，我克者为所胜；金克木，金为木之所不胜。故选择D。

5. 答案：C　解析：脾的运化水谷功能，全赖于脾气，只有在脾气强健的情况下，水谷精微才得以正常消化吸收，为化生精、气、血、津液提供足够的养料。所以与血液生成关系最密切的脏腑为脾。故选择C。

6. 答案：E　解析：肺为娇脏，是指肺为清虚之脏，轻清肃静，不容纤芥，不耐邪气之侵，肺气通于天，不耐寒热，故为娇嫩之脏。故选择E。

7. 答案：D　解析：肝藏血，是指肝贮藏血液和调节血量的作用。当人卧后，血就归于肝；人动后，血就运行于诸经。故选择D。

8. 答案：E　解析：肾主纳气，具有帮助肺保持呼吸的深度、防止呼吸浅表的作用。吸气的降纳，必须得到肾摄纳作用的帮助。也就是说，肺的吸气，一定要依靠肾的摄纳，才能维持其深度。故选择E。

9. 答案：E　解析：肾因开窍二阴而司大小便，又寄藏命门之火，为元阴、元阳之脏，故有"水火之脏""阴阳之宅"之称，为最易发生阴阳互损的脏腑。故选择E。

10. 答案：E　解析：小肠主化物而分别清浊，为受盛之官，能化物而使精华归于五脏，使糟粕从六腑排泄，并使糟粕中的水分归于膀胱，渣滓归于大肠。因此，小肠如有病变，可以影响大便和小便的排泄。故选择E。

11. 答案：A　解析：脑为元神之府，骨为髓之府，脉为血之府，胆为中精之府。故选择A。

12. 答案：D　解析：手之三阴，从胸走手；手之三阳，从手走头；足之三阳，从头走足；足之三阴，从足走腹。故选择D。

13. 答案：E　解析：太阴、阳明在前缘；厥阴、少阳在中线；少阴、太阳在后缘；阴经行于内侧，阳经行于外侧，手少阳三焦经，在外侧中线。故选择E。

14. 答案：D　解析：湿为阴邪，易阻遏气机，损伤阳气，湿性重浊，湿性黏滞，常见恶风寒，虽然出汗但热不退，四肢困倦，关节肌肉疼痛等症状。故选择D。

15. 答案：A　解析：怒则气上，喜则气缓，悲则气消，恐则气下，寒则气收，惊则气乱，劳则气耗，思则气结。故选择A。

16. 答案：C　解析：患者腹部胀满，为实象；纳食减少，疲乏无力，舌胖嫩而苔润，脉细弱而无力为虚象。此患者为脾虚患者，脾虚则运化无力，故患者纳食减少，腹部胀满，脉细弱而无力也支持脾虚证。故选择C。

17. 答案：C　解析：素有高血压病史，现症见眩晕耳鸣，面红头胀，为肝阳上亢；腰膝酸软，失眠多梦，时有遗精或性欲亢进，舌红，脉沉弦细，为肾阴亏虚之证。故选择C。

18. 答案：D　解析：用寒远寒，是指秋冬季节，气候由凉变寒，阴盛阳衰，人体腠理致密，阳气内敛，此时若非大热之证，就当慎用寒凉之品，以防苦寒伤阳。用热远热，亦然，炎热的季节，慎用热性的药物。故选择D。

19. 答案：A　解析：A 指先全身恶寒，战栗，接着大汗出，若汗出热退，脉静身凉，是邪去正复之佳兆，主疾病向愈；若汗出而身热不减，仍烦躁不安，脉来疾急，为邪胜正衰之危候，主病情恶化。B 由于阳气亏虚，不能实卫固表，腠理疏松，津液外泄，故见自汗。C 是因入睡之时，卫气入里，腠理不固，加上阴虚所生之虚热蒸津外泄，故睡时汗出；醒后卫气复归于表，腠理固密，虽阴虚内热，也不能蒸津外出，故醒后汗止。D 为亡阳之汗，表现为大汗淋漓，汗出如珠，冷汗清稀，兼见面色苍白、四肢厥冷、脉微欲绝等。E 热汗，即阳汗。故选择A。

20. 答案：D　解析：痰热内盛时的口味为黏腻而苦，故排除。湿热蕴脾时口味多为黏腻而甜，故排除。肝胃郁热时口味多为口酸，也排除。脾胃虚弱时口味多为口淡。食滞胃脘口味为口酸，故排除。故选择D。

21. 答案：D　解析：齿为骨之余，骨为肾所主。正常人牙齿洁白润泽而坚固，是肾气旺盛，津液充足的表现。牙齿干燥，甚者齿如枯骨，为胃津已伤或肾阴枯竭。故选择D。

22．答案：C　解析：绛舌主热入营血，阴虚火旺及瘀血，舌绛而少苔或无苔，或有裂纹，则为阴虚火旺。故选择C。

23. 答案：D　解析：独语是指自言自语，喃喃不休，见人则止，首尾不续者。多因心气不足，神失所养，或气郁生痰，蒙蔽心窍所致。故选择D。

24. 答案：C　解析：A 以妊娠晚期出现声音嘶哑，音浊不扬，甚至不能出声为主要表现。B 多属虚证，是肺气损伤而声音嘶哑的病理，失音呈慢性进行。C 属实证，多见外感风寒或风热，痰浊阻滞以致肺气不宣而失音。D 为呼吸微弱短促，言语无力。E 为呼吸短促而不相接续。故选择C。

25. 答案：B　解析：A 指端直以长，如按琴弦，弦是脉气紧张的表现。主肝胆病、痰饮、痛证、疟疾。B 指浮而细软，如帛在水中。主虚证、湿证。C 指往来流利，如珠走盘，应指圆滑。主痰饮、食积、实热。邪气壅盛于内，正气不衰，气实血涌，故脉往来甚为流利，应指圆滑。D 指脉来绷急，状若牵绳转索。寒邪侵袭人体，与正气相搏，以致脉道紧张而拘急，故见紧脉。E 指首尾端长，超过本位。主肝阳有余，火热邪毒等有余之证。故选择B。

26. 答案：C　解析：A 为腹部高度胀大，如鼓之状者。B 是自觉心下或胃脘部痞塞不适和胀满的一种症状。C 指腹内的结块，或胀或痛的一种病证。但积和聚不同，痛有定处，按之有形而不移的为积，病属血分；痛无定处，按之无形聚散不定的为聚，病属气分。D 为腹部高度胀大，如鼓之状者。E 指邪气内结，引起胸腹胀满疼痛、手不可近的病证。故选择C。

27. 答案：C　解析：手足冷、脉沉等，似属寒证，但四肢冷而身热不恶寒反恶热，脉沉数而有力，更见烦渴喜冷饮，咽干、口臭,谵语,小便短赤,大便燥结或热痢下重,舌质红,苔黄而干等症。A 主要表现为恶寒发热,头痛身痛,口渴引饮,心烦尿黄,咳喘痰黄,舌红苔薄等。B 多表现为发热头痛,咽干汗出,食少腹胀,便溏溲清,舌体胖,苔略黄等。D 表现为身热,面色浮红,口渴,脉大等,似属热证,但患者身虽热却反欲盖衣被,渴欲热饮而饮不多,面红时隐时现,浮嫩如妆,不似实热之满面通红,脉大却按之无力。同时,还可见到四肢厥冷,下利清谷,小便清长,舌淡苔白等症状。E 即指患者在同一时间内,上部表现为热,下部表现为寒的证候。故选择 C。

28. 答案:E 解析:阳虚证临床表现为面色淡白或萎黄,精神委靡,神疲乏力,心悸气短,形寒肢冷,自汗,大便滑脱,小便失禁,舌淡胖嫩,脉虚沉迟。若伤阳者,以阳气虚的表现为主。故选择 E。

29. 答案:E 解析:A 多为肝火上炎。B 多为外伤后,属瘀血阻络。C 多为气血亏虚。D 多为肝阳上亢。E 为痰湿内阻。故选择 E。

30. 答案:B 解析:头痛、眩晕、昏厥、不省人事、肢体强痉多因郁怒伤肝,肝气上逆,肝气升发太过,气火上逆而见。呕血为血随气逆而上涌。故选择 B。

31. 答案:E 解析:A 的临床表现为眩晕耳鸣,面白无华,爪甲不荣,夜寐多梦,视力减退或雀目,或见肢体麻木,关节拘急不利,手足震颤,肌肉跳动,妇女常见月经量少、色淡,甚则经闭,舌淡苔白,脉弦细。B 的临床表现为头晕耳鸣,两目干涩,面部烘热,胁肋灼痛,五心烦热,潮热盗汗,咽口干燥,或见手足蠕动,舌红少津,脉弦细数。C 的临床表现为头晕目眩耳鸣,惊悸不宁,烦躁不寐,口苦呕恶,胸闷太息,舌苔黄腻,脉弦滑。D 的临床表现为眩晕耳鸣,头目胀痛,面红目赤,急躁易怒,心悸健忘,失眠多梦,腰膝酸软,头重脚

轻,舌红少苔,脉弦而有力。E 的临床表现为胸胁或少腹胀闷窜痛,胸闷喜太息,易怒,妇女月经不调,苔薄白,脉弦。故选择 E。

32. 答案:C 解析:咳嗽喘促为肺气虚的表现,呼多吸少,动则益甚,声低息微,腰膝酸软,为肾气虚的表现。舌淡为气虚,脉沉细两尺无力为肾气虚的表现。由此可见,患者肺肾两脏气虚,降纳无权。故选择 C。

33. 答案:B 解析:脘部隐痛,饥不欲食为胃阴不足,胃阴不足则胃阳偏亢,虚热内生,热郁胃中,胃气不和,大便干结为下不能濡润大肠,干呕呃逆为胃失阴液滋润,胃气不和,可见脘痞不舒,阴虚热扰,胃气上逆,舌红少津,脉象细数,是阴虚内热的征象。C 在胃热炽盛的基础上有津亏的表现。D 的临床表现为胃脘灼痛,吞酸嘈杂,或食入即吐,或渴喜冷饮,消谷善饥,或牙龈肿痛,齿衄口臭,大便秘结,小便短赤,舌红苔黄,脉滑数。E 的临床表现为脘胁胀闷疼痛,嗳气呃逆,嘈杂吞酸,烦躁易怒,舌红苔薄黄,脉弦或带数象,或颠顶疼痛,遇寒则甚,得温痛减,呕吐涎沫,形寒肢冷,舌淡苔白滑,脉沉弦紧。故选择 B。

34. 答案:A 解析:解表药以辛温发散为主要功能,以辛味居多。故选择 A。

35. 答案:D 解析:蝉蜕归肺、肝经。故选择 D。

36. 答案:E 解析:中药"七情"配伍理论:单行、相须、相使、相畏、相杀、相恶、相反。A 相使,指主药配合辅药,互相增强作用。B 相畏,指一种药物的毒性可以被另一种药物减轻或消除。C 相杀,指一种药物能减轻或消除另一种药物的毒性。D 相反,指两药合用,产生毒性反应或副作用。E 相恶,一种药物破坏另一种药物的功效。莱菔子能削弱人参的补气作用。故选择 E。

37. 答案：A 解析：人参为贵重药材，为了更好地煎出有效成分，还应单独另煎，即另炖2~3小时。煎液可以另服，也可与其他煎液混合服用。故选择A。

38. 答案：B 解析：防风祛风解表，胜湿止痛，止痉。白芷解表散寒，祛风止痛，通鼻窍，燥湿止带，消肿排脓。羌活解表散寒，祛风胜湿，止痛。苍耳子发散风寒，通鼻窍，祛风湿，止痛。藁本祛风散寒，除湿止痛。故选择B。

39. 答案：C 解析：薄荷疏散风热，清利头目，利咽透疹，疏肝行气。故选择C。

40. 答案：D 解析：针对本题所述症状，应选择兼具清热泻火、生津止渴、除烦止呕功效的药物。A石膏生用清热泻火，除烦止渴。B知母清热泻火，生津润燥。C芦根清热泻火，生津止渴，除烦止呕，利尿。D天花粉清热泻火，生津止渴，消肿排脓。E栀子泻火除烦，清热利湿，凉血解毒。故选择D。

41. 答案 D 解析：A蒲公英兼能利湿通淋，清肝明目。B紫花地丁兼能凉血消肿。C鱼腥草兼能利尿通淋。D穿心莲兼能凉血，消肿，燥湿。E青黛清肝泻火，定惊。故选择D。

42. 答案：A 解析：生地黄清热凉血，养阴生津，且兼具凉血止血的功效，为治疗热入营血，血热妄行的常用药。玄参清热凉血，泻火解毒，滋阴。牡丹皮清热凉血，活血祛瘀。赤芍清热凉血，散瘀止痛。羚羊角平肝息风，清肝明目，清热解毒。故选择A。

43. 答案：C 解析：白花蛇祛风，活络，定惊。故选择C。

44 答案：A 解析：泽泻是利水消肿药，除可利水消肿外，还能渗湿、泄热。故选择A。

45. 答案：C 解析：A附子温里作用最强，可补火助阳，回阳救逆。C干姜善于温肺散寒化饮。B肉桂、D细辛、E高良姜温里作用较弱，可温中散寒。本题所述病证为寒饮咳喘，用干姜温肺化饮比较合适。故选择C。

46. 答案：B 解析：理气药中具有破气之功的有青皮、枳实，故排除A、D、E，青皮又能消积化滞，枳实又能化痰消积。故选择B。

47. 答案：B 解析：本题五个选项均具有消食化积之功效。A山楂兼能行气散瘀。B莱菔子降气化痰。C神曲可和胃。D鸡内金涩精止遗，化坚消石。E麦芽回乳消胀。本题所述症状中有痰壅气逆，痰多胸闷，可用莱菔子降气化痰。故选择B。

48. 答案：B 解析：五种药物除虎杖外均具有凉血止血之功。虎杖散瘀止痛，擅长治疗水火烫伤，跌打损伤。槐花凉血止血，清肝泻火，擅长治疗血热便血、痔血及肝热目赤头痛。大蓟、小蓟凉血止血，散瘀解毒消痈，常用于血热出血证，热毒痈肿。地榆凉血止血，解毒敛疮，擅长治疗水火烫伤。故选择B。

49. 答案：A 解析：A川芎、C郁金为活血止痛药，B丹参、E益母草、D牛膝为活血调经药。本题所述为外感风邪所致头痛，故可排除调经药B、D、E，川芎可祛风止痛，上行头目，为治头痛要药，郁金则偏重于清热凉血、利胆退黄，故排除C。故选择A。

50. 答案：A 解析：患者"痰壅气逆，咳喘痰多，胸闷食少"，是因气滞痰食阻滞，治宜降气快膈，化痰消食，方用三子养亲汤。故选择A。

51. 答案：A 解析：患者"面色萎黄，头晕眼花，心悸失眠"，此为血虚不能养神，治宜养血柔肝，安神。酸枣仁养心益肝，安神，敛汗。合欢皮解郁安神，活血消肿。磁石镇惊安神，平肝潜阳，聪耳明目，纳气定喘。远志宁心安神，祛痰开窍，消散痈肿。朱砂清心镇惊，安神解毒。后四个药物虽然都能安神，但不具有养血之功。故选择A。

52. 答案：A 解析：石菖蒲开窍醒神，化湿和胃，宁神益智。苏合香开窍醒神，辟秽，止痛。麝香开窍醒神，活血通经，消肿止痛，催生下胎。冰片开窍醒神，清热止痛。牛黄化痰开窍，凉肝息风，清热解毒。故选择A。

53. 答案：B 解析：白术健脾益气，燥湿利尿，止汗，安胎。西洋参补气养阴，清热生津。黄芪健脾补中，升阳举陷，益卫固表，利尿，托毒生肌。人参大补元气，补脾益肺，生津，安神。甘草补脾益气，祛痰止咳，缓急止痛，清热解毒，调和诸药。故选择B。

54. 答案：E 解析：沉香行气止痛，温中止呕，纳气平喘。磁石镇惊安神，平肝潜阳，聪耳明目，纳气定喘。蛤蚧补肺益肾，纳气平喘，助阳益精。益智仁暖肾固精缩尿，温脾开胃摄唾。紫河车补肾益精，养血益气。故选择E。

55. 答案：B 解析：麻黄根固表止汗。浮小麦固表止汗，益气，除热。麻黄发汗解表，宣肺平喘，利水消肿。五味子收敛固涩，益气生津，补肾宁心。山茱萸补益肝肾，收敛固涩。故选择B。

56. 答案：D 解析：A宜用泻下剂。B宜用滋阴剂。C宜用清热化痰之剂。D宜用开窍剂。E宜用清热解毒之剂。故选择D。

57. 答案：E 解析：柴葛解肌汤的组成：柴胡、干葛、甘草、黄芩、羌活、白芷、芍药、桔梗。大柴胡汤的组成：柴胡、黄芩、芍药、半夏、生姜、枳实、大枣、大黄。故选择E。

58. 答案：C 解析：小柴胡汤的组成：柴胡、黄芩、人参、甘草、半夏、生姜、大枣。故选择C。

59. 答案：A 解析：四妙勇安汤的组成：金银花、玄参、当归、甘草。故选择A。

60. 答案：B 解析：青蒿鳖甲汤适用于温热病后期，余热未尽而阴液不足之虚热证。临床应用以夜热早凉，热退无汗，舌红少苔，脉细数为辨证要点。其余选项均不符合。故选择B。

61. 答案：E 解析：非感染性发热见于多种不同的疾病：①结缔组织病。②恶性肿瘤。③无菌性组织坏死。④内分泌疾病。⑤中枢神经系统疾病。⑥物理因素。⑦其他：如植物神经功能紊乱影响正常体温调节，可产生功能性发热，包括感染后发热和功能性低热。故选择E。

62. 答案：A 解析：急腹症包括腹膜炎症，腹腔器官急性炎症（如急性胃、肠、胰腺、胆囊炎，急性出血性坏死性肠炎），空腔脏器阻塞扩张（如肠梗阻、胆道结石、泌尿系统结石、胆道蛔虫病），脏器扭转破裂（如肠扭转、肠绞窄、肠系膜或大网膜扭转、卵巢扭转、肝脾破裂、异位妊娠破裂等），腹腔内血管阻塞（如缺血性肠病、夹层腹主动脉瘤），腹壁疾病（腹壁挫伤、腹壁脓肿、带状疱疹），胸部疾病（如肺炎、肺梗死、心绞痛、心肌梗死、急性心包炎、胸膜炎），全身性疾病（如腹型过敏性紫癜、尿毒症、铅中毒等）。故选择A。

63. 答案：D 解析：肺炎链球菌肺炎由于渗出到肺泡内的红细胞破坏后释放出含铁血黄素，混在痰中，故出现铁锈色痰。故选择D。

64. 答案：B 解析：耳源性眩晕是指前庭迷路感受异常引起的眩晕。当发生迷路积水（梅尼埃综合征）、晕动病（晕舟车病）、迷路炎、迷路出血或中毒、前庭神经炎或损害、中耳感染等，都可引起体位平衡障碍，发生眩晕。由于前庭核通过内侧束与动眼神经核之间联系。故选择B。

65. 答案：B 解析：胆红素尿为尿内

含有大量结合胆红素所致，呈深黄色，见于肝细胞性黄疸及阻塞性黄疸。因此，在溶血性黄疸中，尿中结合胆红素多阴性。其他选项皆不符。故选择B。

66. 答案：D　解析：要求如下：①从一般到特殊提问。②无诱导性提问、诘难性提问及连续性提问。③按项目的问诊评分顺序系统地问诊。④引证核实患者提供的信息。⑤问诊过程中应有小结。⑥询问者注意聆听，不轻易打断患者讲话，不能重复问诊。⑦不出现难堪的停顿。⑧友善的举止，友好的眼神。⑨给予赞扬性肯定或鼓励。⑩其他：不用医学名词和术语提问，谦虚礼貌，尊重患者，有同情心，使患者感到温暖等。故选择D。

67. 答案：D　解析：高血压脑病时，血压急剧升高、头痛、呕吐、烦躁、抽搐和意识障碍；急进型高血压是血压突然升高，并伴有视网膜病变（Ⅲ级眼底）。如呈Ⅳ级眼底，有视神经乳头水肿，则称为恶性高血压。缓进型高血压多发于40岁以上，起病隐匿，病程可达数十年，早期无任何症状，偶尔在查体时发现血压升高。脑血管痉挛临床上常出现颅内压增高（头痛、呕吐、眼底水肿出现或加重），意识障碍加重。急性心力衰竭时，患者常突然感到极度呼吸困难，迫坐呼吸，恐惧表情，烦躁不安，频频咳嗽，咳大量白色或血性泡沫痰液等。结合该患者症状体征，可判断为急进型高血压。故选择D。

68. 答案：A　解析：阿托品影响双侧瞳孔散大。B、C、D、E双侧瞳孔缩小。故选择A。

69. 答案：B　解析：语音震颤的强弱受到发音的强弱、音调的高低、胸壁的厚薄，以及气道通畅程度的影响。减弱或消失主要见于肺泡内含气量过多、支气管阻塞、大量胸腔积液或气胸、胸膜高度增厚粘连、胸壁皮下气肿或皮下水肿。故选择B。

70. 答案：E　解析：干啰音是气流通过狭窄或部分阻塞的气道所发出的声音。病理基础为气道黏膜充血水肿、分泌物增加、平滑肌痉挛、管腔内异物、肿瘤、肉芽肿，以及管壁外淋巴结或肿瘤压迫等。干啰音在吸气相与呼气相都能听到，但呼气相尤为明显，持续时间较长，声音响度和性质容易改变，部位也易变换。低音调的干啰音称为鼾音，如同熟睡中的鼾声，多发生于气管或主支气管。高音调的干啰音起源于较小的支气管或细支气管，类似于鸟叫、飞箭或哨笛音，通常称为哮鸣音。故选择E。

71. 答案：E　解析：二尖瓣器质性收缩期杂音的特点：杂音呈吹风样，高调，性质较粗糙，强度常在3/6级以上，持续时间长，占据整个收缩期，可遮盖第一心音，常向左腋下传导，吸气时减弱，呼气时加强，左侧卧位时更明显。故选择E。

72. 答案：E　解析：根据患者主食和双眼突出的特征性表现，可初步断定为甲状腺功能亢进。故选择E。

73. 答案：C　解析：尿潴留呈圆形浊音区，则可能为胀大的膀胱。幽门梗阻出现振水音。右心功能不全出现移动性浊音。巨大卵巢囊肿为实音。急性胃炎在胃泡鼓音区的上界，再行水平方向叩诊，鼓音区变大。故选择C。

74. 答案：A　解析：节律性溃疡疼痛与饮食之间的关系具有明显的相关性和节律性。在一天中，早晨3点至早餐的一段时间，胃酸分泌最低，故在此时间内很少发生疼痛。十二指肠溃疡的疼痛常在两餐之间发生，持续不减，直至下餐进食或服制酸药物后缓解。一部分十二指肠溃疡患者，由于夜间的胃酸较高，尤其在睡前曾进餐者，可发生半夜疼痛。胃溃疡疼痛的发生较不规则，常在餐后1小时内发生，经1~2小时后逐渐缓解，直至下餐进食后再出现上述节律。故选择A。

75. 答案：D　解析：锥体束病理反射

(Babinski 征、Oppenheim 征、Gordon 征）以及查多克征、霍夫曼征、肌阵挛（髌阵挛、踝阵挛）。直腿抬高试验又称"拉塞格征"，本试验阳性提示腰椎间盘突出症，但阴性亦不能完全排除本病。故选择 D。

76. 答案：D　解析：肝细胞性黄疸时结合与非结合胆红素均中度增高，尿胆红素阳性，尿胆原增加、正常或减少。故选择 D。

77. 答案：E　解析：病理性高血糖：①各型糖尿病及甲状腺功能亢进、Cushing 病、肢端肥大症、嗜铬细胞瘤等内分泌疾病。②颅外伤、颅内出血、脑膜炎等引起颅内压升高，刺激血糖中枢，以及在疾病应激状态时。③脱水、血浆呈高渗状态（高热、呕吐、腹泻）。故选择 E。

78. 答案：B　解析：尿酮体阳性见于以下几种情况：①糖尿病患者糖尿病酸中毒时会出现强阳性（+++以上），此时应引起注意，易发生中毒性昏迷，应及时采取治疗措施。②严重呕吐、腹泻、长期营养不良、饥饿、剧烈运动后。③妊娠妇女因妊娠反应而剧烈呕吐、消化吸收障碍等。故选择 B。

79. 答案：D　解析：甲类传染病：鼠疫、霍乱。乙类传染病：传染性非典型肺炎（SARS）、艾滋病、病毒性肝炎、脊髓灰质炎、狂犬病等。丙类传染病：流行性感冒、流行性腮腺炎、风疹、麻风病、伤寒和副伤寒等。SARS、狂犬病、炭疽、流行性出血热和高致病性禽流感均属于乙类传染病。故选择 D。

80. 答案：A　解析：患者有乏力、食欲不振、厌油的症状，说明肝脏出现问题，而体检发现肝脏肿大并且有压痛，丙氨酸转氨酶升高，而没有消瘦的症状，并且发病较急，考虑急性肝炎。故选择 A。

81. 答案：E　解析：流行性出血热的传播途径包括呼吸道传播、消化道传播、接触传播、母婴传播和虫媒传播等 5 种方式，B 项表述错误、E 项正确。流行性出血热具有明显的季节性和人群分布的流行特征，其中黑线姬鼠传播者以 11 月至次年 1 月为高峰、家鼠传播者 3～5 月为高峰、林区姬鼠传播者在夏季为高峰，人群分布则以男性青壮年农民和工人发病多，A、C 错误。典型病例病程有五期，非典型和轻型病例可以出现越期现象，而重型病例可出现重叠现象，D 项错误。故选择 E。

82. 答案：C　解析：脑脊液检查是流行性脑脊髓膜炎明确诊断的重要依据。发病过程中，脑脊液压力升高，外观混浊呈脓性，故 A 正确。蛋白质含量增高，糖及氯化物含量均减少，故 B、D、E 正确。白细胞计数常高达 $20 \times 10^9/L$，以中性粒细胞为主。故选择 C。

83. 答案：C　解析：典型的伤寒自然病程可分为 4 期：①初期：发热是最早的症状，常伴有全身不适、食欲减退、咽痛和咳嗽等。②极期：常有典型的伤寒表现，如持续高热、明显食欲减退、中毒性脑病的表现、肝脾肿大和皮肤出现玫瑰疹等。③缓解期：体温下降、食欲好转。④恢复期：体温正常，食欲恢复。故伤寒患者多于极期出现玫瑰疹。故选择 C。

84. 答案：A　解析：腹痛、腹泻、黏液脓血便，伴发热恶寒，符合细菌性痢疾的典型症状，首选 A 选项。阿米巴痢疾多不发热，粪便检查为暗红或果酱色血便，故排除 B 选项。急性胃肠炎无发热症状，大便多为黄色水样，故可排除 C 项。流行性脑脊髓膜炎无典型的胃肠道症状，可排除 D 项。霍乱一般无发热，多数不伴腹痛（O139 血清型发热、腹痛比较常见），粪便检查可见黏液和少许的红、白细胞，可初步排除 E 项。故选择 A。

85. 答案：A　解析：伤寒菌进行血培养时在病程的第 1～2 周阳性率高达 80%～90%，第 3 周降到 50%，以后更低，所以题中间阳性率最高时，C、D、E被排除。而第1周时病情在初期，症状逐渐明显，这时阳性率逐渐升高，所以在第1周末的时候会达到高峰。故选择A。

86．答案：C　解析：诊断"脑死亡"的条件：①昏迷原因明确。②排除各种原因的可逆性昏迷。③深昏迷，脑干反射全部消失，无自主呼吸。以上必须全部具备。故选择C。

87．答案：A　解析：知情同意权的主体，一是成年患者本人，具有完全民事行为能力的患者，应是知情同意权的主体；二是法定代理人，对于未成年人患者，知情同意权的主体是其父母，对于精神病患者、神志不明的患者，知情同意权的主体是配偶、父母、成年子女和其他近亲属等。故选择A。

88．答案：C　解析：卫生法的立法宗旨和最终目的是保护公民健康。故选择C。

89．答案：D　解析：全国人大及其常委会是宪法和基本法律的制定和颁布机构。卫生法属于基本法律。故选择D。

90．答案：D　解析：全国医师资格考试办法的制定部门是国务院卫生行政部门。故选择D。

91．答案：C　解析：受理申请医师注册的卫生行政部门除执业医师法第十五条规定的情形外，应当自收到申请之日起30日内准予注册，并发给由国务院卫生行政部门统一印制的医师执业证书。故选择C。

92．答案：A　解析：麻醉药品、精神药品、医疗用毒性药品、放射性药品等属于特殊管理药品。故选择A。

93．答案：A　解析：传染性非典型肺炎防治工作应坚持的原则是预防为主、防治结合、分级负责、依靠科学、依法管理。故选择A。

94．答案：C　解析：疫情责任报告人发现甲类传染病和乙类传染病中的艾滋病、肺炭疽的患者、病原携带者和疑似传染病患者时，城镇应于2小时内，农村应于6小时内，以最快的方式向当地县级疾病预防控制机构报告，同时送（寄）出传染病报告卡。对其他乙、丙类传染病患者、疑似患者，城镇于6小时内，农村于12小时内，以最快的通讯方式向发病地的卫生防疫机构报告，并同时报出传染病报告卡。故选择C。

95．答案：B　解析：《医疗事故处理条例》中规定医疗机构发生重大医疗事故，主管部门接到报告后组织人员对事故进行调查处理。故选择B。

96．答案：C　解析：医疗废物是指医疗卫生机构在医疗、预防、保健及其他相关活动中产生的具有直接或间接感染性、毒性，以及其他危害性的废物。故选择C。

97．答案：C　解析：略。

98．答案：D　解析：新斯的明能可逆性地抑制胆碱酯酶，使乙酰胆碱不被水解而大量堆积，产生乙酰胆碱的M样和N样作用。对骨骼肌的兴奋作用最强，该药除抑制胆碱酯酶发挥间接作用外，还能直接兴奋骨骼肌运动终板上的N胆碱受体，并能促进运动神经末梢释放乙酰胆碱。故选择D。

99．答案：C　解析：阿托品与M胆碱受体结合，阻断M受体，拮抗Ach或胆碱受体激动药的作用。阿托品作用广泛，随剂量增加，依次出现腺体分泌减少、瞳孔扩大和调节麻痹，胃肠道及膀胱平滑肌抑制，心率加快，大剂量可出现中枢症状并能阻断神经节N_1胆碱受体。故选择C。

100．答案：E　解析：肾上腺素有强大的激动α、β受体作用，主要兴奋心脏；收缩和舒张血管；升高血压；舒张支气管；促进代谢。故选择E。

101．答案：C　解析：略。

102．答案：C　解析：抗癫痫药：苯巴比妥用于消除失神小发作外的各型癫痫。苯巴比妥和戊巴比妥可用于控制癫痫持续状态，硫喷妥钠用于小手术或内镜检查时的静脉麻醉。硫喷妥钠属于超短效类，静脉注射30秒内显效。故选择C。

103. 答案：D　解析：左旋多巴可透过血脑屏障，在脑内多巴胺脱羧酶的作用下脱羧转变为多巴胺，补充纹状体内多巴胺含量，恢复多巴胺神经元的抑制性功能。故选择D。

104. 答案：A　解析：略。

105. 答案：D　解析：氢氯噻嗪为排钾利尿药，长期使用可引起低钾血症，血脂、血糖及尿酸升高等。故选择D。

106. 答案：C　解析：能阻滞血管平滑肌细胞钙通道，阻断 Ca^{2+} 内流，使血管扩张，外周血管阻力降低而产生降压作用，对正常血压无明显影响。在治疗剂量，因外周血管扩张引起反射性的交感神经兴奋，降压同时出现心率加快和心输出量增加，肾素活性增高。宜与β受体阻滞剂合用。临床用于轻、中、重度高血压的治疗。故选择C。

107. 答案：B　解析：强心苷对心电图的影响：治疗量强心苷引起的心电图改变有：①Q－T间期缩短（心室动作电位时程缩短）。②P－P间期延长（心率减慢）。③P－R间期延长（房室传导减慢）。④T波幅度变小及ST段降低呈鱼钩状（判断是否应用强心苷的依据之一）。故选择B。

108. 答案：B　解析：劳累、兴奋等引起的稳定性心绞痛首选舌下含服硝酸甘油。故选择B。

109. 答案：D　解析：对应用叶酸拮抗剂甲氨蝶呤、肝脏因素等造成二氢叶酸还原酶功能或产生障碍所致巨幼红细胞贫血，应用一般叶酸制剂无效，应直接选用甲酰四氢叶酸钙治疗。故选择D。

110. 答案：D　解析：H_2 受体阻滞药（西咪替丁、雷尼替丁、法莫替丁）通过阻断胃黏膜壁细胞上的 H_2 受体而产生较强的抑酸作用。用于十二指肠溃疡、胃溃疡的治疗。故选择D。

111. 答案：A　解析：强的松属于糖皮质激素类药物，此类药物可导致骨质疏松，严重者可引发自发性骨折。故选择A。

112. 答案：C　解析：吡格列酮增强靶组织对胰岛素的敏感性，减轻胰岛素抵抗。主要用于使用其他降糖药疗效不佳的2型糖尿病患者，特别是有胰岛素抵抗的患者。故选择C。

113. 答案：D　解析：青霉素是治疗溶血性链球菌感染、敏感葡萄球菌感染、梅毒、钩端螺旋体病、回归热等的首选药物，也可用于肺炎链球菌所致大叶性肺炎、中耳炎、脑膜炎的治疗。故选择D。

114. 答案：B　解析：四环素能快速抑制革兰阳性菌中肺炎链球菌、溶血性链球菌、草绿色链球菌、葡萄球菌、破伤风杆菌、炭疽杆菌和革兰阴性菌中脑膜炎球菌、痢疾杆菌、大肠杆菌、流感杆菌、布氏杆菌生长，也抑制立克次体、支原体、衣原体、螺旋体、阿米巴原虫。故选择B。

115. 答案：C　解析：呕血呈暗红色的原因是血红蛋白与胃酸结合而变性。故选择C。

116. 答案：A　解析：肺结核痰中带血丝，伴低热、盗汗。支气管扩张痰量较多，为湿性咳嗽。肺癌剧烈干咳，痰中带血丝。风湿性心脏病（二尖瓣狭窄）多为咯血，痰为暗红色。急性肺水肿为粉红色泡沫样痰。故选择A。

117. 答案：B　解析：咳嗽声音嘶哑见于声带炎、喉结核、喉癌与喉返神经麻痹等。故选择B。

118. 答案：B　解析：引起咯血的原因据文献报道有130多种，一般较常见的是支气管疾病、肺部疾病、心脏病及某些全身性疾病。在我国，临床上肺结核咯血仍是最常见的咯血原因之一，占所有咯血的60%～92.4%。故选择B。

119. 答案：C　解析：流行性出血热的

病理解剖可见脏器中肾脏病变最明显。肉眼可见肾脂肪囊水肿、出血，镜检肾小球充血，基底膜增厚，肾小管受压而变窄或闭塞，间质有细胞浸润。故选择C。

120. 答案：D 解析：高危人群存在下列情况两项或两项以上者，应考虑艾滋病的可能：①近期体重下降10%以上。②慢性咳嗽或腹泻3个月以上。③间歇或持续发热1个月以上。④全身淋巴结肿大。⑤反复出现带状疱疹或慢性播散性单纯疱疹感染。⑥口咽念珠菌感染。A、B、E选项均支持艾滋病的诊断。结合艾滋病的临床表现，艾滋病在4期主要出现5种表现，其中神经系统症状主要表现有头痛、癫痫、进行性痴呆和下肢瘫痪等，故C项也支持艾滋病诊断。艾滋病对皮肤黏膜造成的损害，主要是肿瘤和感染等，并不出现出血症状，故皮肤黏膜出血不能作为艾滋病诊断的依据。故选择D。

121. 答案：D 解析：目前抗HIV的药物可分为3大类：核苷类逆转录酶抑制剂、非核苷类逆转录酶抑制剂和蛋白酶抑制剂。核苷类逆转录酶抑制剂包括齐多夫定、双脱氧胞苷、双脱氧肌苷、拉米夫定和司他夫定等，故A、B、C、E均能用于艾滋病治疗。阿糖腺苷主要应用于疱疹病毒感染的抗病毒治疗，对艾滋病治疗无效。故选择D。

122. 答案：A 解析：70%左右的流脑患者皮肤黏膜可见瘀点或瘀斑。病情严重者瘀点、瘀斑可迅速扩大，且因血栓形成发生大片坏死。故选择A。

123. 答案：C 解析：急性重型肝炎病情发展迅速，2周内出现极度乏力，严重消化道症状，出现神经、精神症状，表现为嗜睡、烦躁和谵妄等，D正确；黄疸急剧加深，胆酶分离，A正确；有出血倾向，B正确；出现急性肾衰竭，E正确；肝浊音界进行性缩小。故选择C。

124. 答案：D 解析：患者短时间内出现频繁腹泻，但无腹痛及里急后重，同时有

呕吐，而这比较像霍乱的表现，但为了确定细菌的类别，要进行进一步检查，而A、B、C不具有代表性，只有应用悬滴实验，才能确定是否为霍乱弧菌。故选择D。

125. 答案：B 解析：明代医家、中医外科大家陈实功所著《外科正宗》中有篇章进行论述"医家五戒"和"医家十要"，已被认为是世界上较早的成文的医德法典。故选择B。

126. 答案：D 解析：幽门梗阻时，呕吐重，呕吐物量大，有隔夜食物及臭味，不混有胆汁。故选择D。

127~128. 答案：A、D 解析：治疗血虚应用补气药，五脏之气充足能促使血道充盈、血流顺畅，主要由于气能生血。气存在于血液之中，血脱则气随之而脱，由于血能载气。

129~130. 答案：A、C 解析：清热燥湿药的性味多为苦寒，理气药的性味多为辛苦温。

131~132. 答案：E、B 解析：独活祛风湿，止痛，解表。秦艽祛风湿，通络止痛，退虚热，清湿热。防己祛风湿，止痛，利水消肿。狗脊祛风湿，补肝肾，强腰膝。此外，狗脊的绒毛有止血作用。川乌祛风湿，温经止痛。

133~134. 答案：E、A 解析：侧柏叶凉血止血，化痰止咳，生发乌发。仙鹤草收敛止血，止痢，截疟，补虚，解毒杀虫。白及收敛止血，消肿生肌。三七化瘀止血，活血定痛。炮姜温经止血，温中止痛。

135~136. 答案：C、C 解析：小青龙汤的组成药物是：细辛、半夏、干姜、五味子、麻黄、甘草、桂枝、芍药。九味羌活汤的组成药物是：羌活、防风、细辛、苍术、白芷、川芎、黄芩、生地黄、甘草。

137~138. 答案：A、C 解析：清骨散清虚热，退骨蒸。知柏地黄丸滋阴降火。清营汤清营解毒，透热养阴。黄连解毒汤泻火

解毒。五味消毒饮清热解毒，消散疗疮。

139~140. 答案：D、E 解析：杏苏散：苏叶、半夏、茯苓、前胡、苦桔梗、枳壳、甘草、大枣、杏仁、橘皮。清燥救肺汤：桑叶、石膏（煅）、甘草、人参、胡麻仁、阿胶、麦冬、杏仁、枇杷叶。桑杏汤：桑叶、杏仁、沙参、象贝、香豉、栀皮、梨皮。麦门冬汤：麦冬、半夏、人参、甘草、粳米、大枣。养阴清肺汤：生地黄、麦冬、生甘草、玄参、贝母、丹皮、薄荷、白芍。

141~142. 答案：C、E 解析：腹痛、呕吐、腹胀、便秘和停止排气是肠梗阻的典型症状。腹痛、血便、腹部肿块是肠套叠的典型症状。

143~144. 答案：B、A 解析：指关节梭状畸形多见于类风湿关节炎。杵状指如先天性心脏病、细菌性心内膜炎、呼吸系统疾患、内分泌障碍、肝病及缺铁性贫血均可伴发；而主动脉的动脉瘤、侧锁骨下动脉瘤、腋窝动脉闭塞及一侧神经丛麻痹等疾病则常伴有单侧杵状指发生。匙状甲常见于缺铁性贫血，偶见于风湿热、甲癣等。浮髌现象见于各种原因引起的膝关节腔大量积液。肢端肥大见于青春期发育成熟后，腺垂体功能亢进，生长激素分泌过多引起的肢端肥大症。

145~146. 答案：A、E 解析：医疗事故赔偿，应当考虑下列因素，确定具体赔偿数额：①医疗事故等级。②医疗过失行为在医疗事故损害后果中的责任程度。③医疗事故损害后果与患者原有疾病状况之间的关系。发生医疗事故的赔偿等民事责任争议，医患双方可以协商解决；不愿意协商或者协商不成的，当事人可以向卫生行政部门提出调解申请，也可以直接向人民法院提起民事诉讼。

147~148. 答案：E、D 解析：东莨菪碱对中枢作用明显。其中枢镇静及抑制腺体分泌作用强于阿托品，比阿托品更适用于麻醉前给药，还可用于晕动病、震颤麻痹，以

及抗精神病药引起的锥体外系不良反应。山莨菪碱的人工合成品为654-2，对抗平滑肌痉挛作用与阿托品相似而稍弱；亦能解除小血管痉挛，改善微循环；适用于感染中毒性休克和内脏绞痛的治疗。

149~150. 答案：E、A 解析：略。

第二单元

1. 答案：E 解析：COPD的诊断要进行肺功能检查，吸入支气管扩张剂之后$FEV_1/FVC<70\%$表明存在气流受限，即可诊断COPD。故选择E。

2. 答案：B 解析：哮病的病理因素以痰为主。故选择B。

3. 答案：A 解析：症见形寒肢冷，舌苔白滑，脉浮紧，诊断为寒哮，治宜温肺散寒、化痰平喘，方用射干麻黄汤。故选择A。

4. 答案：B 解析：肺炎链球菌肺炎典型症状为恶寒、高热、咳嗽、胸痛。故选择B。

5. 答案：E 解析：唇暗舌紫、脉结代为心脏病变的临床表现。故选择E。

6. 答案：B 解析：肺心病症见舌苔黄腻，舌边尖红，脉滑数，诊断为痰热郁肺证。故选择B。

7. 答案：C 解析：急性心肌梗死的心律失常以室性心律失常最多，尤其是室性期前收缩；室颤是急性心肌梗死早期，特别是入院前主要的死因。可知急性心肌梗死最常见的心律失常是室性早搏及室性心动过速。故选择C。

8. 答案：E 解析：对于快速性心律失常，归脾汤用于气血不足证；天王补心丹用于阴虚火旺证；生脉散用于气阴两虚证；黄连温胆汤用于痰火扰心证；桃仁红花煎用于心脉瘀阻证。故选择E。

9. 答案：D 解析：痰火内郁，上扰心

胸,故心悸时发时止,胸闷;心神被扰,故见烦躁、失眠、多梦;心火下移小肠,则见小便黄赤;伤津耗液,则见口干口苦,大便秘结;舌质红,苔黄腻,脉弦滑均是痰热之征。故选择D。

10. 答案:A 解析:高血压病肝阳上亢证选用天麻钩藤饮;痰湿内盛证选用半夏白术天麻汤;瘀血内停证选用血府逐瘀汤;肝肾阴虚证选用杞菊地黄丸;肾阳虚衰证用济生肾气丸。故选择A。

11. 答案:D 解析:心绞痛发作时,首选的速效药物是硝酸甘油,0.3~0.6mg舌下含化;对于较重的发作,可使用作用较快的硝酸酯制剂。故选择D。

12. 答案:D 解析:胸痹是以气虚、气阴两虚及阳气虚衰为本,血瘀、寒凝、痰浊、气滞为标的本虚标实证。故选择D。

13. 答案:C 解析:硝酸异山梨醇酯、硝酸甘油、硝苯地平主要用于心绞痛;硝酸甘油可用于急性心肌梗死发生休克的缓解;安痛定多用于发热及发热引起的多种疼痛;吗啡可作为缓解急性心肌梗死疼痛的最有效药物。故选择C。

14. 答案:E 解析:症见畏寒肢冷,腰部、下肢浮肿,诊断为阳虚水泛证。故选择E。

15. 答案:C 解析:症见胃脘灼热胀痛,舌红,苔黄腻,脉滑,诊断为脾胃湿热证,方药选用三仁汤加减。故选择C。

16. 答案:A 解析:胃癌病位在胃,与肝、脾、肾等脏关系密切。故选择A。

17. 答案:B 解析:症见脘痛剧烈,痛处固定,拒按,上腹肿块,肌肤甲错,眼眶暗黑,舌质紫暗,舌下脉络紫胀,均为瘀毒内阻之征,选用膈下逐瘀汤加减治疗。故选择B。

18. 答案:D 解析:肝硬化的病变脏腑在肝,与脾、肾密切相关;初起病位在肝、脾,久则及肾。故选择D。

19. 答案:C 解析:症见烦躁易怒,舌暗有瘀斑,诊断为气滞血瘀证。故选择C。

20. 答案:C 解析:上消化道出血的治疗,泻心汤合十灰散加减用于胃中积热证;龙胆泻肝汤加减用于肝火犯胃证;归脾汤加减用于脾不统血证;独参汤或四味回阳饮加减用于气随血脱证。故选择C。

21. 答案:A 解析:由症状可知,诊断为慢性肾小球肾炎,辨证为气阴两虚证,治以益气养阴,选用参芪地黄汤加减。故选择A。

22. 答案:A 解析:尿路感染属于中医学"淋证""腰痛""虚劳"等范畴,主要与湿热毒邪蕴结膀胱及脏腑功能失调有关,膀胱位于下焦,故本病病机为"湿热蕴结下焦,肾与膀胱气化不利"。故选择A。

23. 答案:D 解析:淋证的病机为"湿热蕴结下焦,肾与膀胱气化不利",可知其病理因素为湿热。故选择D。

24. 答案:E 解析:缺铁性贫血脾胃虚弱证的表现为:面色萎黄,口唇色淡,爪甲无泽,神疲无力,食少便溏,恶心呕吐,舌质淡,苔薄腻,脉细弱。E项为肾虚表现。故选择E。

25. 答案:A 解析:有食生米、木炭等异食癖,实验室检查,大便常规发现钩虫卵,这些均为缺铁性贫血的表现。故选择A。

26. 答案:B 解析:白血病的成因与正气不足,邪毒内陷血脉,阻碍气血生化,或有害物质伤及营血、肾精,累及骨髓,气血生化失常有关。故可知其病位在骨髓。故选择B。

27. 答案:C 解析:症见壮热口渴,头痛面赤,咽喉肿痛,时有鼻衄,便秘,舌红绛,苔黄,脉洪大,诊断为热毒炽盛证。故选择C。

28. 答案:D 解析:解析:对于紫癜的治疗,桃红四物汤用于瘀血内阻证,茜根散或玉女煎用于阴虚火旺证,归脾汤用于气不摄血证,犀角地黄汤用于血热妄行证。故选择D。

29. 答案:D 解析:对于甲状腺功能亢进症的治疗,气滞痰凝证治以疏肝理气,化痰软坚;肝火旺盛证治以清肝泻火,消瘿散结;阴虚火旺证治以滋阴清热,软坚散结;气阴两虚证治以益气养阴,消瘿散结。故选择D。

30. 答案:E 解析:消渴病的主要病位在肺、胃、肾,而以肾为关键。故选择E。

31. 答案:C 解析:糖尿病的病因主要包括禀赋不足、饮食失节、情志失调、劳欲过度、外感热邪。故选择C。

32. 答案:B 解析:患者有糖尿病病史,继出现双下肢浮肿,尿蛋白(+++),说明出现肾脏病变,可诊断为糖尿病肾病。故选择B。

33. 答案:E 解析:低钾血症的常见原因为体内总钾量的丢失,或由于稀释、转移到细胞内等原因引起。其中A、B为造成钾丢失的原因,C为造成稀释性低钾血症的原因,D可导致K^+向细胞内转移而引起低钾血症,E可导致K^+向细胞外转移。故选择E。

34. 答案:B 解析:长期呕吐可导致体内K^+、Cl^-随呕吐液体排出体外而丢失。故选择B。

35. 答案:C 解析:痹证多是感受风寒湿热之邪所致,急性期以标实为主,多为寒湿、湿热、痰浊、瘀血内阻,缓解期多以肝肾不足为主。故选择C。

36. 答案:A 解析:由题干可知本病为癫痫。其眩晕,两目干涩,为肝肾之阴不足;腰膝酸软,为肾阴亏虚;舌红少苔,脉细数为阴虚火旺之征;心烦失眠,为阴虚火旺,上耗心阴所致。以肝肾亏虚为本,火炎风扇,故治以补益肝肾,育阴息风。故选择A。

37. 答案:E 解析:颜面、口唇青紫,舌质紫暗有瘀斑,脉涩,此为瘀阻清窍证的辨证要点。故选择E。

38. 答案:B 解析:镇肝息风汤用于阴虚风动证;天麻钩藤饮用于肝阳暴亢,风火上扰证;星蒌承气汤用于痰热腑实,风痰上扰证;二陈汤合桃红四物汤多用于痰瘀互结,阻滞脉络证;补阳还五汤用于气虚血瘀证。故选择B。

39. 答案:E 解析:苔白滑而腻为痰湿证的辨证要点。故选择E。

40. 答案:C 解析:有机磷杀虫药中毒为呼吸带有蒜臭味;乙醇中毒为呼吸带有浓厚的乙醇味;氰化物中毒为呼吸带有苦杏仁味。D、E一般无特殊呼吸气味。故选择C。

41. 答案:C 解析:糖尿病的中医病因病机是:禀赋不足、饮食失节、情志失调、劳欲过度。故选择C。

42. 答案:D 解析:目前认为,幽门螺杆菌感染是消化性溃疡的主要病因。据报道,十二指肠溃疡患者幽门螺杆菌检查阳性率为95%~100%,胃溃疡患者为70%~85%。故选择D。

43. 答案:A 解析:患者面白神疲,气短声怯,倦怠乏力,脉细数无力,为肺痨气阴耗伤证,治法为益气养阴,方用保真汤或参苓白术汤加减。故选择A。

44. 答案:C 解析:冷秘的证机概要是:阴寒内盛,凝滞胃肠。治法是:温里散寒,通便止痛。方用温脾汤合半硫丸加减。故选择C。

45. 答案:A 解析:根除幽门螺杆菌是治疗慢性胃炎和防止复发的关键。故选择A。

46. 答案:C 解析:鼓胀的形成虽有种种因素,但其基本病理变化总属肝、脾、肾受损,气滞、血瘀、水停腹中。故选

47. 答案：E 解析：风、火、痰、瘀是眩晕的常见病理因素。故选择E。

48. 答案：A 解析：治疗痫病风痰闭阻证应用定痫丸豁痰开窍，息风镇惊。故选择A。

49. 答案：D 解析：右心功能不全以体循环静脉淤血的表现为主。体循环静脉淤血体征如颈静脉怒张和肝-颈静脉回流征阳性，下垂部位凹陷性水肿等，以颈静脉怒张较早出现。故选择D。

50. 答案：C 解析：肺癌的X线表现主要是空洞形成，空腔是偏心性，壁厚，内壁凹凸不平。故选择C。

51. 答案：D 解析：手术切除是目前唯一比较有效的治疗胃癌的方法。故选择D。

52. 答案：C 解析：五心烦热，口苦，渴喜饮水，盗汗，乏力，体倦，为急性白血病阴虚火旺证征象。治法是：滋阴降火，凉血解毒。故选择C。

53. 答案：C 解析：痰饮总的病理性质是阳虚阴盛，阴邪遇寒则凝，得温则行，故总的治疗原则应以温阳化饮为根本，以振奋阳气，开发腠理，通行水道。若有肺失宣降，可佐以宣肺，脾阳虚可以健脾，肾阳虚可以补肾，饮停于表可发汗，但这些都是配合方法，总的治则还是温化，故排除A、B、D、E。故选择C。

54. 答案：D 解析：悬钟穴的定位：在小腿外侧，当外踝尖上3寸，腓骨前缘。故选择D。

55. 答案：D 解析：A项指切适用于短针的进针。B项挟持适用于长针的进针。C项舒张适用于皮肤松弛部位腧穴的进针。D项提捏适用于皮肉浅薄部位的进针。E项套管可以代替押手，但是不常用，排除。故选择D。

56. 答案：A 解析：化脓灸又称瘢痕灸，是直接灸的一种。故选择A。

57. 答案：D 解析：本经原穴与其相表里的络穴相互配合应用时，称为"原络配穴"。故合谷与列缺相配是原络配穴法，太渊与偏历相配是原络配穴法，太溪与飞扬相配是原络配穴法，京骨与大钟相配是原络配穴法，冲阳与公孙相配是原络配穴法，太白与丰隆相配是原络配穴法。故选择D。

58. 答案：B 解析：背俞穴可以治疗与脏腑经脉相联属的组织器官所发生的病证。肺主皮毛，所以皮肤痒疹应属于肺经的病证，故应该选用肺俞穴治疗。故选择B。

59. 答案：D 解析：阴经的井荥输经合属木火土金水，阳经的井荥输经合属金水木火土。A项少府是心经的荥穴属火，B项大陵是心包经的输穴属土，C项后溪是小肠经的输穴属木，D项曲泉是肝经的合穴属水，E项经渠是肺经的经穴属金。故选择D。

60. 答案：E 解析：治疗六腑病证均可选用各相应的下合穴。此患者所患疾病应与腑病相关，故应选用下合穴。故选择E。

61. 答案：D 解析：由本患者的症状可知本病为泄泻之肾虚泄泻，故治疗上要配肾俞、命门、关元等补肾虚的腧穴。故选择D。

62. 答案：C 解析：由本患者的症状可知本病为痿证，本病取穴应侧重阳明之经，阳明多气多血，又主润宗筋，宗筋约束骨骼，利于关节运动，故治痿证重在调理阳明，补益气血，舒筋通络。故选择C。

63. 答案：D 解析：由本患者的症状可知本病为便秘之实证。故治疗应清热理气、通导肠腑，故应选用内庭和合谷穴，内庭乃胃经荥穴，宣散肠胃积热，合谷穴亦可以清热。故选择D。

64. 答案：B 解析：由本患者的症状可知本病为带状疱疹的肝胆火盛证，选穴行间、大敦、阳陵泉等清泄肝胆经实火。故选择B。

65. 答案：C　解析：由本患者的症状可知本病为耳鸣。手足少阳经脉循耳之前后，故手足少阳经脉的腧穴可以疏导少阳经气。故选择C。

66. 答案：C　解析：由患者突然昏仆，不省人事，伴口噤不开，牙关紧闭，肢体强痉等症可判断，患者所患病为中风中脏腑，且为闭证。治疗当平肝息风、清心豁痰、醒脑开窍。治疗选用手厥阴经穴位清心开窍；督脉上行入颅络脑，与脑、髓功能关系密切，故选用该经穴位。故选择C。

67. 答案：C　解析：略。

68. 答案：D　解析：鸠尾是任脉的络穴，大包是脾之大络。故选择D。

69. 答案：C　解析：略。

70. 答案：E　解析：腰麻的禁忌证包括：中枢神经系统进行性疾病；全身严重性感染或穿刺部位有炎症感染者；老年人、小儿不合作者，体质较弱、严重贫血者；有严重心脏代偿功能不全或严重高血压动脉硬化的患者；低血容量休克，在血容量未补足的情况下；妊娠、腹部巨大肿瘤、严重腹水者；脊柱畸形或严重腰背痛者。因此，A、B、C、D均为其禁忌证。故选择E。

71. 答案：A　解析：单纯代谢性酸中毒血气分析结果可见pH值、HCO_3^-明显下降，$PaCO_2$在正常范围或有所降低，AB、SB、BB均降低，BE负值增大，CO_2CP随酸中毒的程度加重而降低。故选择A。

72. 答案：A　解析：1987年世界卫生组织曾介绍疼痛程度积分法：1分：轻痛，不影响睡眠及食欲。2.5分：困扰痛，疼痛反复发作，有痛苦表情，痛时中断工作，并影响食欲、睡眠。5分：疲惫痛，持续疼痛，表情痛苦。7.5分：难忍痛，疼痛明显，勉强坚持，有显著的痛苦表情。10分：剧烈痛，剧痛难忍，伴情绪、体位的变化，呻吟或喊叫，脉搏或呼吸加快，面色苍白，多汗，血压下降。故选择A。

73. 答案：C　解析：目前普遍开展腹腔镜手术的有：胆囊切除术、腹腔镜诊断术、结肠切除术（良性肿瘤）、阑尾切除术、食管反流手术（Nissen手术）、小肠切除术、疝修补术、脾切除术、肾上腺切除术、淋巴结清扫术、肝楔形切除术（良性肿瘤）等。故选择C。

74. 答案：C　解析：略。

75. 答案：A　解析：闭合性损伤包括：①挫伤。②扭伤。③挤压伤。④冲击伤。故选择A。

76. 答案：A　解析：消、托、补法是外科内治总的治则，其应用应根据临床中疾病的发生发展过程，特别是三个发展阶段，确立治疗原则。但绝不是每种外科病的内治都要严格遵循消、托、补法的顺序。故选择A。

77. 答案：C　解析：症见右下腹疼痛，高热，烦渴欲饮，呕吐不食，大便秘结，小便黄，舌红苔黄燥，脉洪大而数，诊断为热毒证，方用大黄牡丹汤合透脓散。故选择C。

78. 答案：E　解析：疮疡阴证、阳证都可有脓液。故选择E。

79. 答案：B　解析：症见胸闷，舌苔薄白，脉弦，诊断为肝郁气滞。方用逍遥散与海藻玉壶汤加减。故选择B。

80. 答案：C　解析：乳岩症见无疼痛、单发包块、质地硬、表面不光滑、与周围组织粘连、界限不清、不易推动、无自觉症状等特点。包块增长的速度比较快，其变化不受月经周期的影响。故选择C。

81. 答案：D　解析：脑震荡的临床表现不包括D项。脑脊液检查无红细胞。另外，神经系统检查无阳性体征，CT检查颅内无异常发现。故选择D。

82. 答案：D　解析：反常呼吸是因胸壁失去完整肋骨支撑，胸壁软化所致。吸气时软化胸壁内陷呼气时外突，多根多处肋骨骨折时出现。故选择 D。

83. 答案：C　解析：症见大便带血，血色鲜红，间或有便后滴血，舌淡红，苔薄黄，脉弦，诊断为风伤肠络证，治法为清热凉血祛风。故选择 C。

84. 答案：E　解析：由于单纯性和绞窄性肠梗阻的关键区别是肠壁有无血运障碍，这 5 个答案中只有呕吐物的性状能反映肠壁血运情况。故选择 E。

85. 答案：D　解析：孕激素的生理功能：可以兴奋下丘脑体温调节中枢，使基础体温在排卵后升高 0.3℃~0.5℃。A、B、C、E 为雌激素的生理功能。故选择 D。

86. 答案：C　解析：略。

87. 答案：E　解析：妊娠期间，凡峻下、滑利、祛瘀、破血、耗气、散气，以及一切有毒药品，都应慎用或禁用。故选择 E。

88. 答案：D　解析：略。

89. 答案：A　解析：略。

90. 答案：A　解析：略。

91. 答案：B　解析：症见呕吐食物残渣，恶闻食气，口淡，神疲嗜睡，舌淡苔白润，脉缓滑无力，其证型是脾胃虚弱。故选择 B。

92. 答案：B　解析：患者已婚，停经 2 个月余，10 天前曾下腹剧痛，现下腹坠胀。妇科盆腔及 B 型超声波检查：子宫大小正常，右附件包块约 7cm×6cm×5cm 大小，尿妊娠试验可疑（+）。可诊断为妊娠、宫外孕。反复少量阴道流血 18 天，可诊为不稳定型。故选择 B。

93. 答案：D　解析：症见疲乏无力，口淡纳少，腹胀便溏，诊断为脾虚证，方用白术散。故选择 D。

94. 答案：D　解析：羊水过多处理：①羊水过多合并胎儿畸形，应立即终止妊娠。②胎儿无畸形，孕妇症状较轻，妊娠不足 37 周者可继续妊娠，但应注意休息，低盐饮食，必要时服用利尿剂及镇静剂，防止早产。③用吲哚美辛治疗。故选择 D。

95. 答案：B　解析：妊娠合并心脏病的症状可表现为心功能异常的症状，如劳力性呼吸困难、经常性夜间端坐呼吸、咯血、经常性胸闷、胸痛、心悸、气短、乏力、水肿等。故选择 B。

96. 答案：E　解析：产后缺乳病分气血虚弱证和肝郁气滞证两型，前者选用通乳丹加减治疗，后者选用下乳涌泉散治疗。故选择 E。

97. 答案：D　解析：胎膜早破诊断方法：阴道液酸碱度检查，阴道液涂片检查，羊膜镜检查。处理方法：期待疗法；终止妊娠。故选择 D。

98. 答案：B　解析：先兆子宫破裂：出现病理性缩复环，按之下腹部有压痛；患者烦躁不安，感宫缩过强，胎心音听不清，疼痛难忍；胎先露压迫膀胱，出现排尿困难、血尿；如不及时处理，在病理性缩复环处可发生子宫破裂。故选择 B。

99. 答案：C　解析：略。

100. 答案：C　解析：症见外阴及阴中瘙痒，干涩难忍，局部皮肤变白，外阴萎缩，健忘失眠，神疲乏力，舌淡，苔薄，脉细无力，诊断为血虚生风，方用当归饮子。故选择 C。

101. 答案：D　解析：阴道毛滴虫可引起滴虫性阴道炎；白色念珠菌可引起霉菌性阴道炎；细菌感染可引起细菌性阴道炎；雌激素水平不足可引起老年性阴道炎；人在免疫功能下降时容易感染而发生阴道炎。故选择 D。

102. 答案：B　解析：黄体功能不足脾气虚弱证表现为月经提前，或兼量多，色淡质稀，神疲肢倦，面色萎黄，气短懒言，小腹空坠，食少纳差，舌淡，脉缓弱。故选择 B。

103. 答案：D　解析：症见形体肥胖，

胸胁满闷，神疲倦怠，呕恶痰多，面浮足肿，带下量多、色白，舌苔腻，脉滑，诊断为痰湿阻滞证。故选择D。

104. 答案：B　解析：略。

105. 答案：D　解析：子宫肌瘤按肌瘤生长部位分为宫体肌瘤、宫颈肌瘤；按肌瘤与子宫肌壁的关系分为肌壁间肌瘤、浆膜下肌瘤、黏膜下肌瘤。故选择D。

106. 答案：C　解析：恶性卵巢肿瘤较良性卵巢肿瘤病程短，迅速增大；双侧多见，固定，实性或囊实性，表面不平结节状，常伴腹水，多为血性，可查到癌细胞；逐渐出现恶病质；液性暗区内有杂乱光团、光点，肿块边界不清。故选择C。

107. 答案：C　解析：症见经期小腹冷痛，喜温畏冷，经血有块，块下痛减，形寒肢冷，舌暗苔白，脉弦紧，诊断为寒凝血瘀证，方用少腹逐瘀汤。故选择C。

108. 答案：E　解析：子宫脱垂中气下陷证治以补益中气，升阳举陷；肾气亏虚证治以补肾固脱，益气升提；湿热下注证治以清热利湿。故选择E。

109. 答案：E　解析：不孕症中女性因素包括排卵障碍、输卵管因素、子宫内膜异位症、免疫因素、子宫因素、宫颈因素、外阴及阴道因素及不明原因。故选择E。

110. 答案：C　解析：略。

111. 答案：A　解析：①胎儿期：从卵子和精子结合到小儿出生，称为胎儿期。②新生儿期：自出生后脐带结扎至生后28天，称为新生儿期。③婴儿期：从出生后到满1周岁，称为婴儿期。④幼儿期：1周岁至满3周岁称为幼儿期。⑤学龄前期：3周岁以后（第4年）到入小学前（6～7岁），称为学龄前期。⑥学龄期：从6～7岁至12～14岁，称为学龄期。⑦青春期：女孩从11～12岁至17～18岁，男孩从13～14岁至18～20岁，称为青春期。故选择A。

112. 答案：D　解析：小儿生理特点：脏腑娇嫩，行气未充；生机蓬勃，发育迅速。故选择D。

113. 答案：B　解析：辅助食品的添加原则从少到多，由稀到稠，由细到粗，由一种到多种，天气炎热和婴儿患病时，应暂缓添加新品种。故选择B。

114. 答案：C　解析：轻度酸中毒的症状不明显。较重酸中毒出现呼吸深快，心率增快，厌食，恶心，呕吐，精神委靡，烦躁不安，进而嗜睡、昏睡、昏迷。严重酸中毒，心率转慢，周围血管阻力下降，心肌收缩力减弱，血压下降，心力衰竭。故选择C。

115. 答案：E　解析：1岁内婴儿计划免疫顺序是：①出生时乙肝疫苗。②生后2～3天至2个月内接种卡介苗。③2个月口服脊髓灰质炎疫苗，共3次。④3个月皮下注射百白破疫苗，每月1次，共3次。⑤8个月接种麻疹疫苗。乙型脑炎疫苗属非计划免疫，根据流行季节和地区，1岁以上接种，不包括在1岁内需完成的基础免疫内。故选择E。

116. 答案：B　解析：肺炎喘嗽痰热闭肺证，治以清热涤痰、开肺定喘，方选五虎汤合葶苈大枣泻肺汤加减。故选择B。

117. 答案：D　解析：病毒性心肌炎湿热侵心证的治疗方法为清热化湿，宁心安神，方用葛根黄芩黄连汤。故选择D。

118. 答案：D　解析：婴儿重度脱水丢失水量10%～12%，血容量下降，出现周围循环衰竭，血压下降。故选择D。

119. 答案：C　解析：从病因过食瓜果和病情可诊为伤食泄。故选择C。

120. 答案：B　解析：症见颜面眼睑浮肿，小便短赤，下肢疮毒，舌红苔薄黄，脉滑数，诊断为湿热内侵证，方选麻黄连翘赤小豆汤。故选择B。

121. 答案：C　解析：略。

122. 答案：C　解析，症见发作时吐舌，惊叫，急啼，面色时红时白，惊惕不安,如人将捕之状,苔薄白,脉弦滑,诊断为惊痫,方用镇惊丸。故选择C。

123. 答案:B 解析:营养性缺铁性贫血实验室检查,血清铁蛋白早期降低,红细胞游离卟啉增高,血清铁降低,总铁结合力增高,转铁蛋白饱和度明显下降,铁粒幼红细胞增加等。故选择B。

124. 答案:D 解析:咳嗽变异性哮喘:①咳嗽持续或反复发作1个月,常在夜间和(或)清晨发作,运动后加重,痰少,临床无感染征象,或经较长期抗生素治疗无效。②气管舒张剂治疗可使咳嗽发作缓解(系本诊断条件)。③个人过敏史或家族过敏史,变应原试验阳性可辅助诊断。④气道呈高反应性特征,支气管激发试验阳性可辅助诊断。⑤除外其他原因引起的慢性咳嗽。治疗原则是去除病因、控制发作。故选择D。

125. 答案:D 解析:确诊风湿热的主要表现包括心肌炎、多关节炎、舞蹈病、环形红斑、皮下结节。发热和关节炎是最常见的主诉。故选择D。

126. 答案:B 解析:乙型溶血性链球菌感染后,链球菌菌体成分及其产物与相应的抗体作用,形成免疫复合物,沉积在关节、心肌、心脏瓣膜,导致Ⅲ型变态反应性组织损伤,风湿热发病。故选择B。

127. 答案:B 解析:银翘散用于风热伤络证;清瘟败毒饮用于气血两燔证;四妙散用于湿热痹阻证;葛根黄芩黄连汤用于胃肠积热证;茜根散用于肝肾阴虚证。故选择B。

128. 答案:B 解析:略。

129. 答案:A 解析:麻疹患者大多数为婴幼儿,以1~5岁多见。故选择A。

130. 答案:D 解析:麻疹见疹已6日,症见高热不退,咳嗽气急,鼻翼扇动,口渴烦躁,诊断为逆证,麻毒闭肺证。故选择D。

131. 答案:E 解析:风疹的证候特点是前驱期类似伤风感冒,有低度或中度发热、咳嗽、咽痛、流涕,或轻度呕吐、腹泻等。耳后、枕后及颈部淋巴结肿大,有轻度压痛。出疹期可见散在淡红色斑丘疹,也可见大片皮肤发红或细小如针尖状猩红热样皮疹。故选择E。

132. 答案:C 解析:环口苍白圈、杨梅舌、贫血性皮肤划痕、帕氏线是猩红热的特殊体征表现。故选择C。

133. 答案:B 解析:猩红热的并发症可能有化脓性中耳炎、风湿性心脏病、风湿性关节炎、急性肾小球肾炎、中毒性关节炎、蜂窝组织炎等。故选择B。

134. 答案:B 解析:小儿脾胃薄弱,经脉未盛,易为各种病邪所干扰。六腑以通降为顺,经脉以流通为畅。感受寒邪、乳食积滞、脾胃虚寒、情志刺激、外伤,皆可使气滞于脾胃肠腑,经脉失调,凝滞不通则腹痛。故选择B。

135. 答案:B 解析:积滞乳积型,选用消乳丸加减;食积型,选用保和丸加减;脾虚夹积型,选用健脾丸加减。故选择B。

136. 答案:B 解析:惊风八候:搐、搦、颤、掣、反、引、窜、视八候。故选择B。

137. 答案:B 解析:略。

138. 答案:D 解析:特异性感染:如结核病、破伤风、气性坏疽等。其特点是:①一种特异性感染疾病只能由特定的专一致病菌所引起。②它们的病程变化、临床表现、防治方法都各不相同。故选择D。

139~140. 答案:B、D 解析:略。

141~142. 答案:A、D 解析:肺阴亏损证治法滋阴润肺,方药为月华丸加减。阴阳两虚证的治法为滋阴补阳,方药为补天大造丸加减。

143~144. 答案:A、C 解析:五皮饮合五苓散治疗急性肾小球肾炎脾肾亏虚,水气泛溢证;参芪地黄汤治疗慢性肾小球肾炎肺肾气阴两虚证；杞菊地黄丸治疗慢性肾小球肾炎肝肾阴虚证。

145~146. 答案：C、B　解析：四妙丸用于类风湿关节炎湿热痹阻证；桂枝芍药知母汤用于类风湿关节炎寒热错杂证；丁氏清络饮用于类风湿关节炎阴虚内热证。

147~148. 答案：A、D　解析：痰饮——饮停肠胃，悬饮——饮流胁下，溢饮——饮溢肢体，支饮——支撑胸肺。

149~150. 答案：B、C　解析：第一产程为宫颈扩张期，从规律宫缩到宫口开全；第二产程为胎儿娩出期，从宫口开全到胎儿娩出；第三产程为胎盘娩出期，从胎儿娩出后到胎盘胎膜娩出。

中西医结合执业助理医师资格考试
最后成功四套胜卷（二）答案

第一单元

1. C	2. B	3. D	4. B	5. A	6. B	7. C	8. E	9. D	10. C
11. C	12. C	13. B	14. D	15. B	16. B	17. D	18. C	19. B	20. B
21. E	22. D	23. B	24. C	25. A	26. D	27. C	28. D	29. A	30. D
31. C	32. D	33. B	34. D	35. D	36. D	37. C	38. B	39. C	40. D
41. E	42. D	43. B	44. A	45. D	46. D	47. B	48. A	49. E	50. E
51. A	52. C	53. E	54. E	55. A	56. A	57. E	58. C	59. B	60. B
61. B	62. B	63. B	64. A	65. A	66. A	67. C	68. B	69. E	70. A
71. B	72. E	73. B	74. D	75. C	76. B	77. E	78. B	79. A	80. E
81. E	82. A	83. B	84. D	85. B	86. B	87. B	88. B	89. C	90. D
91. E	92. D	93. E	94. E	95. B	96. B	97. D	98. E	99. C	100. D
101. C	102. A	103. D	104. B	105. A	106. D	107. A	108. A	109. B	110. E
111. A	112. A	113. A	114. A	115. B	116. B	117. D	118. D	119. D	120. E
121. C	122. D	123. A	124. C	125. C	126. B	127. A	128. B	129. D	130. C
131. E	132. D	133. E	134. C	135. C	136. D	137. E	138. D	139. D	140. C
141. B	142. E	143. A	144. A	145. E	146. B	147. B	148. C	149. C	150. E

第二单元

1. E	2. C	3. B	4. C	5. B	6. C	7. A	8. A	9. B	10. D
11. B	12. C	13. E	14. E	15. E	16. B	17. A	18. B	19. B	20. A
21. B	22. C	23. B	24. A	25. E	26. D	27. A	28. E	29. B	30. B
31. E	32. E	33. B	34. D	35. B	36. E	37. E	38. E	39. E	40. D
41. C	42. D	43. C	44. D	45. D	46. A	47. C	48. E	49. D	50. C
51. A	52. C	53. C	54. E	55. B	56. C	57. C	58. D	59. B	60. D
61. C	62. D	63. B	64. B	65. C	66. C	67. C	68. C	69. C	70. B
71. E	72. B	73. E	74. A	75. C	76. E	77. D	78. B	79. D	80. D
81. C	82. D	83. C	84. A	85. A	86. E	87. A	88. B	89. A	90. C
91. B	92. B	93. D	94. B	95. B	96. B	97. C	98. D	99. D	100. B
101. C	102. C	103. E	104. C	105. E	106. C	107. B	108. D	109. B	110. D
111. C	112. D	113. C	114. B	115. C	116. C	117. D	118. C	119. C	120. C
121. A	122. B	123. C	124. C	125. A	126. C	127. C	128. C	129. C	130. D
131. D	132. D	133. A	134. C	135. C	136. C	137. D	138. D	139. B	140. C
141. B	142. A	143. B	144. C	145. E	146. B	147. C	148. B	149. C	150. E

中西医结合执业助理医师资格考试最后成功四套胜卷（二）解析

第一单元

1. 答案：C　解析：略。

2. 答案：B　解析："阴阳离决，精气乃绝"是由于阴和阳之间的互根关系遭到破坏而导致的。故选择B。

3. 答案：D　解析：五音按照相生的顺序排列应为：角、徵、宫、商、羽。故选择D。

4. 答案：B　解析：肝属木，脾属土，属相克关系，肝木病及脾土，为木旺乘土。故选择B。

5. 答案：A　解析：肺主气，主是指主持管理，通过肺的呼吸，呼出体内的浊气，吸入自然界的清气，肺不断地吸清呼浊，从而维持人体新陈代谢的顺利进行。故选择A。

6. 答案：B　解析：脾喜燥恶湿，否则会产生湿、痰、饮等病理产物，或发为水肿。胃喜润恶燥，否则无法正常受纳、腐熟水谷。只有脾的"燥"和胃的"润"相配合，才能使水谷得以正常腐熟、受纳和传化。故选择B。

7. 答案：C　解析：肾中精气包括先天之精和后天之精，先天之精来源于父母，后天之精来源于水谷精微。精气的盛衰决定着人的生长、发育与生殖。故选择C。

8. 答案：E　解析：肺主肃降，脾主升清，肝主疏泄。生理特性以升为主的脏腑是肝与脾。故选择E。

9. 答案：D　解析：《素问·灵兰秘典论》说："三焦者，决渎之官，水道出焉。"故津液输布的通道为三焦。故选择D。

10. 答案：C　解析：三焦为"决渎之官"；胆为"中正之官"；胃为"受纳之官"；小肠为"受盛之官"；膀胱为"州都之官"；大肠为"传导之官"。故选择C。

11. 答案：C　解析：心主血脉，即指心气推动和调控血液在脉管中运行，流注全身，发挥营养和滋润作用。只有心气充沛，心阴与心阳协调，血液才能在脉管中正常运行，周流不息，营养全身。故选择C。

12. 答案C　解析：相为表里的阴阳经在四肢部交接；同名的手、足阳经在头面部相接；手、足阴经在胸部交接。故选择C。

13. 答案：B　解析：寒性凝滞，即凝结阻滞不通的意思。不通则痛，故寒邪最易导致疼痛的发生。故选择B。

14. 答案：D　解析：湿性重浊。故选择D。

15. 答案：B　解析：房劳过度，是指性生活不节，房事过度。肾藏精，主封藏。肾精不宜过度耗泄，若房事过频则耗伤肾精，临床常出现腰膝酸软，眩晕耳鸣，精神委靡，性机能减退，或遗精、早泄、阳痿等肾精虚或肾气不固之证。故选择B。

16. 答案：B　解析：自汗多见于气虚或阳虚证，常伴有气短乏力，神疲畏寒，舌淡脉弱等症。盗汗多见于阴虚内热或气阴两虚证，常伴有颧红、潮热、咽干、舌红少苔等症。二者并见可以见于气阴两虚或者阴阳两虚。故选择B。

17. 答案：D　解析：假神提示脏腑精气耗竭殆尽，正气将绝，阴不敛阳，虚阳外越，阴阳即将离决，属病危。A为少神的病机。B机体阴阳严重失调描述过于笼统。C为失神病机。E为阴阳格拒的病机。故选择D。

18. 答案：C 解析：凡色红，点小如粟米，高出皮肤，抚之碍手，压之退色者，为疹。A、B、D、E均为斑的特点，即色深红或青紫，多点大成片，平铺于皮肤，抚之不碍手，压之不退色。故选择C。

19. 答案：B 解析：A 主热证，无虚象。B 主阳虚，嫩舌多见于虚证，气血亏虚，或阳虚不化，白滑苔为湿盛的舌象。C 多为肝胆热盛，黑润为痰内停。D 为热极伤津之证，与题目不符。E 为湿热内盛之证，与题目不符。故选择B。

20. 答案：B 解析：A 是指咳声阵发，发则连声不绝，咳声终止时声如鸡啼，因其病程较长，缠绵难愈，所以称为百日咳。B 为咳声如犬吠，伴声音嘶哑，吸气困难。C 是以鼻塞、流涕、喷嚏、头痛、恶寒、发热、全身不适等为主要临床表现的外感疾病，虽有咳嗽，但并没有特异性。D 是指体质虚弱，气血不足，感染痨虫，侵蚀肺脏所致的具有传染性的慢性虚弱性疾病，临床主要以咳嗽、咯血、潮热、盗汗及身体逐渐消瘦等为其特征。E 是由于肺叶痿弱不用，临床以咳吐浊唾涎沫为主症。故选择B。

21. 答案：E 解析：听声音是指听辨患者在疾病过程中的语声、语言、呼吸、咳嗽、呕吐、呃逆、嗳气、太息、喷嚏、呵欠、肠鸣等各种声响。耳鸣属于问诊内容，不属于听诊内容。故选择E。

22. 答案：D 解析：濡脉指浮而细软，如帛在水中，主虚证、湿证。弱脉极软而沉细，主气血阴阳俱虚证。濡脉浮细而无力，弱脉沉细而无力，因此二者脉位相反。故选择D。

23. 答案：B 解析：八纲辨证是医生运用八纲，对四诊所获得的所有病情资料，进行分析综合，从而初步获得关于病位、病性、邪正斗争盛衰、病证类别的总印象的辨证方法。故选择B。

24. 答案：C 解析：题目中症状眩晕耳鸣，腰膝酸软，失眠多梦，脉沉弦细为阴虚证的表现。素有高血压病史，面红头胀，时有遗精或性欲亢进，舌红为阳热亢盛的表现。故选择C。

25. 答案：A 解析：绛舌主热入营血，阴虚火旺。舌绛少苔或无苔则为阴虚火旺。舌红绛而光即为舌绛无苔，故选择A。

26. 答案：D 解析：阴水证的临床表现为身肿，腰以下为甚，按之凹陷不易恢复，脘闷腹胀，纳呆食少，大便溏稀，面色㿠白，神疲肢倦，小便短少，舌淡，苔白滑，脉沉缓，或水肿日益加剧，小便不利，腰膝冷痛，四肢不温，畏寒神疲，面色白，舌淡胖，苔白滑，脉沉迟无力。D为阳水的临床表现。故选择D。

27. 答案：C 解析：腹中可扪及积块，气为血帅，气滞则血凝，胀痛并见为肝气郁滞，疏泄失职，脉弦为气滞血瘀之征。故选择C。

28. 答案：D 解析：肾虚证分为肾阳虚和肾阴虚证。肾阳虚证的临床表现为腰膝酸软而痛，畏寒肢冷，尤以下肢为甚，精神委靡，面色㿠白或黧黑，舌淡胖苔白，脉沉弱；或男子阳痿，女子宫寒不孕；或大便久泻不止，完谷不化，五更泄泻；或浮肿，腰以下为甚，按之没指，甚则腹部胀满，全身肿胀，心悸咳喘。肾阴虚证的临床表现为腰膝酸痛，眩晕耳鸣，失眠多梦，男子遗精早泄，女子经少经闭，或见崩漏，形体消瘦，潮热盗汗，五心烦热，咽干颧红，溲黄便干，舌红少津，脉细数。综合以上，只有选项D没有涉及。故选择D。

29. 答案 A 解析：咳嗽气粗，痰多痰黄为痰热蕴结于肺，肺失清肃而气上逆，面赤身热，口干欲饮为热盛伤津。舌红苔黄腻，脉滑数为痰热内盛之象。故选择A。

30. 答案：D 解析：患者心烦不寐，病变的脏腑为心，眩晕耳鸣健忘，腰酸梦遗，病变的脏腑为肾。故选择D。

31. 答案：C 解析：阳明腑实证的临床表现为日晡潮热，手足汗出，脐腹胀满疼痛，大便秘结，或腹中转矢气，甚者谵语，狂乱，不得眠，舌苔多厚黄干燥，边尖起芒刺，甚至焦黑燥裂，脉沉迟而实或滑数。故选择C。

32. 答案：D 解析：中药"七情"配伍理论：单行、相须、相使、相畏、相杀、相恶、相反。A相须，指功效相似的药物配伍协同增效。B相使，指主药配合辅药，互相增强作用。C相畏，指一种药物的毒性可以被另一种药物减轻或消除。D相杀，指一种药物能减轻或消除另一种药物的毒性。E相反，指两药合用，产生毒性反应或副作用。干姜杀附子之毒。故选择D。

33. 答案：B 解析：煎煮方法需要特殊处理的有：①矿石类、贝壳类、动物甲壳类、某些有毒中药需先煎。②含挥发性成分、气芳香、久煎有效成分易破坏的应后下。③含黏液质、绒毛、花粉等饮片宜包煎。④某些贵重药材应另煎。⑤一些用量少的贵重药材研末冲服。⑥胶类、蜜膏类宜加热烊化服用。龟甲属动物甲壳类，质地坚硬，有效成分不易煎出，入汤剂宜先煎。故选择B。

34. 答案：D 解析：A桂枝发汗解肌，温通经脉，助阳化气。B生姜解表散寒，温中止呕，温肺止咳。C防风祛风解表，胜湿止痛，止痉。D辛夷发散风寒，通鼻窍。E紫苏解表散寒，行气宽中，解鱼蟹毒，安胎。故选择D。

35. 答案：D 解析：A葛根解肌退热，透疹，生津止渴，升阳止泻。B柴胡解表退热，疏肝解郁，升举阳气，退热截疟。C升麻长于发散风热。D蔓荆子长于清利头目。E淡豆豉解表，除烦，宣发郁热。故选择D。

36. 答案：D 解析：石膏"辛甘大寒，归肺胃"。故选择D。

37. 答案：C 解析：B选项为清热泻火药，归心、肺、三焦经，不作用于胃。A、C、D、E均为清热燥湿药，其中黄柏长于清下焦湿热，黄连长于清中焦湿热，尤善清胃火，可治胃火炽盛，消谷善饥之消渴证，黄芩善清中上焦湿热。故选择C。

38. 答案：B 解析：患者"右侧乳房红肿胀痛，触摸到硬块"可诊断为乳痈，"小便色黄"可知有热存在。治宜清热解毒，消痈散结。蒲公英清热解毒，消肿散结，利湿通淋。大青叶清热解毒，凉血消斑。淡竹叶清热泻火，除烦，利尿。栀子泻火除烦，清热利湿，凉血解毒。栀子凉血止血。知母清热泻火，生津润燥。故选择B。

39. 答案：C 解析：芫花泻水逐饮，祛痰止咳，杀虫疗疮。巴豆峻下冷积，逐水退肿，祛痰利咽，外用蚀疮。甘遂泻水逐饮，消肿散结。牵牛子泻下逐水，去积杀虫。芦荟泻下通便，清肝，杀虫。故选择C。

40. 答案：D 解析：砂仁化湿行气，温中止泻，安胎。故选择D。

41. 答案：E 解析：A丹参、B牛膝为活血调经药；C苏木活血疗伤；D姜黄为活血止痛药；E虎杖为利水渗湿药，功效为利湿退黄，清热解毒，散瘀止痛，化痰止咳，泄热通便。故选择E。

42. 答案：E 解析：小茴香散寒止痛，理气和胃。用于寒疝腹痛，睾丸偏坠疼痛，少腹冷痛，痛经；中焦虚寒气滞证。故选择E。

43. 答案：B 解析：柿蒂降气止呃。木香行气止痛，健脾消食。香附疏肝解郁，调经止痛，理气调中。乌药行气止痛，温肾散寒。薤白通阳散结，行气导滞。故选择B。

44. 答案：A 解析：小蓟的功效：凉血止血，散瘀解毒消痈。故选择A。

45. 答案：E 解析：A川芎活血行气，

祛风止痛。B 丹参活血调经，祛瘀止痛，凉血消痈，除烦安神。C 延胡索活血行气止痛。D 姜黄活血止痛。E 郁金活血止痛，行气解郁，清心凉血，利胆退黄。故选择 E。

46. 答案：D　解析：半夏与天南星内服均能燥湿化痰，半夏兼有降逆止呕、消痞散结之功，天南星兼有息风解痉之功，本题考查的是两者共性，A、B、C、E 均不是两者的共同功效。故选择 D。

47. 答案：B　解析：百部功效，润肺止咳，杀虫灭虱。故选择 B。

48. 答案：A　解析：白僵蚕祛风定惊，化痰散结。全蝎息风止痉，攻毒散结，通络止痛。蜈蚣息风止痉，攻毒散结，通络止痛。天麻息风止痉，平抑肝阳，祛风通络。四种药物均具有息风止痉之功，故可以用于慢惊风的治疗。而羚羊角平肝息风，清肝明目，清热解毒，不能治疗慢惊风。故选择 A。

49. 答案：D　解析：丹剂有外用和内服两种，丹剂无固定剂型，如属水丸剂的有梅花点舌丹，属糊丸剂的有人丹、小金丹，属蜡丸剂的有黍米寸金丹等。其余剂型有固定剂型。故选择 D。

50. 答案：E　解析：败毒散的组成药物有柴胡、前胡、川芎、枳壳、羌活、独活、茯苓、桔梗、人参、甘草。故选择 E。

51. 答案：A　解析：黑逍遥散出自《医略六书·女科指要》，是由逍遥散加生地黄或熟地黄而成。故选择 A。

52. 答案：C　解析：四妙勇安汤清热解毒，活血止痛。犀黄丸清热解毒，凉血散瘀。仙方活命饮清热解毒，消肿溃坚，活血止痛。大黄牡丹汤泄热破瘀，散结消肿。苇茎汤清肺化痰，逐瘀排脓。故选择 C。

53. 答案：E　解析：理中丸温中祛寒，补气健脾。故选择 E。

54. 答案：E　解析：实脾散组成：厚朴、白术、木瓜、草果仁、大腹子、附子、白茯苓、干姜、甘草、木香。真武汤组成：茯苓、芍药、白术、生姜、附子。温脾汤组成：大黄、当归、干姜、附子、人参、芒硝、甘草。乌梅丸组成：乌梅、附子、细辛、干姜、黄连、当归、蜀椒、桂枝、人参、黄柏。阳和汤组成：熟地黄、白芥子、鹿角胶、肉桂、姜炭、麻黄、生甘草。故选择 E。

55. 答案：A　解析：归脾汤的功用：益气补血，健脾养心。故选择 A。

56. 答案：A　解析：肾气丸的配伍意义如柯琴所云，"此肾气丸纳桂、附于滋阴剂中十倍之一，意不在补火，而在微微生火，即生肾气也"。故选择 A。

57. 答案：E　解析：天王补心丹的药物组成：酸枣仁、柏子仁、当归、天冬、麦冬、生地黄、人参、丹参、玄参、云苓、五味子、远志肉、桔梗。朱砂安神丸的药物组成：朱砂、黄连、当归、生地黄、炙甘草。故选择 E。

58. 答案：C　解析：越鞠丸行气解郁。其组成为香附、川芎、苍术、栀子、神曲。方中香附辛香入肝，行气开郁为君药。故选择 C。

59. 答案：B　解析：生化汤活血化瘀，止痛温经。主治产后瘀血腹痛，恶露不行，小腹冷痛。故选择 B。

60. 答案：B　解析：大定风珠：鸡子黄、阿胶、生白芍、干地黄、麦冬、生龟甲、生牡蛎、鳖甲、麻仁、五味子、炙甘草。消风散：当归、生地黄、防风、蝉蜕、知母、苦参、胡麻仁、荆芥、苍术、牛蒡子、石膏、甘草、木通。川芎茶调散：薄荷、川芎、荆芥、羌活、白芷、防风、细辛、炙甘草、细茶末。地黄饮子：熟地黄、巴戟天、山茱萸、石斛、肉苁蓉、附子、五味子、官桂、茯苓、麦冬、石菖蒲、远志、生姜、大枣、薄荷。羚角钩藤汤：羚羊角、钩藤、桑叶、菊花、茯神、地黄、贝母、甘草、竹茹、芍药。故选择B。

61. 答案：B　解析：稽留热：体温持续在39℃～40℃以上达数天或数周，24小时内波动范围不超过1℃，见于伤寒、肺炎链球菌肺炎等。弛张热：体温在39℃以上，24小时波动范围达2℃以上，最低体温高于正常水平，见于败血症、风湿热、重症肺结核和化脓性炎症等。回归热：体温骤升达39℃或以上，持续数天后又骤降至正常，数天后又骤升，持续数天后又骤降，如此反复。不规则热：发热无明显规律，见于结核病、风湿热等。长期使用解热药或激素类药后发热无明显规律。故选择B。

62. 答案：B　解析：咳嗽声音嘶哑见于声带炎、喉结核、喉癌与喉返神经麻痹等。故选择B。

63. 答案：B　解析：引起咯血的原因据文献报道有130多种，一般较常见的是支气管疾病、肺部疾病、心脏病及某些全身性疾病。在我国临床上肺结核咯血仍是最常见的咯血原因之一，占所有咯血的60%～92.4%。故选择B。

64. 答案：A　解析：洋地黄引起的呕吐为中枢性呕吐。其余选项均可引起周围性呕吐。故选择A。

65. 答案：A　解析：阻塞性黄疸可分为肝内胆汁淤积和肝外胆汁淤积。前者见于肝内泥沙样结石、癌栓、寄生虫病、毛细胆管型病毒性肝炎、药物性胆汁淤积、原发性胆汁性肝硬化等。故选择A。

66. 答案：A　解析：叩诊音临床上分为清音、鼓音、过清音、浊音和实音5种。振水音可见于正常人餐后或饮入多量液体时，也可见于胃扩张、幽门梗阻及胃液分泌过多等。故选择A。

67. 答案：C　解析：高血压性脑出血的临床特点为突然出现剧烈头痛，并且多伴有躁动、嗜睡或昏迷。血肿对侧出现偏瘫，瞳孔的变化，早期单侧瞳孔缩小，当血肿扩

大、脑水肿加重，遂出现颅内压增高，引起血肿侧瞳孔散大等脑疝危象，出现呼吸障碍，脉搏减慢，血压升高，随后即转为中枢性衰竭。出血量少时，血肿可以自行吸收消散，症状逐渐缓解。故选择C。

68. 答案：B　解析：心绞痛发作时，应首选的药物为硝酸甘油。普萘洛尔、硝苯地平、异搏定为降压药。哌替啶为镇痛药。故选择B。

69. 答案：E　解析：胸部异常浊音或实音是由于肺组织含气量减少、不含气的肺部病变、胸膜病变，或胸壁组织局限性肿胀所致。常见于以下疾病：①肺部病变：肺炎、肺结核、肺栓塞、肺脓肿、肺部肿瘤、肺水肿、肺部广泛纤维化和肺包囊虫病等。②胸膜病变：胸腔积液、胸膜肿瘤和胸膜肥厚等。③胸壁病变：胸壁水肿、胸壁结核和胸壁肿瘤等。故选择E。

70. 答案：A　解析：由气管移位可考虑患者存有胸腔、肺、纵隔及单侧甲状腺的病变。气管左移、右侧胸腔较左侧饱满，提示该侧气胸或胸腔积液病变。叩诊呈浊音或实音则属于胸腔积液病变。故选择A。

71. 答案：B　解析：心脏的邻近组织对心脏浊音界有明显影响。例如，大量胸腔积液、积气时，心浊音界向健侧移位，患侧心脏浊音界则可叩不出；肺气肿时，可使心脏浊音界变小或叩不出。故选择B。

72. 答案：E　解析：胃痉挛、胃穿孔、急性胰腺炎的腹部查体不可能为"腹平软，无压痛、反跳痛，肠鸣音存在"。心绞痛取硝酸甘油片含服，可以缓解。故选择E。

73. 答案：B　解析：音调高亢响亮，称肠鸣音活跃或亢进，如肠鸣音高亢呈叮当金属声，见于机械性肠梗阻。故选择B。

74. 答案：D　解析：在受损部位可产生叩击痛。叩击痛阳性可见于脊椎结核、骨折及椎间盘突出、棘间韧带损伤。故选择D。

75. 答案：C 解析：血白细胞总数增多的意义在于：①急性感染：包括化脓菌感染、杆菌感染引起肾盂肾炎、胆囊炎等，病毒感染引起传染性单核细胞增多症、乙型脑炎等，寄生虫感染引起急性血吸虫病，螺旋体病毒引起的钩端螺旋体病等。重度感染时可引起白细胞总数显著增高并可出现明显核左移。②严重烧伤、较大手术后、心肌梗死等引起的组织损伤、坏死。③数量极度增高时，见于恶性肿瘤、白血病，尤其是慢性白血病。④急性失血。⑤急性化学药物，如有机磷中毒，也见于糖尿病酮症酸中毒、尿毒症等引起的代谢性中毒。故选择C。

76. 答案：B 解析：肝硬化诊断依据：①病毒性肝炎、长期饮酒病史。②肝功能减退和门静脉高压症的临床表现。③肝脏质地坚硬有结节感。④肝功能实验阳性。⑤肝活检有假小叶形成并发症：上消化道出血、肝性脑病、感染、肝肾综合征、原发性肝癌、电解质和酸碱平衡紊乱等。故选择B。

77. 答案：E 解析：血脂是人体中一种重要物质，有许多非常重要的功能，但是不能超过一定的范围。如果血脂过多，容易造成"血稠"，在血管壁上沉积，逐渐形成小斑块，这就是人们常说的动脉粥样硬化。这些斑块增多、增大，逐渐堵塞血管，使血流变慢，严重时血流可中断。这种情况如果发生在心脏，就易引起冠心病。故选择E。

78. 答案：B 解析：细菌性痢疾时，可见大量与黏液相混的脓细胞。过敏性肠炎、肠道寄生虫病（尤其是钩虫病及阿米巴痢疾）时，粪便中可见较多的嗜酸性粒细胞，还可伴有夏科-雷登结晶。巨噬细胞体积大于一般白细胞，核较大而偏于一侧，见于细菌性痢疾。故选择B。

79. 答案：A 解析：毒蕈碱样症状又称为M样症状，主要由于堆积的乙酰胆碱激活M受体，使副交感神经末梢过度兴奋，引起平滑肌舒缩失常和腺体分泌亢进。阿托品可广泛而有效地阻断各型M胆碱受体，产生抗M样作用。故选择A。

80. 答案：E 解析：略。

81. 答案：E 解析：药效学相互作用：①协同作用指药物合用后原有作用或毒性增加，包括相加作用、增强作用、增敏作用三种情况。②拮抗作用指药物合用后原有作用或毒性减弱，主要包括药理性拮抗、生理性拮抗、化学性拮抗等。故选择E。

82. 答案：A 解析：氯磷定对内吸磷、对硫磷和马拉硫磷的解毒效果较好，对敌百虫、敌敌畏效果稍差，对乐果中毒无效，副作用较碘解磷定小，为本类药物首选。故选择A。

83. 答案：B 解析：去甲肾上腺素不良反应：①局部组织缺血坏死：因药液浓度过高、静滴时间过长或漏出血管外，使局部血管痉挛引起。②急性肾功能衰竭：肾血管剧烈收缩可导致肾脏损伤，引起少尿、无尿和急性肾功能衰竭。高血压、动脉硬化及器质性心脏病患者禁用。故选择B。

84. 答案：D 解析：多巴胺与利尿剂合用治疗急性肾功能衰竭。故选择D。

85. 答案：E 解析：地西泮具有抗焦虑、镇静催眠、抗惊厥、抗癫痫及中枢性肌肉松弛作用。其中枢性肌肉松弛作用通过抑制脊髓突触反射实现，可缓解由中枢神经系统病变引起的肌张力增强。故选择E。

86. 答案：D 解析：地西泮是治疗癫痫持续状态的首选药。故选择D。

87. 答案：E 解析：哌替啶作用：①中枢神经系统作用与吗啡相似，但较弱，约100mg的哌替啶相当于10mg吗啡的镇痛效力，持续时间短，呼吸抑制弱。兴奋延脑CTZ及增加前庭器官敏感性，易致眩晕、恶心呕吐，无明显中枢性镇咳作用。②平滑肌兴奋作用弱于吗啡，且时间短；不引起便秘，不止泻；大剂量收缩支气管平滑肌。③欣快感和成瘾性较小。④心血管作用同吗啡。故选择 E。

88. 答案：A　解析：布洛芬的抗炎镇痛作用比阿司匹林强 16～32 倍，用于风湿性和类风湿关节炎、疼痛、发热等。故选择 A。

89. 答案：C　解析：氯沙坦在妊娠第二、三期应用可致胎儿损害，甚至死亡；同时尚不明确是否会分布入乳汁。因此，在妊娠期和哺乳期应当禁用。故选择 C。

90. 答案：D　解析：普萘洛尔主要用于治疗室上性心律失常，如心房颤动、心房扑动及阵发性室上性心动过速，尤其适用于交感神经过度兴奋所致的各种心律失常，如焦虑、甲状腺功能亢进引起的窦性心动过速，以及运动和情绪激动引起的室性心律失常。故选择 D。

91. 答案：E　解析：A、B、C、D 均具有扩张血管作用，普萘洛尔不能够直接扩张血管，但可以促进具有扩张血管作用的前列环素生成，以发挥降血压作用。故选择 E。

92. 答案：D　解析：维拉帕米抑制钙内流，可降低心脏舒张期自动去极化速率，使窦房结的发放冲动减慢，也可减慢传导，可影响收缩蛋白的活动，使心肌收缩减弱。故禁用于严重心衰及中、重度房室传导阻滞。故选择 D。

93. 答案：E　解析：纤维蛋白溶解药可使纤溶酶原转变为纤溶酶，后者可使纤维蛋白及纤维蛋白原降解，导致血栓溶解。主要用于急性血栓栓塞性疾病的治疗。故选择 E。

94. 答案：E　解析：略。

95. 答案：B　解析：二甲双胍促进葡萄糖的无氧酵解，不促进胰岛素的释放，对胰岛功能完全丧失的糖尿病患者，仍有降血糖作用。主要用于轻度糖尿病，尤其适于肥胖型单用饮食控制无效者。常见消化道反应、低血糖症、乳酸血症及酮症。故选择 B。

96. 答案：B　解析：甲氧苄啶本身具有很强的抗菌作用，抗菌谱与磺胺药相似。甲氧苄氨嘧啶可竞争性地抑制细菌二氢叶酸还原酶，从而阻断四氢叶酸的合成。它与磺胺类药物合用可使细菌的叶酸代谢受双重阻断，抗菌作用大大增强，甚至达到杀菌的效果。故选择 B。

97. 答案：B　解析：氨基糖苷类药物的抗菌作用机制主要是抑制细菌蛋白质的合成，并能破坏细菌胞浆膜的完整性，为静止期杀菌药。故选择 B。

98. 答案：E　解析：乙胺丁醇是"一线抗结核病药"，对耐异烟肼或链霉素的结核杆菌也有效，用于治疗各型结核病。可引起视神经炎、胃肠道反应、过敏反应和高尿酸血症等不良反应。故选择 E。

99. 答案：C　解析：显性感染是指临床上出现某一传染病所特有的综合征，最少见。隐性感染是指只有通过免疫学检查才能发现，最常见。故 B 错误。病原携带状态是指人体不出现临床症状，第二常见。故 D 错误。潜伏性感染是由于机体免疫功能足以将病原体局限化而不引起显性感染，称为携带者；待机体免疫功能下降时，才引起显性感染。故 E 错误。故选择 C。

100. 答案：D　解析：高危人群存在下列情况两项或两项以上者，应考虑艾滋病的可能：①近期体重下降 10% 以上。②慢性咳嗽或腹泻 3 个月以上。③间歇或持续发热 1 个月以上。④全身淋巴结肿大。⑤反复出现带状疱疹或慢性播散性单纯疱疹感染。⑥口咽念珠菌感染。A、B、E 选项均支持艾滋病的诊断。结合艾滋病的临床表现，艾滋病在 4 期主要出现 5 种表现，其中神经系统症状主要表现有头痛、癫痫、进行性痴呆和下肢瘫痪等，故 C 项也支持艾滋病诊断。艾滋病对皮肤黏膜造成的损害，主要是肿瘤和感染等，并不出现出血症状，故皮肤黏膜出血不能作为艾滋病诊断的依据。故选择 D。

101. 答案：C 解析：典型的伤寒自然病程可分为4期：①初期，发热是最早的症状，常伴有全身不适、食欲减退、咽痛和咳嗽等。②极期，常有典型的伤寒表现，如持续高热、明显食欲减退、中毒性脑病的表现、肝脾肿大和皮肤出现玫瑰疹等。③缓解期，体温下降、食欲好转。④恢复期，体温正常，食欲恢复。故伤寒患者多于极期出现玫瑰疹。故选择C。

102. 答案：A 解析：腹痛、腹泻、黏液脓血便，伴发热恶寒，符合细菌性痢疾的典型症状。阿米巴痢疾多不发热，粪便检查为暗红或果酱色血便，故排除B选项；急性胃肠炎无发热症状，大便多为黄色水样便，故可排除C项；流行性脑脊髓膜炎无典型的胃肠道症状，可排除D项；霍乱一般无发热，多数不伴腹痛（O139血清型发热、腹痛比较常见），粪便检查可见黏液和少许的红、白细胞，可初步排除E项。故选择A。

103. 答案：D 解析：不伤害原则的解释：不伤害原则要求对医学行为进行受益与伤害的权衡，把可控伤害控制在最低限度之内。故选择D。

104. 答案：B 解析：使用辅助检查手段时认真严格地掌握适应证是必须首先要遵守的；必要检查能尽早确定诊断和进行治疗，并且有利于提高医生诊治疾病的能力；医生应从患者的利益出发决定该进行的项目。所以，"可以广泛积极地依赖各种辅助检查"明显不符合医德要求，是应该阻止的行为。故选择B。

105. 答案：A 解析：行政处罚包括人身罚、财产罚、行为罚、申戒罚。人身罚包括行政拘留、劳动教养；财产罚包括罚款、没收财物；行为罚包括责令停产、停业，暂扣或者吊销许可证和营业执照；申戒罚包括警告、通报批评。故选择A。

106. 答案：D 解析：精神药品是指直接作用于中枢神经系统，使之兴奋或抑制，连续使用能产生依赖性的药品。故选择D。

107. 答案：A 解析：《中华人民共和国药品管理法》第七十五条规定，违法销售超过有效期的药品，其所在地的药品监督管理行政执法机构应给予的处罚是，没收违法销售药品和违法所得，并处以非法所得一倍以上三倍以下的罚款。故选择A。

108. 答案：A 解析：疫情责任报告人发现甲类传染病和乙类传染病中的艾滋病、肺炭疽的患者、病原携带者和疑似传染病患者时，城镇于6小时内，农村于12小时内，以最快的通讯方式向发病地的卫生防疫机构报告，并同时报出传染病报告卡。故选择A。

109. 答案：B 解析：医疗事故是指医疗机构及其医务人员在医疗活动中，违反医疗卫生管理法律、行政法规、部门规章和诊疗护理规范及常规，过失造成患者人身损害的事故。在医疗活动中，由于患者病情异常而发生医疗意外，不属于违反医疗卫生管理法律、行政法规、部门规章和诊疗护理规范及常规。故选择B。

110. 答案：E 解析：医德规范是指导医务人员进行医疗活动的思想和行为准则。故选择E。

111. 答案：A 解析：急腹症包括腹膜炎症，腹腔器官急性炎症（如急性胃、肠、胰腺、胆囊炎，急性出血性坏死性肠炎），空腔脏器阻塞扩张（如肠梗阻、胆道结石、泌尿系统结石、胆道蛔虫病），脏器扭转破裂（如肠扭转、肠绞窄、肠系膜或大网膜扭转、卵巢扭转、肝脾破裂、异位妊娠破裂等），腹腔内血管阻塞（如缺血性肠病、夹层腹主动脉瘤），腹壁疾病（腹壁挫伤、腹壁脓肿、带状疱疹），胸部疾病（如肺炎、肺梗死、心绞痛、心肌梗死、急性心包炎、胸膜炎），全身性疾病（如腹型过敏性紫癜、尿毒症、铅中毒等）。故选择A。

112. 答案：A 解析：病毒性脑炎均可

引起颅压增高而发生呕吐，多不伴有恶心，但有剧烈头痛，呕吐与饮食无关，亦可伴有不同程度的意识障碍。故选择A。

113. 答案：E　解析：肺结核多有结核感染表现，低热、盗汗、消瘦、乏力等，好发于肺尖背段。A、B、C、D都无结核感染表现。A、B有发热、咳嗽咳痰表现，C有反复咯血，D多有胸痛、痰中带血。故选择E。

114. 答案：A　解析：CD4$^+$T淋巴细胞在HIV直接和间接作用下，细胞功能受损和大量破坏，导致细胞免疫缺陷。虽然同时还侵犯其他类型免疫细胞，如单核吞噬细胞、B淋巴细胞、NK细胞损伤及HIV感染后的免疫应答异常。最主要的还是CD4$^+$T淋巴细胞。故选择A。

115. 答案：B　解析：除特殊需要外，第一类精神药品的处方，每次不得超过3日的常用量。故选择B。

116. 答案：E　解析：喷射性呕吐常发生在患有脑部疾病时，如脑炎或脑部肿瘤，因颅内压增高而出现喷射性呕吐。故选择E。

117. 答案：D　解析：幽门梗阻时，呕吐重，呕吐物量大，有隔夜食物及酸臭味，不混有胆汁。故选择D。

118. 答案：D　解析：Hoffmann征单侧或双侧阳性，这是颈6以上脊髓受压的重要体征。下肢肌肉痉挛侧可出现Babinski征阳性、髌、踝阵挛阳性。故选择D。

119. 答案：D　解析：血小板减少常见于血小板减少性紫癜、脾功能亢进、再生障碍性贫血和白血病等。故选择D。

120. 答案：E　解析：慢性肾炎晚期则出现尿比重固定在1.010左右的等张尿，表明肾小管重吸收功能很差。故选择E。

121～122. 答案：C、D　解析：脾属土，肾属水，肝属木；土克水，脾病及肾为相乘传变；木克土，土病及木，为相侮

传变。

123～124. 答案：A、C　解析：两胁胀满为气滞表现，舌质瘀斑、瘀点，为血瘀表现，故此患者证型为气滞血瘀；产后大出血，故患者晕厥，为气随血脱。

125～126. 答案：C、A　解析：热因热用即以热药治疗真寒假热之法；寒因寒用指用寒凉药治疗内真热而外假寒的方法；通因通用是以通治通，即用通利药治疗具有实性通泄症状的病证；塞因塞用，前"塞"为塞法，指补养固涩，后"塞"为塞证，指本虚标实之满胀不通的病证；寒者热之指寒性的疾病，用温热的方药治疗。热结旁流乃燥屎坚结于里，胃肠欲排不能，逼迫津液从燥屎旁流下。

127～128. 答案：A、D　解析：知母苦、甘，寒。归肺、胃、肾经。龟甲甘，寒。归肾、肝、心经。

129～130. 答案：D、C　解析：泽泻利水消肿，渗湿，泄热。滑石利水通淋，清解暑热，收湿敛疮。茵陈利湿退黄，解毒疗疮。萆薢利湿祛浊，祛风除痹。地肤子利尿通淋，清热利湿，止痒。

131～132. 答案：E、D　解析：旋覆花性微温，阴虚燥咳者忌用，入汤剂包煎。款冬花与紫菀无论寒热虚实皆可随证配伍。白芥子性温燥，耗气伤阴，阴虚者慎用。杏仁有小毒，婴儿慎用。

133～134. 答案：E、C　解析：大黄附子汤的主治证候为阳虚寒结，腹痛便秘，胁下偏痛，发热，手足厥冷，舌苔白腻，脉紧弦。麻子仁丸主治胃肠燥热，脾约便秘证，症见大便干结，小便频数。

135～136. 答案：C、D　解析：大建中汤温中补虚，降逆止痛。吴茱萸汤温中补虚，降逆止呕。

137～138. 答案：E、D　解析：东莨菪碱对中枢作用明显。其中枢镇静及抑制腺体分泌作用强于阿托品，比阿托品更适用于麻

醉前给药，还可用于晕动病、震颤麻痹，以及抗精神病药引起的锥体外系不良反应。山莨菪碱的人工合成品为 654-2，对抗平滑肌痉挛作用与阿托品相似而稍弱，亦能解除小血管痉挛，改善微循环，适用于感染中毒性休克和内脏绞痛的治疗。

139～140. 答案：B、C 解析：脉搏短绌发生于心房颤动、频发室性期前收缩等。水冲脉主要见于主动脉瓣关闭不全，也可见于甲状腺功能亢进症、严重贫血、动脉导管未闭等。奇脉在大量心包积液、缩窄性心包炎时可发生。颈静脉搏动见于右心衰竭。交替脉为左心衰竭的重要体征之一。

141～142. 答案：B、E 解析：HBsAg 及抗-HBs 测定：HBsAg 具有抗原性，不具有传染性。HBsAg 是感染 HBV 的标志，其多少与 HBV 的生成量相平行。抗-HBs 阳性，见于注射过乙型肝炎疫苗或曾感染过HBV，目前 HBV 已被清除者，对 HBV 已有了免疫力。HBeAg 阳性表示有 HBV 复制，传染性强。抗-HBe 多见于 HBeAg 转阴的患者，它意味着 HBV 大部分已被清除或抑制、HBV 生成减少，是传染性降低的一种表现。

143～144. 答案：A、A 解析：呼吸困难、咳嗽、咳痰、咯血和胸痛等是呼吸系统疾病最主要症状；循环系统疾病的主要症状为：呼吸困难、心悸、咳嗽、咯血、水肿及心前区疼痛等；消化系统疾病的主要症状是呕吐和腹泻；腰痛是泌尿系统疾病的主要症状；肌肉震颤常为神经系统、内分泌系统疾病的表现。

145～146. 答案：E、A 解析：P波——左右两心房的去极化。QRS 波群——左右两心室的去极化。T 波——两心室复极化。P-R 间期——房室传导时间。Q-T 间期——从 QRS 波群开始到 T 波结束，反映心室肌除极和复极的总时间。ST 段——从 QRS 波群结束到 T 波开始，反映心室各部分都处于去极化状态。

147～148. 答案：B、C 解析：阿司匹林为治疗风湿热的首选药物，可使患者在 24～48 小时内迅速退热，关节红肿、疼痛缓解，血沉减慢，症状迅速缓解，因此也可以用于急性风湿热的鉴别诊断。消炎痛解热、缓解炎性疼痛的作用明显，故可用于急慢性风湿性关节炎，痛风性关节炎。

149～150. 答案：C、E 解析：医学关系中的主体在道义上应享有的权利和利益属于权利。医学关系中的主体在道义上应履行的职责和使命属于义务。医学关系中的主体对应尽义务的自我认识和自我评价的能力是指良心。医学关系中的主体因履行道德职责受到褒奖而产生的自我赞赏是指荣誉。医学关系中的主体在医疗活动中对自己和他人关系的内心体验和感受是指情感。

第二单元

1. 答案：E 解析：肝胃不和用疏肝和胃；脾虚湿热用益气健脾，清利湿热；脾胃虚寒用温中健脾；胃阴不足用滋阴养胃；湿热中阻用清化湿热，理气和胃。故选择 E。

2. 答案：C 解析：双肺满布哮鸣音，诊断为哮，舌暗红苔薄黄，脉弦滑，诊为热哮。故选择 C。

3. 答案：B 解析：舌红苔黄腻，脉滑数，为痰热壅肺证的辨证要点。故选择 B。

4. 答案：C 解析：自汗与盗汗并见为气阴耗伤证的辨证要点。故选择 C。

5. 答案：B 解析：肺心病的诊断要点：据慢性支气管炎、肺气肿、其他胸肺疾病或肺血管病变病史，肺动脉高压、右心室增大或右心功能不全等，结合辅助检查结果可进行诊断。故选择 B。

6. 答案：C 解析：冷汗淋漓，四肢厥冷，烦躁不安，脉微欲绝，诊断为阳微欲脱证，治法为益气温阳，固脱救逆。故选

7. 答案：A 解析：对于缓慢性心律失常的治疗，人参四逆汤合桂枝甘草龙骨牡蛎汤用于心阳不足证；参附汤合真武汤用于心肾阳虚证；炙甘草汤用于气阴两虚证；涤痰汤用于痰浊阻滞证；血府逐瘀汤用于心脉痹阻证。故选择A。

8. 答案：A 解析：症见手足心热，耳鸣腰酸，舌质红，苔少，脉细数，诊断为阴虚火旺证，治法为滋阴清火，养心安神。故选择A。

9. 答案：B 解析：天麻钩藤饮用于肝阳上亢证；半夏白术天麻汤用于痰湿内盛证；血府逐瘀汤用于瘀血内停证；杞菊地黄丸用于肝肾阴虚证；济生肾气丸用于肾阳虚衰证。故选择B。

10. 答案：D 解析：高血压3级或高血压1~2级伴有靶器官损害及相关的临床疾病，属极高危险组。故选择D。

11. 答案：B 解析：神疲乏力，气短懒言，心悸自汗，舌质淡暗，诊断为气虚血瘀证，方用补阳还五汤加减。故选择B。

12. 答案：C 解析：症见舌苔浊腻，脉滑，诊断为痰浊内阻证。故选择C。

13. 答案：E 解析：四君子汤用于脾胃虚弱证；三仁汤用于脾胃湿热证；柴胡疏肝散用于肝胃不和证；失笑散合丹参饮用于胃络血瘀证；益胃汤用于胃阴不足证。故选择E。

14. 答案：E 解析：疏肝理气，健脾和胃用于肝胃不和证；温中散寒，健脾和胃用于脾胃虚寒证；健脾养阴，益胃止痛用于胃阴不足证；清胃泄热，疏肝理气用于肝胃郁热证；活血化瘀，通络和胃用于胃络瘀阻证。故选择E。

15. 答案：E 解析：胃镜结合黏膜活检是诊断胃癌最可靠的手段。故选择E。

16. 答案：B 解析：无节律性上腹部疼痛不适2个月，食欲不振，多次大便潜血试验均为阳性，怀疑胃癌，为确诊应查胃镜。故选择B。

17. 答案：A 解析：症见神疲怯寒，面色苍黄或㿠白，脉沉迟无力，诊断为肾阳虚证，治法为温肾补脾，化气利水。故选择A。

18. 答案：B 解析：题中描述高度怀疑肝癌，应首选血清AFP定性。故选择B。

19. 答案：B 解析：患者半天来呕血4次，量约1200mL，黑便2次，量约600g，伴头晕心悸。诊断为消化道出血。血压80/60mmHg（10.6/8kPa），心率118次/分，神志淡漠，出现失血性休克。应首先采取的措施是配血，快速输液，等待输血。故选择B。

20. 答案：A 解析：慢性肾炎病史7年，现浮肿明显。尿常规示：蛋白（+++），镜检可见颗粒管型，可诊为慢性肾小球肾炎。其浮肿明显，下肢尤甚，面色苍白，畏寒肢冷，腰膝酸软，神疲纳呆，阳痿，舌嫩淡胖有齿痕，脉沉细，为脾肾阳虚证，治以温补脾肾，方选附子理中丸或济生肾气丸。故选择A。

21. 答案：B 解析：略。

22. 答案：C 解析：症状符合急性肾盂肾炎诊断标准。故选择C。

23. 答案：B 解析：A、B、D、E常用于缺铁性贫血的治疗。香砂六君子汤合当归补血汤用于脾胃虚弱证；归脾汤或八珍汤加减用于心脾两虚证；八珍汤合无比山药丸用于脾肾阳虚证；化虫丸合八珍汤用于虫积证。故选择B。

24. 答案：A 解析：实验室检查示全血细胞减少，骨髓增生减低，无巨核细胞，诊断为再生障碍性贫血。症见高热，鼻衄，口渴，咽痛，皮下紫癜、瘀斑，心悸，舌红而干，苔黄，脉洪数，诊断为热毒壅盛证，方药选清瘟败毒饮加减。故选择A。

25. 答案：E 解析：略。

26. 答案：D 解析：慢性粒细胞性白血病基本证型的治疗，膈下逐瘀汤用于瘀血内阻证；青蒿鳖甲汤用于阴虚内热证；八珍汤用于气血两虚证；清营汤合犀角地黄汤用于热毒壅盛证。故选择D。

27. 答案：A 解析：略。

28. 答案：E 解析：瘿病的病机是：肝郁气滞，疏泄失常，气滞痰凝，气郁化火，耗气伤肝。故选择E。

29. 答案：B 解析：症见眼突，心悸汗多，手颤，消瘦，口干咽燥，五心烦热，失眠多梦，月经不调，舌红少苔，脉细数，诊断为阴虚火旺证，方药为天王补心丹加减。故选择B。

30. 答案：B 解析：略。

31. 答案：E 解析：糖尿病基本证型的治疗，痰瘀互结证选用平胃散合桃红四物汤；脉络瘀阻证选用血府逐瘀汤；阴阳两虚证选用金匮肾气丸；气阴两虚证选用七味白术散。故选择E。

32. 答案：E 解析：略。

33. 答案：B 解析：症见午后发热，盗汗，口干咽燥，手足心热，关节肿胀疼痛，小便赤涩，大便秘结，舌红少苔，脉细数，诊断为阴虚内热证。故选择B。

34. 答案：D 解析：略。

35. 答案：B 解析：中风病元气败脱，心神涣散证，治以益气回阳，救阴固脱，用大剂参附汤合生脉散加减。故选择B。

36. 答案：E 解析：症见突然昏仆，口噤目张，气粗息高，口眼歪斜，半身不遂，昏不知人，颜面潮红，大便干结，舌红，苔黄腻，脉弦滑数，诊断为痰热内闭清窍证。方药：首先灌服（或鼻饲）至宝丹或安宫牛黄丸以辛凉开窍，继用羚羊角汤加减。故选择E。

37. 答案：E 解析：略。

38. 答案：E 解析：毒蕈碱样症状表现为：腺体分泌增加、平滑肌痉挛、括约肌松弛、气道分泌物明显增多。A、B属于腺体分泌增加，C属于平滑肌痉挛，D属于括约肌松弛。故选择E。

39. 答案：E 解析：胆碱酯酶活力是诊断有机磷中毒的特异性试验指标。故选择E。

40. 答案：D 解析：症见心悸，不得平卧，咳吐泡沫痰，面肢浮肿，畏寒肢冷，诊断为阳虚水泛证。故选择D。

41. 答案：C 解析：再生障碍性贫血与中医学的"髓劳"相似。其证型有：肾阴虚证、肾阳亏虚证、肾阴阳两虚证、肾虚血瘀证、气血两虚证、热毒壅盛证。故选择C。

42. 答案：D 解析：从症状可考虑急性脑血管病，首选头部CT检查。故选择D。

43. 答案：C 解析：淋巴结转移占胃癌转移的70%，胃下部癌肿转移至幽门下、胃下及腹腔动脉旁等淋巴结，而上部癌肿常转移至胰旁、贲门旁、胃上等淋巴结。晚期癌可能转移至主动脉周围及膈上淋巴结。由于腹腔淋巴结与胸导管直接交通，故可转移至左锁骨上淋巴结。故选择C。

44. 答案：D 解析：缺铁性贫血诊断指标：①小细胞低色素性贫血。②有明确的缺铁病因和临床表现。③血清铁浓度常<8.9μmol/L，总铁结合力>64.4μmol/L。④转铁蛋白饱和度<15%。⑤血清铁蛋白<12μg/L。⑥骨髓铁染色显示骨髓小粒可染铁消失，铁粒幼红细胞<15%。⑦红细胞内游离原卟啉（FEP）>0.9μmol/L。⑧铁剂治疗有效。故选择D。

45. 答案：E 解析：蛛网膜下腔出血的诊断：①突然剧烈头痛、呕吐、脑膜刺激征阳性，即高度提示本病。②如眼底检查发现玻璃体膜下出血，脑脊液检查呈均匀血性，压力增高，则可临床确诊。③应进行CT检查证实临床诊断。故选择E。

46. 答案：A 解析：全面性强直－阵

挛发作以往称大发作,以意识丧失和全身对称性抽搐为特征。①强直期突然意识丧失,跌倒,全身肌肉强直性收缩,喉部痉挛,发出叫声,强直期持续 10～20 秒后,肢端出现细微的震颤。②阵挛期震颤幅度增大并延及全身,成为间歇性痉挛,最后一次强烈阵挛后,抽搐突然终止,肌肉松弛。③惊厥后期呼吸首先恢复,心率、血压、瞳孔等恢复正常,意识恢复。清醒后常感到头昏、头痛、全身乏力,对抽搐全无记忆。故选择 A。

47. 答案:C 解析:感冒之病因,主要为感受风邪,导致肺卫失和,又名伤风。由于感受四时之邪的特点及禀赋体质的差异,可以表现为风寒、风热、夹暑、夹湿的不同,但总离不开风邪,风为百病之长。故选择 C。

48. 答案:B 解析:风寒束表,卫阳被郁,故恶寒重,发热轻,无汗;清阳不展,络脉失和,故头痛,肢体疼痛;肺气失宣故鼻塞声重,时流清涕,喉痒。证属风寒束表,治宜辛温解表。故选择 B。

49. 答案:D 解析:心脾两虚主要指心血虚、脾气虚,相当于气血两虚。表现如题干所述。治宜补益气血,养心安神。其余选项都不全面。故选择 D。

50 答案:C 解析:湿热蕴结肝胆,肝经疏泄失职,故见胁痛胸闷口苦;湿热中阻,故见纳呆,恶心呕吐;肝病及胆,胆汁外溢,故见身黄目黄。故证属肝胆湿热。故选择 C。

51. 答案:A 解析:水肿是由于肺失通调,脾失转输,肾失开合,膀胱气化不利,导致体内水液潴留,泛溢肌肤的一类病证。水肿与肺脾肾三脏关系最为密切。肺主通调水道,脾主运化水液,肾主水,主气化,故水肿之病,以肾为本,以肺为标,以脾为制水之脏。心、肝、胃与水没有直接关系,故排除 B、C、D、E。故选择 A。

52. 答案:C 解析:五志过极,心气耗伤,营血不足,以致心神失养,故见精神恍惚,心神不宁,心神惑乱,不能自主,故见悲忧善哭,时时欠伸。此病又名脏躁,治宜养心安神。故选择 C。

53. 答案:C 解析:痰饮总的病理性质是阳虚阴盛,为阴邪,遇寒则凝,得温则行,故总的治疗原则应以温阳化饮为根本,以振奋阳气,开发腠理,通行水道。若有肺失宣降,可佐以宣肺,脾阳虚可健脾,肾阳虚可补肾,饮停于表可发汗,但这些都是配合方法,总的治则还是温化,故排除 A、B、D、E。故选择 C。

54. 答案:C 解析:四缝穴的定位:手第 2 至第 5 指掌侧,近端指骨关节横纹中点处,一手 4 穴,左右共 8 穴。故选择 C。

55. 答案:E 解析:雀啄灸是指施灸时,艾条点燃的一端与施灸部位的皮肤并不固定在一定的距离,而是像鸟雀啄食一样,一上一下施灸。故选择 E。

56. 答案:E 解析:俞募配穴方法的原则是脏病、虚证多取俞穴;腑病、实证多取募穴。胃病属于腑病,故应该选取募穴,胃经的募穴是中脘穴,故应该选用胃俞和中脘穴。故选择 E。

57. 答案:C 解析:五输穴中,井主心下满,荥主身热,输主体重节痛,经主喘咳寒热,合主逆气而泄。故选择 C。

58. 答案:D 解析:本患者所患头痛为肝阳上亢的头痛,所选穴位应为肝经穴位,太冲为肝经原穴,平肝潜阳,清利头目,疏经止痛;太溪为肾经原穴,滋水涵木,育阴潜阳。故选择 D。

59. 答案:E 解析:由本患者的症状可知本病为中风,因风病多犯阳明,阳明为多气多血之经,阳明经气血通畅,正气得以扶助,使机体功能逐渐恢复,根据经脉循行路线,分别选取手足阳明经穴位,以达调和经脉,疏通气血的作用。故选择 E。

60. 答案：D　解析：由本患者的症状可知本病为急性泄泻，治疗应该除湿导滞、疏调肠胃，应首选天枢、阴陵泉、上巨虚、水分等腧穴。天枢为大肠的募穴，调理胃肠传导功能；阴陵泉为脾经的合穴，疏调脾气，健脾利湿；上巨虚为大肠的下合穴，通调胃肠气机，运化湿滞；水分可以调节水电解质紊乱。故选择D。

61. 答案：C　解析：由本患者的症状可知本病为月经先期。应选用清热调经的关元、血海、三阴交。关元为任脉经穴，足三阴经之交会，故为调理冲任之要穴；血海调理血分；三阴交为妇科疾病的要穴。故选择C。

62. 答案：D　解析：由本患者的症状可知本病为牙痛之胃火炽盛，故应选用清胃降火的合谷穴和内庭穴。故选择D。

63. 答案：B　解析：手太阳小肠经与足太阳膀胱经在目内眦交接。在目外眦交接的是胆经和三焦经，在鼻旁交接的是手足阳明经。故选择B。

64. 答案：B　解析：神志昏愦，心烦舌燥，疮紫黑，言语呢喃为心恶；身体强直，目难正视，疮流血水，惊悸时作为肝恶；形容消瘦，疮陷脓臭，不思饮食，纳药呕吐为脾恶；皮肤枯槁，痰多音暗，呼吸喘急，鼻翼扇动为肺恶；时渴引饮，面容暗黑，咽喉干燥，阴囊内缩为肾恶。故选择B。

65. 答案C　解析：皮色紫暗属于阴证。故选择C。

66. 答案E　解析：辨脓的方法有切脉法、透光法、穿刺法、按触法。故选择E。

67. 答案：B　解析：略。

68. 答案：D　解析：丹毒好发部位为下肢和头面部。起病急，病人常有头痛、畏寒、发热等全身症状。局部表现呈片状红疹，颜色鲜红，中间较淡，边缘清楚，略为隆起。手指轻压可使红色消退，松压后很快又恢复鲜红色。红肿向四周扩展时，中央红色逐渐消退、脱屑，转为棕黄色。红肿区有时有水疱形成，局部有烧灼样疼痛，常伴有附近淋巴结肿大、疼痛。足癣或血丝虫感染可引起下肢丹毒的反复发作，有时可导致淋巴水肿，甚至发展为象皮腿。故选择D。

69. 答案：C　解析：中等伤是指需住院治疗的四肢骨折或广泛软组织损伤等。故选择C。

70. 答案：B　解析：Ⅱ度冻伤：损伤达真皮层，局部红肿较明显且有水疱形成，疱内为血清状液或稍带血栓，自觉疼痛，知觉迟钝。如无感染，局部可成痂，经2~3周痂脱而愈，很少留有瘢痕。若并发感染，则创面形成溃疡，愈合后有瘢痕。故选择B。

71. 答案：E　解析：结肠癌临床表现：早期无特异性表现，以后的主要症状有排便习惯或粪便性状改变，腹痛，腹部肿块，肠梗阻及全身慢性中毒症状。右半结肠癌、左半结肠癌的临床表现各有其特点。右半结肠癌的临床表现主要为贫血、腹部肿块、腹痛；左半结肠癌的临床表现主要为便血、黏液便、肠梗阻。故选择E。

72. 答案B　解析：外科手术应严格执行无菌原则。手术进行中不能开窗通风或使用电扇，室内空调出风口也不能吹向手术台。手术中如无菌手术单局部被湿透应加盖干的无菌手术单。手术者在手术中手臂触及非手术人员可更换无菌手术衣或加戴袖套。手术者手术中若手套被刺破应及时更换新的无菌手套。手术者若需接台手术，上第二台手术时除须更换无菌手术衣外，还应先泡手。故选择B。

73. 答案：E　解析：亚急性甲状腺炎临床表现：多数表现为甲状腺突然肿胀、发硬、吞咽困难及疼痛，并向患侧耳颞处放射。常始于甲状腺的一侧，很快向腺体其他部位扩展。有一过性甲状腺功能亢进症状，一般3~4天或1~2周达到高峰后缓解消退。后期偶有甲状腺机能减退的表现。随病程变化有时一叶肿胀消退后另一叶出现新的肿块。病程约为3个月，愈后多无甲状腺功能减退，有时愈后可复发。甲状腺吸收碘的能力降低。故选择E。

74. 答案：A 解析：症见左乳房肿痛，伴发热恶寒，口干，舌红苔薄黄，脉浮数，诊断为肝胃郁热证，方用瓜蒌牛蒡汤加减。故选择A。

75. 答案：C 解析：乳腺肿块质硬，表面不平，边界不清，符合癌症的表现，发生在乳房部位，可首先考虑为乳腺癌。故选择C。

76. 答案：E 解析：门静脉与腔静脉之间有4个交通支：①胃底、食管下段交通支。②直肠下端肛管交通支。③前腹壁交通支。④腹膜后交通支（Ketzius静脉）。故选择E。

77. 答案：D 解析：直径>2.5cm的肾盂结石或肾下盏结石适用手术取石。故选择D。

78. 答案：E 解析：骨盆的骨骼：由骶骨、尾骨和左右两块髋骨（由髂骨、坐骨和耻骨融合而成）组成。故选择E。

79. 答案：D 解析：略。

80. 答案：D 解析：略。

81. 答案：C 解析：略。

82. 答案：D 解析：孕妇恐惧分娩可产生焦虑不安，出现心率加快、呼吸急促、肺内气体交换不足、体力消耗过多、子宫收缩乏力、产程延长、血压升高、胎儿缺氧。故选择D。

83. 答案：C 解析：中医常见病因：①淫邪因素。②情志因素。③生活因素。④其他因素：瘀血痰饮、体质因素。故选择C。

84. 答案：A 解析：闭经气血虚弱证的主要症状为月经周期延后，量少、色淡质稀，渐至闭经，神疲肢倦，头晕眼花，心悸气短，食欲不振，面色萎黄，唇色淡红，苔少或薄白，脉沉缓或沉细。B、C、D、E均符合。故选择A。

85. 答案：A 解析：妇产科常用外治法中的局部疗法包括熏洗法、坐浴法、冲洗法、纳药法、敷贴法、热熨法、导肠法、保留灌肠法、腐蚀法、宫腔注药法。故选择A。

86. 答案：E 解析：宫外孕进行刮宫后，将宫腔排出物或刮出物进行病理检查，切片中见到绒毛，可诊为宫内妊娠；仅见蜕膜组织，未见典型绒毛，有助于诊断宫外孕。故选择E。

87. 答案：A 解析：脾虚型子肿治以健脾除湿，佐以安胎，方选白术散加减。故选择A。

88. 答案：D 解析：妊娠28周后，胎盘全部或部分附着于子宫下段，甚至胎盘下缘达到或覆盖子宫颈内口，其位置低于胎先露部，称为前置胎盘。故选择D。

89. 答案：A 解析：不协调性子宫收缩乏力主要发生在初产妇，自觉宫缩强，下腹持续疼痛，拒按子宫，烦躁不安；因为无效宫缩，宫口不能扩张，胎先露不能下降，产科检查胎位触不清，下腹部压痛明显，宫口扩张缓慢，先露下降延缓，潜伏期延长，产程图曲线异常。故选择A。

90. 答案：C 解析：产后出血是指胎儿娩出后24小时内阴道出血量超过500mL。故选择C。

91. 答案：B 解析：晚期产后出血气虚证选用补中益气汤；血热证选用保阴煎；血瘀证选用生化汤合失笑散。故选择B。

92. 答案：B 解析：综观脉症，为产褥感染热入营血证，治法为清营解毒，散瘀泄热，方用清营汤。故选择B。

93. 答案：D 解析：面色晦暗是肾虚证的特征。故选择D。

94. 答案：B　解析：滴虫性阴道炎肝胆湿热证表现为带下多，色白或黄，成泡沫状或黄绿如脓，甚或杂有赤带，有臭味，外阴瘙痒，头晕目胀，心烦口苦，胸胁、少腹胀痛，尿黄便结，舌质红，苔黄腻，脉弦数。故选择B。

95. 答案：B　解析：无排卵性功能失调性子宫出血肾阳虚证选用右归丸；肾阴虚证选用左归丸合二至丸；脾虚证选用固本止崩汤合举元煎；虚热证选用保阴煎合生脉散；湿热证选用清热固经汤；血瘀证选用逐瘀止血汤。故选择B。

96. 答案：B　解析：症见头晕头重，胸闷泛恶，形体肥胖，多毛，大便不实，舌苔白腻，脉濡，诊断为痰湿阻滞证，方用苍附导痰丸合佛手散。故选择B。

97. 答案：C　解析：恶病质是恶性肿瘤后期的特征，子宫肌瘤属于良性肿瘤。故选择C。

98. 答案：D　解析：子宫肌瘤手术治疗指征：子宫大于2个月妊娠子宫大小、症状明显致继发性贫血者。故选择D。

99. 答案：D　解析：略。

100. 答案：B　解析：症见经行腹痛逐渐加重，灼痛难忍，拒按，月经量多，色深红，带下色黄，有味，舌质暗，苔黄腻，脉滑数，诊断为湿热瘀结证，方用清热调血汤。故选择B。

101. 答案：C　解析：子宫脱垂中气下陷证选用补中益气汤；肾气亏虚证选用大补元煎；湿热下注证选用龙胆泻肝汤合五味消毒饮。故选择C。

102. 答案：C　解析：少腹逐瘀汤用于不孕症血瘀证的治疗。故选择C。

103. 答案：E　解析：在正常月经周期中，基础体温呈周期性变化，排卵后孕激素的作用使体温上升$0.3℃\sim0.5℃$，基础体温呈双相曲线；若无排卵，基础体温无上升改变而呈单相曲线；基础体温测定反映卵巢功能，与输卵管是否通畅无关。故选择E。

104. 答案：C　解析：小儿血压：收缩压（mmHg）：$80+年龄\times2$；舒张压（mmHg）：收缩压$\times2/3$。5岁小儿收缩压（mmHg）：$80+5\times2=90$。故选择C。

105. 答案：E　解析：母乳喂养：①时间：主张正常足月新生儿出生半小时内就可开奶，满月前坚持按需喂哺，随着月龄增长逐渐定时喂养，每次哺乳不宜超过20分钟。②方法：取坐位。③断奶：一般在10~12个月可完全断奶，最迟不超过一岁半。故选择E。

106. 答案：D　解析：小儿中药用量：新生儿用成人量的1/6，乳婴儿为成人量的1/3，幼儿为成人量的1/2，学龄儿童为成人量的2/3或成人量。故选择D。

107. 答案：B　解析：生理性黄疸出现时间较晚，黄疸持续时间较短，足月儿生后2~3天出现，10~14天完全消退，早产儿生后3~4天出现，21~28天完全消退。黄疸程度较轻，以未结合胆红素为主。无伴随病证，一般全身情况好。病理性黄疸出现时间较早，持续时间较长，程度较重，进展快，均有伴随病证。故选择B。

108. 答案：D　解析：略。

109. 答案：B　解析：指纹在风关者，表示病邪初入，病情较浅；达气关者，表示邪气深入，病情较重；透命关者，表示病情危重；透关射甲，表示病情凶险。故选择B。

110. 答案：D　解析：可见口腔颊黏膜、舌、牙龈、唇及上颌等处出现白色乳凝块样物，开始呈点状、小片状，继而融合成片状，不易擦拭，强行拭去，可见潮红、粗糙的浅表糜烂面。故选择D。

111. 答案：C　解析：婴儿腹泻重型与轻型的区别除较重的胃肠道症状外，常有较明显的脱水、电解质紊乱和全身中毒症状。故选择C。

112. 答案：D 解析：患婴幼儿腹泻2天，可诊断为小儿腹泻。泻下急迫，大便呈稀水蛋花样，有黏液及腥臭味，伴阵发啼哭、发热、烦躁、口渴、困倦，小便短赤，肛门灼热、发红。均为一派热象，可诊为湿热泄泻。故选择D。

113. 答案：E 解析：急性肾炎的临床特征：发病前1~3周有上呼吸道感染或脓皮病。临床表现轻重不一，轻者仅见镜下血尿，重者可在短期内出现循环充血、高血压脑病或急性肾功能不全而危及生命。水肿常为最早出现的症状，自颜面眼睑开始，晨起重。浮肿为非凹陷性，多数浮肿不重。故选择E。

114. 答案：B 解析：脑膜炎可由多种化脓菌引起，在非流脑流行年，病原菌多为肺炎链球菌。故选择B。

115. 答案：D 解析：中医认为，本病外因多为五志过极、过食肥甘厚味及感受六淫之邪；内因则为先天禀赋不足，素体虚弱，或为久病误治，热病伤阴。其病机则为肝风痰火，胶结成痰。故选择D。

116. 答案：E 解析：略。

117. 答案：B 解析：血红蛋白和红细胞降低，以血红蛋白降低为主，呈小细胞低色素性贫血。血清铁蛋白降低；血清铁降低；总铁结合力增高；红细胞游离卟啉降低；髓细胞总数增加，幼红细胞增生活跃，以中、晚幼红细胞增生明显，各期红细胞均较正常小，胞浆少，染色偏蓝，白细胞系和巨核细胞一般正常。故选择B。

118. 答案：D 解析：急性型发病年龄较小，多在2~8岁，男、女发病数无差异，病前1~3周或同时伴病毒感染，以往无出血病史。起病急，以自发性皮肤和（或）黏膜出血为突出表现。故选择D。

119. 答案：C 解析：一般认为风湿热与A组乙型溶血性链球菌感染有密切关系，可能是链球菌的合并症。故选择C。

120. 答案：C 解析：确诊风湿热的次要表现包括发热，关节痛，有风湿热既往史，血沉增高，CRP阳性，P－R间期延长。故选择C。

121. 答案：A 解析：略。

122. 答案：B 解析：维生素D缺乏性佝偻病的病因为日光照射不足、维生素D摄入不足、生长发育过快、疾病影响及其他。故选择B。

123. 答案：D 解析：麻疹病毒感染患者是唯一的传染源，其主要传播途径为带病毒的飞沫通过喷嚏、咳嗽、说话直接传入呼吸道。故选择D。

124. 答案：C 解析：母亲孕期患风疹可通过胎盘导致胎儿宫内感染，其发生率和致畸率与感染时胎龄密切相关。妊娠早期感染病情严重，可引起胎儿多器官损害。先天性风疹患儿在出生后数月内仍有病毒排出，故具有传染性。故选择C。

125. 答案：A 解析：略。

126. 答案：E 解析：猩红热病人，同时患急性咽扁桃体炎的病人，都是传染源，均应隔离至咽拭子培养阴性时。故选择E。

127. 答案：D 解析：由于本病病情危急，变化迅速，以感染性休克和脑水肿为其主要表现，因此应积极进行降温止惊、抗感染、抗休克及脱水、防止循环衰竭等治疗。故选择D。

128. 答案：D 解析：病因主要由于乳食内积，脾胃虚弱。病机为乳食停滞不化，气滞不行。故选择D。

129. 答案：C 解析：小儿厌食常见证型有脾失健运、脾胃气虚、脾胃阴虚，分别治以不换金正气散、异功散、养胃增液汤。故选择C。

130. 答案：D 解析：急性胆囊炎常见突发右上腹阵发性绞痛，常在饱餐、进食油腻食物后或在夜间发作。疼痛常放射至右肩部、肩胛部和背部。伴恶心、厌食等。右上腹可有不同程度、不同范围的压痛、反跳痛及肌紧张，Murphy 征阳性。故除 D 项外均是常见表现。故选择 D。

131. 答案：D 解析：逍遥散合海藻玉壶汤加减用于肉瘿辨证属气滞痰凝证的治疗。故选择 D。

132. 答案：D 解析：本题属于对升药过敏，应用黑虎丹替代。故选择 D。

133～134. 答案：A、B 解析：略。

135～136. 答案：C、B 解析：温胆汤合桃红四物汤用于痰热瘀阻证；知柏地黄丸合二至丸用于阴虚火旺证；葛根芩连汤用于湿热内蕴证；五阴煎用于气阴两虚证。

137～138. 答案：B、D 解析：略。

139～140. 答案：B、C 解析：心肾阳虚证以参附汤合真武汤加减治疗；心阳不足证以人参四逆汤合桂枝甘草龙骨牡蛎汤加减治疗；气阴两虚证以炙甘草汤加减治疗；痰浊阻滞证以涤痰汤加减治疗；心脉痹阻证以血府逐瘀汤加减治疗。

141～142. 答案：B、A 解析：肝癌湿热瘀毒证治以清热利湿，化瘀解毒；气滞血瘀证治以疏肝理气，活血化瘀；肝肾阴虚证治以养阴柔肝，软坚散结。

143～144. 答案：B、C 解析：略。

145～146. 答案：E、B 解析：生理性腹泻多见于 6 个月内婴儿，生后不久出现腹泻，大便一日可达 4～5 次，呈稀黄便或绿色便。大便化验正常，乳食正常，无呕吐，体重照常增长，体形多虚胖，常伴湿疹。一般添加辅食后大便逐渐转为正常。患病毒性肠炎时，部分患儿出现上感症状，粪便呈水样或蛋花样，不含黏液和脓血，没有腥臭。

147～148. 答案：C、B 解析：动力性肠梗阻是由于神经抑制或毒素刺激导致肠壁肌肉运动紊乱，致使肠内容物不能运行，分为麻痹性和痉挛性两类。血运性肠梗阻是由于肠系膜血管栓塞或血栓形成，使肠管血运障碍，继而发生肠麻痹而使肠内容物不能运行。机械性肠梗阻由于肠道内或肠道外器质性病变而引起肠管堵塞。不完全性肠梗阻是指肠腔内容物可部分通过梗阻点，因此在腹部 X 片上梗阻点以下肠腔内可显示少量积气和积液，梗阻点以上的肠曲扩张程度较轻，结肠内有较多的气体。绞窄性肠梗阻指梗阻并伴有肠壁血运障碍者，可因肠系膜血管受压、血栓形成或栓塞等引起。

149～150. 答案：C、E 解析：闭经肝肾不足证治以归肾丸；气血虚弱证治以人参养荣汤；阴虚血燥证治以加减一阴煎；痰湿阻滞证治以苍附导痰丸；气滞血瘀证治以血府逐瘀汤；寒凝血瘀证治以温经汤。左归丸、右归丸可用于崩漏的治疗。

中西医结合执业助理医师资格考试
最后成功四套胜卷（三）答案

第一单元

1. E	2. B	3. C	4. A	5. C	6. D	7. D	8. E	9. B	10. B
11. A	12. B	13. A	14. D	15. B	16. A	17. C	18. D	19. C	20. C
21. A	22. B	23. C	24. C	25. E	26. C	27. C	28. A	29. A	30. A
31. D	32. C	33. C	34. D	35. E	36. D	37. B	38. E	39. C	40. A
41. E	42. C	43. A	44. D	45. A	46. D	47. E	48. B	49. C	50. C
51. D	52. B	53. E	54. C	55. D	56. C	57. D	58. E	59. A	60. E
61. D	62. A	63. A	64. A	65. A	66. A	67. A	68. E	69. E	70. D
71. D	72. B	73. A	74. C	75. D	76. E	77. D	78. E	79. D	80. A
81. A	82. E	83. B	84. A	85. E	86. E	87. E	88. E	89. C	90. A
91. B	92. B	93. C	94. B	95. B	96. E	97. B	98. D	99. B	100. A
101. B	102. E	103. C	104. C	105. C	106. C	107. A	108. C	109. C	110. A
111. B	112. A	113. C	114. D	115. D	116. C	117. E	118. E	119. D	120. A
121. E	122. C	123. C	124. E	125. A	126. C	127. C	128. E	129. A	130. C
131. B	132. B	133. E	134. B	135. C	136. C	137. B	138. D	139. B	140. A
141. B	142. E	143. B	144. C	145. B	146. A	147. B	148. E	149. B	150. A

第二单元

1. B	2. A	3. C	4. A	5. D	6. B	7. E	8. B	9. A	10. C
11. B	12. B	13. E	14. C	15. C	16. B	17. A	18. C	19. C	20. D
21. D	22. C	23. C	24. C	25. C	26. A	27. D	28. B	29. B	30. D
31. C	32. E	33. C	34. A	35. C	36. B	37. D	38. E	39. A	40. C
41. C	42. A	43. A	44. A	45. A	46. C	47. D	48. A	49. B	50. E
51. C	52. A	53. A	54. A	55. E	56. A	57. E	58. C	59. C	60. B
61. E	62. D	63. B	64. E	65. A	66. A	67. C	68. A	69. B	70. C
71. C	72. A	73. B	74. B	75. C	76. E	77. D	78. E	79. A	80. D
81. A	82. A	83. D	84. B	85. A	86. D	87. D	88. A	89. B	90. A
91. A	92. D	93. C	94. D	95. D	96. C	97. A	98. B	99. E	100. D
101. B	102. B	103. A	104. C	105. C	106. D	107. C	108. B	109. E	110. B
111. C	112. A	113. C	114. C	115. D	116. A	117. C	118. C	119. C	120. C
121. B	122. A	123. E	124. E	125. D	126. C	127. C	128. D	129. C	130. D
131. A	132. B	133. B	134. C	135. C	136. C	137. C	138. D	139. B	140. E
141. A	142. B	143. B	144. A	145. A	146. B	147. C	148. B	149. C	150. C

中西医结合执业助理医师资格考试最后成功四套胜卷（三）解析

第一单元

1. 答案：E 解析：中医证候是指疾病发生和演变过程中某阶段以及患者个体当时所处特定内、外环境本质的反映，它以相应的症、舌、脉、形、色、神表现出来，能够不同程度地揭示病因、病位、病性、邪正盛衰、病势等病机内容，为辨证论治提供依据。故选择E。

2. 答案：B 解析：阴阳的相互转化，必须具备一定条件。比如：重阴必阳，重阳必阴，寒极生热，热极生寒。故选择B。

3. 答案：C 解析：A为春，B为夏，C为长夏，D为秋，E为冬。故选择C。

4. 答案：A 解析：金生水，肺为母，肾为子，肺病及肾为母病及子。故选择A。

5. 答案 C 解析：心藏神，主神志，无论生理活动还是心理活动，都是五脏六腑，尤其是五脏共同完成的。在这些生命活动中，心起着主宰作用，故历代医家又称心为人身之君主，五脏六腑之大主。故选择C。

6. 答案：D 解析：脾脏功能强健，水谷精微得以正常消化吸收，为化生精、气、血、津液提供足够的养料。故脾为气血生化之源的理论基础是脾能运化水谷精微。故选择D。

7. 答案：D 解析：肝气主升主动，具有刚强、急躁的生理特性。肝主疏泄，喜条达而恶抑郁，且肝内寄相火，此均反映了肝为刚脏的特性。故选择D。

8. 答案：E 解析：心者，生之本；肺者，相傅之官；肝者，罢极之本；肾者，封藏之本；脾者，仓廪之官。故选择E。

9. 答案：B 解析：肝属木，肾属水，心属火，脾属土，肺属金，水火既济指的即是心、肾两脏。故选择B。

10. 答案：B 解析：《灵枢·胀论》曰："胃者，太仓也。"故选择B。

11. 答案：A 解析：元气，是人体生命活动的原动力；宗气，是积于胸中的后天宗始之气；营气，是与血共同行于脉中之气；卫气，运行于脉外，起卫护、保卫作用之气。故选择A。

12. 答案：B 解析：手、足阳明经行于面部、额部，排除A、D；手足少阳经行于头侧部，排除C；手足太阳经行于面颊、头顶及头后部。故选择B。

13. 答案：A 解析：冲脉为血海、十二经之海；任脉为阴脉之海；督脉为阳脉之海；带脉，约束纵行经脉，主司妇女的带下；维脉，具有维护和联络全身阴经、阳经作用。故选择A。

14. 答案：D 解析：火邪致病特点：火为阳邪，其性炎上；火易耗气伤津；火易生风动血；火热易致肿疡。故选择D。

15. 答案：B 解析：多食咸，则脉凝泣而变色；多食苦，则皮槁而毛拔；多食辛，则筋急而爪枯；多食酸，则肉胝皱而唇揭；多食甘，则骨痛而发落。故选择B。

16. 答案：A 解析：患者外感，为实热证；喘咳，气不能接续，甚则心悸气短，为肾气虚，肾不纳气所致。此为本虚标实，实中夹虚证。故选择A。

17. 答案：C 解析：急性发病，壮热，烦渴，面红目赤，尿黄，便干，舌苔黄，为阳明腑实证。阳盛格阴为真热假寒，排除A；阳损及阴为阴阳两虚，排除B；阳盛伤阴为热证和阴虚证并见，排除D；阴盛格阳为真寒假热证，排除E。故选择C。

18. 答案：D 解析：塞因塞用即以补开塞，用补益药治疗具有闭塞不通症状的病证，适用于因虚而闭阻的真虚假实证。故选择D。

19. 答案：C 解析：A为视物昏暗，模糊不清。B是指睑边、眦内痒，甚则痒连睛珠，痒极难忍为主症，但睛珠完好，视力也正常。临床上由于风、火、湿热、血虚均可引起目痒。C俗称眼花，两眼发黑，眼冒金花，或眼前如有蚊蝇飞动的自觉症状，常兼头晕，轻者闭目可止，重者如坐车船，旋转不定。D指白昼视力正常，每至黄昏视物不清，如雀之盲。E中医称之为圆翳内障，圆翳内障本病是指晶珠混浊，视力缓降，渐至失明的慢性眼病。故选择C。

20. 答案：C 解析：青色主瘀血、肝病、寒证、痛证、惊风。湿证属黄色主病。故选择C。

21. 答案：A 解析：A多见于心脾两虚，气血不足。B多由气虚、阳虚、津液内停所致。C多为心火亢盛。D为气血瘀滞。E为阴虚内热证。故选择A。

22. 答案：B 解析：题目中所描述为外感表寒证。A主邪盛入里，或内有痰、饮、水、湿、食积等，病情相对较重，故排除。B可见于正常人，亦主表证及病情轻浅的里证、体内无明显热证者。C主湿热内蕴、痰饮化热或食积化热。D是胃气、胃阴不足，或气血两虚，不能上承以续生新苔所致，病情一般较复杂。E多见于痰饮、湿阻。故选择B。

23. 答案：C 解析：咳声阵发，发则连声不绝，咳声终止时声如鸡啼，称为顿咳。因其病程较长，缠绵难愈，所以也称为百日咳，多见于小儿，为风邪与伏痰搏结，郁而化热，阻遏气道所致。故选择C。

24. 答案：C 解析：A指端直以长，如按琴弦，弦是脉气紧张的表现。B指脉来绷急，状若牵绳转索。寒邪侵袭人体，与正气相搏，以致脉道紧张而拘急，故见紧脉。C指首尾端长，超过本位。D指浮而搏指，中空外坚，如按鼓皮。E指沉按实大弦长，坚牢不移。故选择C。

25. 答案：E 解析：A主虚证。B主气血两虚，诸虚劳损，湿证。C主气血不足，阳虚。D主气血大虚，阳气衰微。E主阴盛气结，寒痰血瘀，癥瘕积聚。本题提到气血不足证的常见脉象，前四项为虚脉类。故选择E。

26. 答案：C 解析：A为先天不足，肾精亏损，水液停聚于颅脑所致。B为先天肾精不足，颅骨发育不良所致。C属实证。D多属虚证。E多是先天肾气不足，或后天脾胃虚弱，骨骼失养，发育不良所致。故选择C。

27. 答案：E 解析：壮热，口渴，面红目赤，心烦，汗出，或烦躁谵妄，衄血，吐血，斑疹，或躁扰发狂，或见痈脓，舌质红绛，脉象洪数或细数。可见题目中脉象的描述与火淫的临床表现不符。故选择E。

28. 答案：A 解析：血瘀证的临床表现为疼痛和针刺刀割，痛有定处，拒按，常在夜间加剧。肿块在体表者，色呈青紫。在腹内者，紧硬按之不移，称为癥积。出血反复不止，色泽紫暗，中夹血块，或大便色黑如柏油。面色黧黑，肌肤甲错，口唇爪甲紫暗，或皮下紫斑，或肤表丝状如缕，或腹部青筋外露，或下肢筋青胀痛等。妇女常见经闭。舌质紫暗，或见瘀斑瘀点，脉象细涩。故选择A。

29. 答案：A 解析：气少懒言，神疲乏力，由于元气亏虚，脏腑组织机能减退所致，头晕目眩为气虚清阳不升，不能温养头目，自汗为气虚毛窍疏松，外卫不固，舌淡苔白为气虚无力鼓动血脉，血不上营于舌，脉虚无力为运血无力。故选择A。

30. 答案：A　解析：燥邪犯肺证的临床表现为干咳无痰，或痰少而黏，不易咳出，唇、舌、咽、鼻干燥欠润，轻微发热恶寒，头身酸痛，舌尖红，苔薄而干，脉浮细。肺阴虚证的临床表现为咳喘无力，气少不足以息，动则益甚，体倦懒言，声音低怯，痰多清稀，面色㿠白，或自汗畏风，易于感冒，舌淡苔白，脉虚弱。二者的区别为燥邪犯肺为燥邪袭表，肺卫失宣，而见轻微发热恶寒。肺阴虚为肺阴亏损，虚热内生，以干咳无痰或痰少而黏与阴虚见症为辨证要点。故选择A。

31. 答案：D　解析：肝气犯胃者，肝郁化火，横逆犯胃，肝胃气机不畅，则胃脘胁肋胀闷疼痛；气郁化火，胃失和降，则嗳气吞酸，呃逆呕吐；肝失条达，心神不宁，则烦躁易怒；舌红苔薄黄，脉弦，为肝气郁而化火之象。故选择D。

32. 答案：C　解析：眩晕欲仆为肝阳化风，肝风内动，上扰头目，故头重脚轻，风动筋挛，则筋惕肉瞤，肝肾阴虚，筋脉失养，故肢麻震颤，腰膝酸软，头重脚轻为风动于上，气血随风阳上逆，壅滞络脉，阴亏于下，上盛下虚。舌红为阴虚之象，脉弦细，是风阳扰动的病机反映。故选择C。

33. 答案：C　解析：题目中患者咳喘20日余，多为肺气亏虚，久病及肾；咳嗽痰少，口燥咽干，形体消瘦，舌红少苔，脉细数，提示阴虚证；腰膝酸软，颧红盗汗，提示肾阴亏虚。故选择C。

34. 答案：D　解析：升、浮，指药物向上、向外的趋向性作用；沉、降，指药物向里、向下的趋向性作用。一般而言，发表、透疹、升阳、涌吐、开窍等药具有升浮作用，收敛固涩、泻下、利水、潜阳、镇惊安神、止咳平喘、止呕等药具有沉降作用。故选择D。

35. 答案：E　解析：诸参辛芍叛藜芦。故选择E。

36. 答案：D　解析：砂仁、沉香入汤剂宜后下。磁石宜打碎先煎。五灵脂宜包煎。天南星多制用。故选择D。

37. 答案：B　解析：防风祛风解表，胜湿止痛，止痉。配伍得当，既可用治外感风寒，又可用于外感风热。其余药物能够发汗解表，常用于风寒感冒。故选择B。

38. 答案：E　解析："风热郁闭"治宜疏风清热，"咽喉肿痛"治宜利咽消肿，"大便秘结"治宜通便。综合判断应选择具有滑肠和利咽之功的疏散风热药。牛蒡子疏散风热，宣肺祛痰，利咽透疹，解毒散肿。薄荷疏散风热，清利头目，利咽透疹，疏肝行气。蝉蜕疏散风热，利咽开音，透疹，明目退翳，息风止痉。二者都不具有滑肠之功。菊花疏散风热，平抑肝阳，清肝明目，清热解毒。蔓荆子疏散风热，清利头目。故选择E。

39. 答案：C　解析：石膏甘、辛，大寒之品，寒凉药物容易损伤脾胃，且具有滑肠之效。故脾虚便溏者尤应忌用。知母性寒质润，有滑肠作用，故脾虚便溏者应慎用。故选择C。

40. 答案：A　解析：玄参清热凉血，泻火解毒，滋阴。赤芍清热凉血，散瘀止痛。紫草清热凉血，活血，解毒透疹。生地黄清热凉血，养阴生津。牡丹皮清热凉血，活血祛瘀。故选择A。

41. 答案：E　解析：番泻叶泻下通便。大黄泻下攻积，清热泻火，凉血解毒，逐瘀通经。芒硝泻下攻积，润燥软坚，清热消肿。甘遂泻水逐饮，消肿散结。芦荟泻下通便，清肝，杀虫。故选择E。

42. 答案：C　解析：患者"风湿痹证"治宜祛风湿，止痹痛。肝主筋，腰为肾之府，肝肾亏虚，故见"腰膝酸痛，下肢痿软无力"。防己祛风湿，止痛，利水消肿。秦艽祛风湿，通络止痛，退虚热，清湿热。五加皮祛风湿，补肝肾，强筋骨，利水。豨莶草祛风湿，利关节，解毒。故选择C。

43. 答案：A 解析：A石韦宜用于湿热淋证；B大青叶、C板蓝根长于清热解毒凉血；D青黛长于清肝泻火、定惊；E山豆根长于利咽消肿。故选择A。

44. 答案：D 解析：A附子回阳救逆，补火助阳，散寒止痛；B肉桂补火助阳，散寒止痛，温通经脉，引火归原；C干姜温中散寒，回阳通脉，温肺化饮；D吴茱萸散寒止痛，疏肝下气，燥湿，助阳止泻；E高良姜散寒止痛，温中止呕。故选择D。

45. 答案：A 解析：A陈皮理气健脾，燥湿化痰；B青皮疏肝破气，消积化滞；C枳实破气除痞，化痰消积；D木香行气止痛，健脾消食；E香附疏肝解郁，调经止痛，理气调中。故选择A。

46. 答案：A 解析：本题五个选项均具有消食化积之功效。A山楂兼能行气散瘀；B莱菔子降气化痰；C鸡内金涩精止遗、化坚消石；D麦芽回乳消胀；E谷芽健脾开胃。故选择A。

47. 答案：E 解析：贯众清热解毒，凉血止血，杀虫。槟榔杀虫消积，行气，利水，截疟。花椒温中止痛，杀虫止痒。雷丸杀虫消积。榧子杀虫消积，润肠通便，润肺止咳。故选择E。

48. 答案：B 解析：患者"经来淋沥不净，经色鲜红"，因其血色及脉象，可诊断主要病因是热迫血妄行。治宜凉血止血。颜面痤疮，色红肿痛，治宜散瘀解毒消痈。大蓟、小蓟能够凉血止血，散瘀解毒消痈。故选择B。

49. 答案：C 解析：川芎、郁金、三棱、姜黄都具有行气、止痛之功，丹参活血调经，祛瘀止痛，凉血消痈，除烦安神。重在活血，不具有行气之功。故选择C。

50. 答案：C 解析：桔梗宣肺，祛痰，利咽，排脓。故选择C。

51. 答案：D 解析：决明子清热明目，

润肠通便。地龙清热定惊，通络，平喘，利尿。钩藤清热平肝，息风定惊。牡蛎重镇安神，潜阳补阴，软坚散结。酸枣仁养心益肝，安神，敛汗。患者主因是"阴虚阳亢"，治宜滋阴潜阳。故选择D。

52. 答案：B 解析：麝香开窍醒神，活血通经，消肿止痛，催生下胎。寒闭、热闭皆能治疗。故选择B。

53. 答案：E 解析：服用鹿茸宜从小量开始，缓缓增加，不可骤用大量，以免阳升风动、头晕目赤，或伤阴动血。凡发热者均当忌服。故选择E。

54. 答案：C 解析：白芍的功效是：养血敛阴，柔肝止痛，平抑肝阳，止汗。A、B、D、E均不是白芍的功效。故选择C。

55. 答案：C 解析：芡实益肾固精，健脾止泻，除湿止带。椿皮清热燥湿，收敛止带，止泻，止血。诃子涩肠止泻，敛肺止咳，利咽开音。乌梅敛肺止咳，涩肠止泻，安蛔止痛，生津止渴。莲子固精止带，补脾止泻，益肾养心。故选择C。

56. 答案：A 解析：羌活胜湿汤的组成：羌活、独活、藁本、防风、甘草、川芎、蔓荆子。九味羌活汤的组成：羌活、防风、苍术、细辛、川芎、香白芷、生地黄、黄芩、甘草。故选择A。

57. 答案：D 解析：半夏泻心汤的组成：半夏、黄芩、干姜、人参、黄连、大枣、甘草。小柴胡汤的组成：柴胡、黄芩、人参、甘草、半夏、生姜、大枣。故选择D。

58. 答案：E 解析：临床上常用防风通圣散治疗外感病侵入肌肤所致的表里俱实诸症。如重症感冒、流行性感冒、荨麻疹、风疹、猩红热、腮腺炎、扁桃体炎等病所致的头晕、头痛、目赤肿痛、口苦咽干、胸膈痞闷、咳嗽脓涕、身热无力、大便燥结、小便短赤及疮疖斑疹等。故选择E。

59. 答案：A 解析：泻白散组成：地

骨皮、桑白皮、甘草。清骨散组成：银柴胡、黄连、秦艽、鳖甲、地骨皮、青蒿、知母、甘草。故选择A。

60. 答案：E 解析：本患者为脾胃虚寒证，方选理中丸。故选择E。

61. 答案：D 解析：带状疱疹可见沿神经分布的疱疹，疼痛呈刀割样、灼伤样，剧烈难忍，持续时间长。故选择D。

62. 答案：A 解析：肺结核痰中带血丝，伴低热，盗汗。支气管扩张痰量较多，为湿性咳嗽。肺癌剧烈干咳，痰中带血丝。风湿性心脏病（二尖瓣狭窄）多为咯血，痰为暗红色。急性肺水肿为粉红色泡沫样痰。故选择A。

63. 答案：A 解析：间歇热：体温骤升达高峰，持续数小时后，骤降至正常，经过1天或数天后又骤然升高，如此高热期与无热期反复交替发作。见于疟疾、急性肾盂肾炎等。故选择A。

64. 答案：A 解析：犬吠样咳嗽为阵发性、连续咳嗽伴有回声，见于会厌、喉部疾患，气管受压和喉头炎症水肿等。咳声低微甚或无声，见于极度衰弱或声带麻痹。故选择A。

65. 答案：A 解析：吸气性呼吸困难其病因主要是由气管上段及咽喉部的阻塞性疾病引起，如咽后脓肿、喉炎、肿瘤、异物、白喉等。故选择A。

66. 答案：A 解析：霍乱的腹泻，为无痛性，无里急后重感，每日大便次数甚至难以计数，量多，每天2000～4000mL，严重者8000mL以上，初为黄水样，不久转为米泔水样便，少数患者有血性水样便或柏油样便，腹泻后出现喷射性呕吐，初为胃内容物，继而为水样、米泔水样，由于剧烈泻吐，体内大量液体及电解质丢失而出现脱水表现，轻者口渴，眼窝稍陷，唇舌干燥，重者烦躁不安，眼窝下陷，两颊深凹，精神呆滞，皮肤干而皱缩，失去弹性，声音嘶哑，

四肢冰凉，体温下降，故血液浓缩，脉搏细弱，心音低钝，血压下降。故选择A。

67. 答案：A 解析：黄疸伴胆囊肿大多因胆总管有梗阻，常见于胰腺癌、壶腹癌、胆总管癌等。故选择A。

68. 答案：E 解析：语音震颤强度减弱或消失主要见于：①肺泡内含气量过多，如肺气肿、支气管哮喘发作期。②支气管阻塞，如支气管肺癌、支气管结核和支气管分泌物增多引起气道阻塞，甚至肺不张。③大量胸腔积液或气胸。④胸膜高度增厚粘连。⑤胸壁皮下气肿或皮下水肿。故选择E。

69. 答案：E 解析：它多出现于面部、颈部及胸部，亦有其他部位出现者。表现为中心部直径2mm以下的圆形小血管瘤。它是由于体内雌激素分泌相对过多，灭活不足而引起皮肤上的小动脉及其周围分支呈辐射状扩张、充血的一种表现。说明蜘蛛痣的基本结构为小动脉。肝硬化患者在身体上半部经常会有此种表现。故选择E。

70. 答案：D 解析：生理性甲状腺肿大：除甲状腺肿大外，往往无自觉症状，甲状腺肿大往往在青年期前即开始，到青春期、妊娠和哺乳期则肿大明显。早期为弥漫性逐渐肿大，质软，以后可形成大小不等的结节，质地坚韧，无血管杂音及震颤。故选择D。

71. 答案：D 解析：肺气肿心浊音界缩小，故选择D。

72. 答案：B 解析：脉搏强而大见于高热患者。舒张早期奔马律见于器质性心脏病。奇脉见于心包积液和缩窄性心包炎。脉搏过缓常见于颅内压增高、房室传导阻滞、洋地黄中毒等患者。脉搏绝对不齐见于心房纤维颤动的患者。故选择B。

73. 答案：A 解析：左心室增大，心脏浊音界向左下扩大，心腰部相对内陷，使心脏浊音区呈靴形，常见于主动脉瓣关闭不全，故称为主动脉型心脏，亦可见于高血压

性心脏病、主动脉瓣狭窄。故选择A。

74. 答案：C 解析：心房纤颤的特点为心律完全不规则，心率快慢不等，心音强弱绝对不一致，脉搏短绌。故选择C。

75. 答案：D 解析：腹水出现前常有腹胀，大量腹水使腹部膨隆、腹壁绷紧发亮，状如蛙腹，患者行走困难，有时膈显著抬高，出现端坐呼吸和脐疝。直立时下腹饱满，有移动性浊音和波动感。故选择D。

76. 答案：E 解析：青少年胸段下部及腰段均后凸，多为发育期姿势不良或患脊椎骨软骨炎的后果。故选择E。

77. 答案：D 解析：血小板减少常见于血小板减少性紫癜、脾功能亢进、再生障碍性贫血和白血病等。故选择D。

78. 答案：E 解析：慢性肾炎晚期则出现尿比重固定在1.010左右的等张尿，表明肾小管重吸收功能很差。故选择E。

79. 答案：D 解析：肌酸磷酸激酶有3种同工酶，其中CK-MB来自心肌，其诊断敏感性和特异性均极高，分别达到100%和99%，它升高的幅度和持续的时间常用于判定梗死的范围和严重性。故选择D。

80. 答案：A 解析：上消化道出血量>5~10mL潜血试验阳性。故选择A。

81. 答案：A 解析：传染源是指病原体已在体内生长繁殖并能将其排出体外的人和动物，包括患者、隐性感染者、病原携带者和受感染的动物。故选择A。

82. 答案：E 解析：流行性出血热是自然疫源性疾病，以野生鼠类为主要传染源，在我国黑线姬鼠和褐家鼠为主要宿主和传染源；病原体属布尼亚病毒科的汉坦病毒属，为RNA病毒；传播途径主要有5种，即呼吸道传播、消化道传播、接触传播、母婴传播和虫媒传播；流行有明显季节性，其中我国常见的黑线姬鼠传播者以11月份至次年1月份为高峰，家鼠传播者3~5月为高峰，仅林区姬鼠传播者高峰在夏季。故选择E。

83. 答案：B 解析：伤寒杆菌培养阳性是确诊伤寒最可靠的依据，而血培养的阳性率最高，在病程第1~2周的阳性率达到80%~90%，第3周约50%。粪便培养出现阳性较晚，通常在第3~4周，阳性率较血培养低。胆汁培养需要行十二指肠引流，操作不便，病人不适，很少采用。故选择B。

84. 答案：A 解析：70%左右的流脑患者皮肤黏膜可见瘀点或瘀斑。病情严重者瘀点、瘀斑可迅速扩大，且因血栓形成发生大片坏死。故选择A。

85. 答案：E 解析：分析肥达反应的结果时，应注意以下几点：正常人血清中可能有低效价凝集抗体存在，通常"O"抗体效价在1∶80以上，"H"抗体效价在1∶160以上，才有诊断价值，故A项错误；有少数伤寒患者肥达反应始终呈阴性，B项错误；伤寒与副伤寒有部分共同的"O"抗原，体内产生相同的"O"抗体，故不能通过"O"抗体效价区别伤寒或副伤寒，C项也错误；"H"抗体出现迟，可持续阳性数年，D项错误；Vi抗体的检测可用于慢性带菌者的调查。故选择E。

86. 答案：E 解析：本病病情凶险，应密切观察，采取对症治疗为主的综合抢救措施，治疗措施包括病原治疗和对症治疗。病原治疗，应用有效抗菌药物静脉滴注，行抗菌治疗，A项正确。对症治疗，重点是针对休克的相关治疗，包括迅速扩充血容量，纠正代谢性酸中毒，使用血管活性药物改善微循环障碍，保护重要脏器等。B、C、D选项正确，E错误。故选择E。

87. 答案：E 解析：霍乱的病理特点主要是严重脱水引起的一系列改变。出现皮肤干燥，心、肝、脾等实质性脏器缩小。故选择E。

88. 答案：E 解析：下列情况属于医院感染：①对于无明显潜伏期的感染，规定在入院48小时后发生的感染为医院感染；有明确潜伏期者则以住院时起超过该平均（或常见）潜伏期的感染为医院感染。②本次感染直接与上次住院有关。③在原有感染基础上出现其他部位新的感染（除外脓毒血症迁徙灶），或在原感染已知病原体基础上又分离出新的病原体（排除污染和原来的混合感染）的感染。④新生儿经产道时获得的感染。⑤由于诊疗措施激活的潜在性感染，如疱疹病毒、结合杆菌等的感染。故选择E。

89. 答案：C 解析：诊断"脑死亡"的条件：①昏迷原因明确。②排除各种原因的可逆性昏迷。③深昏迷，脑干反射全部消失，无自主呼吸。以上必须全部具备。故选择C。

90. 答案：A 解析：知情同意权的主体，一是成年患者本人，具有完全民事行为能力的患者，应是知情同意权的主体；二是法定代理人，对于未成年人患者，知情同意权的主体是其父母，对于精神病患者、神志不明的患者，知情同意权的主体是配偶、父母、成年子女和其他近亲属等。故选择A。

91. 答案：B 解析：参见《中华人民共和国执业医师法》第九条：具有下列条件之一的，可以参加执业医师资格考试：……（二）取得执业助理医师执业证书后，具有高等学校医学专科学历，在医疗、预防、保健机构中工作满二年的。第十条：具有高等学校医学专科学历或者中等专业学校医学专业学历，在执业医师指导下，在医疗、预防、保健机构中试用期满一年的，可以参加执业助理医师资格考试。故选择B。

92. 答案：B 解析：民事责任的承担方式有停止侵害、排除障碍、消除危险、返还财产、恢复原状、修理、重做、更换、赔偿损失、支付违约金、消除影响、恢复名誉、赔礼道歉。其中最主要的是赔偿损失。故选择B。

93. 答案：C 解析：受理申请医师注册的卫生行政部门对不符合条件不予注册的，应当自收到申请之日起30日内给予申请人书面答复，并说明理由。故选择C。

94. 答案：B 解析：参见《中华人民共和国执业医师法》第十条：具有高等学校医学专科学历或者中等专业学校医学专业学历，在执业医师指导下，在医疗、预防、保健机构中试用期满一年的，可以参加执业助理医师资格考试。故选择B。

95. 答案：B 解析：《中华人民共和国药品管理法》第四十九条规定的劣药是指药品成分的含量不符合国家药品标准的。有下列情形之一的药品，按劣药论处：①未标明有效期或者更改有效期的。②不注明或者更改生产批次的。③超过有效期的。④直接接触药品的包装材料和容器未经批准的。⑤擅自添加着色剂、防腐剂、香料、矫味剂及辅料的。⑥其他不符合药品标准规定的。所标明的适应证或者功能主治超出规定范围的属于假药。故选择B。

96. 答案：E 解析：《中华人民共和国传染病防治法》规定管理的传染病分甲类、乙类、丙类三类。丙类传染病包括流行性感冒、流行性腮腺炎、风疹、急性出血性结膜炎、麻风病、流行性和地方性斑疹伤寒、黑热病、包虫病、丝虫病，除霍乱、细菌性和阿米巴性痢疾、伤寒和副伤寒以外的感染性腹泻病。故选择E。

97. 答案：B 解析：《突发公共卫生事件应急条例》第五条：突发事件应急工作，应当遵循预防为主、常备不懈的方针，贯彻统一领导、分级负责、反应及时、措施果断、依靠科学、加强合作的原则。故选择B。

98. 答案：D 解析：《中华人民共和国传染病防治法实施办法》第十四条：医疗保健机构必须按照国务院卫生行政部门的有关规定，严格执行消毒隔离制度，防止医院内感染和医源性感染。故选择D。

99. 答案：B 解析：在一定剂量范围内，药物效应随着剂量增加而增加，称为量效关系。刚引起药理效应的剂量称阈剂量或最小有效量。引起最大效应而不出现中毒的剂量称极量或最大有效量。大多数患者最适宜的用药量称治疗量，为阈剂量与极量之间的剂量。LD_{50}称半数致死量，是指使一组动物中半数动物死亡的剂量。ED_{50}称半数有效量，是指使一组动物中半数动物产生阳性反应的剂量。测定LD_{50}、ED_{50}可反映药物的毒性和效价。LD_{50}与ED_{50}的比值称治疗指数，是反映药物安全性的指标，比值越大，药物越安全。故选择B。

100. 答案：A 解析：毛果芸香碱适用于治疗原发性青光眼，包括开角型和闭角型青光眼。口服片剂可缓解口腔干燥症。故选择A。

101. 答案：B 解析：在补充血容量的前提下，大剂量阿托品可以解除血管痉挛、扩张外周血管、改善微循环，使回心血量及有效循环血量增加，血压回升，从而产生抗休克作用。故选择B。

102. 答案：E 解析：间羟胺临床用于早期休克或其他低血压状态，也用于阵发性房性心动过速，特别是伴有低血压的患者。故选择E。

103. 答案：C 解析：略。

104. 答案：C 解析：略。

105. 答案：C 解析：氯丙嗪可与其他中枢抑制药合用，使患者深睡、体温、代谢及组织耗氧量均较低，进入人工冬眠状态。故选择C。

106. 答案：D 解析：芬太尼：镇痛效力为吗啡的100倍。作用迅速，持续时间短。适用于各种剧痛，以及外科、妇科等手术过程中的镇痛，与全身麻醉药或局部麻醉药合用，可减少麻醉药用量，与氟哌利多合用有安定镇痛作用。故选择D。

107. 答案：A 解析：呋塞米不良反应：①水与电解质紊乱：过度利尿可致低血容量、低血钾、低血钠、低氯碱血症等。长期应用还可引起低血镁。②高尿酸血症和高氮质血症。③胃肠道反应。④耳毒性。故选择A。

108. 答案：C 解析：普萘洛尔为β肾上腺素受体阻滞药。故选择C。

109. 答案：C 解析：普萘洛尔主要用于治疗室上性心律失常，如心房颤动、心房扑动及阵发性室上性心动过速。尤其适用于交感神经过度兴奋所致的各种心律失常，如焦虑、甲状腺功能亢进引起的窦性心动过速，以及运动和情绪激动引起的室性心律失常。故选择C。

110. 答案：A 解析：直接扩张血管药：硝普钠、肼屈嗪、硝酸甘油。硝酸甘油：主要舒张静脉，降低前负荷，用于肺淤血明显等前负荷加重者。故选择A。

111. 答案：B 解析：慢性失血可致铁流失而引起缺铁性贫血，硫酸亚铁口服可补充铁元素，纠正缺铁性贫血。故选择B。

112. 答案：A 解析：肝素具有抗凝作用，可通过调血脂、保护动脉内皮和抗血管平滑肌细胞增殖等作用产生抗动脉粥样硬化作用，同时具有抗血小板聚集作用，能抑制凝血酶诱导的血小板聚集。故选择A。

113. 答案：C 解析：长期大剂量应用糖皮质激素可引起库欣综合征，表现为物质代谢和水盐代谢紊乱而见满月脸、水牛背、向心性肥胖、皮肤变薄、痤疮、多毛、浮肿、血钾降低、高血压、高血脂、高血糖等。故选择C。

114. 答案：D 解析：二甲双胍促进葡萄糖的无氧酵解，不促进胰岛素的释放，对胰岛功能完全丧失的糖尿病患者，仍有降血糖作用。主要用于轻度糖尿病，尤其适于肥胖型单用饮食控制无效者。常见消化道反应、低血糖症、乳酸血症及酮症。故选择D。

115. 答案：D　解析：甲硝唑（灭滴灵）：对革兰阳性和阴性厌氧菌作用强，是治疗厌氧菌感染的重要药物。用于治疗厌氧菌所致腹腔感染、盆腔感染、牙周脓肿、骨髓炎，以及阴道滴虫、肠内外阿米巴病、幽门螺杆菌所致消化性溃疡等。故选择D。

116. 答案：C　解析：氨基糖苷类血浆蛋白结合率较低，在大多数组织中浓度都较低，脑脊液中浓度不到1%。故选择C。

117. 答案：A　解析：阿托品影响双侧瞳孔散大。B、C、D、E双侧瞳孔缩小。故选择A。

118. 答案：E　解析：每日咯血量＜100mL为少量咯血，100～500mL为中等量咯血，在500mL以上或一次咯血量300～500mL为大量咯血。故选择E。

119. 答案：D　解析：正常血清总胆红素浓度为1.7～17.1μmol/L，其中结合胆红素3.42μmol/L，非结合胆红素13.68μmol/L，当血清胆红素浓度增高在17.1～34.2μmol/L，临床上尚未出现黄疸者，为隐性黄疸，血清胆红素浓度超过34.2μmol/L，临床上出现黄疸者，为显性黄疸。故选择D。

120. 答案：A　解析：触诊是腹部检查的主要方法，为达到满意的腹部触诊，病人应采取仰卧位，头垫低枕，两手自然放于躯体两侧，两腿对称屈起，以使腹肌松弛；病人应保持镇静，避免紧张，并做缓慢的腹式呼吸运动，以使膈下脏器上下移动便于触摸；检查肾脏时，病人可采取坐位或立位，检查者采用双手触诊法；检查脾脏时，若仰卧位触不到，一定要右侧卧位触诊，许多肿大较轻的脾脏，在仰卧位触不到，而在右侧卧位可以触到。因此，触诊时一般采取右侧卧位是错误的。故选择A。

121～122. 答案：E、A　解析：肾为"先天之本"，脾为"后天之本"。肺司呼吸，肾主纳气。

123～124. 答案：C、D　解析：A反映心气旺盛，胃气充足，气血运行正常，为气血调和的征象，多见于正常人，或者外感病初期，病情轻浅者。B主阳虚证、气血两虚证。C主热入营血，阴虚火旺及瘀血。D多为瘀血内阻或肝失疏泄，或肺失宣肃，气滞而血瘀，或气虚而致血流缓慢，或外伤损伤络脉，血溢致瘀。E提示脏腑阳热亢盛，或血分热盛。

125～126. 答案：A、C　解析：肝主疏泄而藏血，具有条达气机，调节情志的功能。肝病日久，则肝气郁滞，疏泄失职，故见两胁胀满疼痛。气为血帅，气滞则血凝，故见舌质瘀点、瘀斑。产后大量出血时，血失气脱，正气大伤，随即出现气脱之症，气脱阳亡，不能温煦四肢，则手足厥冷，不能温固肌表，则大汗淋漓，神随气散，神无所主，则为晕厥。

127～128. 答案：E、E　解析：石膏生用清热泻火，除烦止渴；知母清热泻火，生津润燥；栀子泻火除烦，清热利湿，凉血解毒；天花粉清热泻火，生津止渴，消肿排脓；夏枯草清热泻火明目，散结消肿，可治疗头痛眩晕，目珠夜痛，瘰疬瘿瘤，乳痈肿痛。

129～130. 答案：A、C　解析：威灵仙祛风湿，通经络，消骨鲠。防己祛风湿，止痛，利水消肿。狗脊祛风湿，补肝肾，强腰膝，狗脊的绒毛有止血作用。独活祛风湿，止痛，解表。木瓜舒筋活络，和胃化湿。

131～132. 答案：B、B　解析：白及收敛止血，消肿生肌。仙鹤草收敛止血，止痢，截疟，补虚，解毒杀虫。棕榈炭收敛止血，止泻止带。血余炭收敛止血，化瘀利尿。炮姜温经止血，温中止痛。

133～134. 答案：E、B　解析：葶苈子泻肺平喘，利水消肿。杏仁止咳平喘，润肠通便，有小毒。白芥子温肺化痰，利气散结。黄药子化痰散结消瘿，清热解毒。苏子降气化痰，止咳平喘，润肠通便。

135～136. 答案：C、E 解析：消风散主治风疹、湿疹。二陈汤主治湿痰证。川芎茶调散主治外感风邪头痛，偏正头痛，或颠顶作痛。天麻钩藤饮主治肝阳偏亢，肝风上扰证。半夏白术天麻汤主治风痰上扰证之眩晕、头痛。

137～138. 答案：B、D 解析：甲苯磺丁脲为口服降血糖药，其降糖作用与刺激胰岛β细胞释放胰岛素，还促进生长抑素释放，使胰岛α细胞释放高血糖素下降，尚能增强胰岛素受体的敏感性等因素有关，因此本品只对胰岛功能尚存、非胰岛素依赖型糖尿病有效。胰岛素可加速葡萄糖的无氧酵解和有氧氧化，促进糖原合成，同时又抑制糖原分解和糖异生，即胰岛素使血糖的分解作用增加而来源减少，从而降低血糖。

139～140. 答案：B、A 解析：咯铁锈色痰为肺炎链球菌肺炎。咯粉红色泡沫痰是急性肺水肿及急性左心功能不全的特征。咯吐大量鲜血多见于肺结核空洞、支气管扩张、慢性肺脓肿。咳大量脓痰多见于支气管扩张、慢性肺脓肿。干咳无痰或痰量甚少为干性咳嗽，见于急性咽喉炎、急性支气管炎初期、胸膜炎、肺结核等。

141～142. 答案：B、E 解析：HBsAg及抗-HBs测定，HBsAg具有抗原性，不具有传染性。HBsAg是感染HBV的标志，其多少与HBV的生成量相平行。抗-HBs阳性，见于注射过乙型肝炎疫苗或曾感染过HBV，目前HBV已被清除者，对HBV已有了免疫力。HBeAg阳性表示有HBV复制，传染性强。抗-HBe多见于HBeAg转阴的患者，它意味着HBV大部分已被清除或抑制，HBV生成减少，是传染性降低的一种表现。

143～144. 答案：B、C 解析：脉搏短绌发生于心房颤动、频发室性期前收缩等。水冲脉主要见于主动脉瓣关闭不全，也可见于甲状腺功能亢进症、严重贫血、动脉导管未闭等。奇脉在大量心包积液、缩窄性心包炎时可发生。颈静脉搏动见于右心衰竭。交替脉为左心衰竭的重要体征之一。

145～146. 答案：B、A 解析：假药是指药品所含成分的名称与国家药品标准或者省、自治区、直辖市药品标准规定不符合。劣药是指药品成分的含量与国家药品标准或者省、自治区、直辖市药品标准规定不符合。

147～148. 答案：B、E 解析：医患关系本质是具有道德意义较强的社会关系。医患关系内容是患者与治疗者在诊疗和保健中所建立的联系。

149～150. 答案：B、A 解析：医学道德的基本范畴有权利与义务、情感与良心、审慎与保密、荣誉与幸福等。医学道德具体原则包括不伤害原则、有利原则、尊重原则和公正原则等。廉洁奉公是《医务人员医德规范及实施办法》中的具体内容。

第二单元

1. 答案：B 解析：风寒束表，卫阳被郁，故恶寒重，发热轻，无汗，清阳不展，络脉失和，故头痛，肢体疼痛，肺气失宣，故鼻塞声重，时流清涕，喉痒，证属风寒束表，治宜辛温解表。故选择B。

2. 答案：A 解析：略。

3. 答案：C 解析：桑菊饮用于肺炎邪犯肺胃证；麻杏石甘汤用于肺炎痰热壅肺证；清营汤用于肺炎热闭心神证；生脉散用于肺炎阴竭阳脱证；竹叶石膏汤用于肺炎正虚邪恋证。青霉素用于细菌性肺炎；阿昔洛韦用于病毒性肺炎；红霉素用于细菌性肺炎，为治疗肺炎支原体肺炎的首选药物；左氧氟沙星用于对青霉素耐药的肺炎链球菌感染性肺炎；麦迪霉素与红霉素抗菌作用类似，但作用略低于红霉素。故选择C。

4. 答案：A 解析：胸部隐隐闷痛，低热，午后手足心热，皮肤干灼，口咽干燥，少量盗汗，舌边尖红，无苔，脉细数，是肺阴亏损证的表现。故选择A。

5. 答案：D 解析：肺胀出现面浮肿，怕冷，诊断为阳虚水泛证。方药选真武汤合五苓散加减。故选择D。

6. 答案：B 解析：气阴亏虚证用生脉散合酸枣仁汤加减治疗；心肺气虚证以养心汤合补肺汤加减治疗；心肾阳虚证以桂枝甘草龙骨牡蛎汤合金匮肾气丸加减治疗；气虚血瘀证以人参养荣汤合桃红四物汤加减治疗；阳虚水泛证以真武汤加减治疗。故选择B。

7. 答案：E 解析：症见心悸不安，胸闷气短，面色苍白，形寒肢冷，舌质淡白，脉象细数。其证型是心阳不振证。故选择E。

8. 答案：B 解析：高血压病机性质为本虚标实，肝肾阴虚为本，肝阳上亢、痰浊内蕴为标。故选择B。

9. 答案：A 解析：活血化瘀，通脉止痛用于心血瘀阻证；通阳泄浊，豁痰开痹用于痰浊闭阻证；辛温通阳，开痹散寒用于阴寒凝滞证；益气活血，通脉止痛用于气虚血瘀证；益气养阴，活血通络用于气阴两虚证。故选择A。

10. 答案：C 解析：心绞痛发作时，心电图的改变可出现暂时性心内膜下心肌缺血引起的ST段压低≥0.1mV，发作缓解后恢复。故选择C。

11. 答案：B 解析：心绞痛分为稳定型心绞痛和不稳定型心绞痛。不稳定型心绞痛主要包括初发劳力型心绞痛、恶化劳力型心绞痛、静息心绞痛、梗死后心绞痛和变异型心绞痛。患者常于安静时突发胸骨后疼痛，每次约半小时，含硝酸甘油片不能缓解，可考虑静息心绞痛或变异型心绞痛的诊

断，但静息心绞痛心电图无ST段抬高表现。故选择B。

12. 答案：B 解析：略。

13. 答案：E 解析：急性心肌梗死气虚血瘀证的治法是益气活血，祛瘀止痛。故选择E。

14. 答案：C 解析：略。

15. 答案：C 解析：柴胡疏肝散加减用于肝胃不和证；理中汤合四君子汤加味用于脾胃虚寒证；海藻玉壶汤加减用于痰气交阻证；开郁二陈汤加减用于痰湿阻胃证；八珍汤加减用于气血两虚证。故选择C。

16. 答案：B 解析：症见胃脘嘈杂灼热，口干喜冷饮，五心烦热，诊断为胃热伤阴证。故选择B。

17. 答案：A 解析：症见舌质紫暗，诊断为肝脾血瘀证，方药选用调营饮加减。故选择A。

18. 答案：C 解析：间歇性右上腹痛2个月。实验室检查：甲胎球蛋白320μg/mL，初步考虑为肝癌。B超显像是目前肝癌筛查的首选检查方法。故选择C。

19. 答案：C 解析：便潜血试验阳性，提示出血量在5～20mL，日出血量50～100mL可出现黑便，胃内蓄积血量在250～300mL可引起呕吐。一次出血量少于400mL时，一般不出现全身症状；出血量超过400～500mL，可出现乏力、心慌等全身症状；短时间内出血量超过1000mL，可出现周围循环衰竭表现。故选择C。

20. 答案：D 解析：症见目睛干涩，头晕耳鸣，五心烦热，口干咽燥，腰脊酸痛，舌红少苔，脉弦细，诊断为肝肾阴虚证，方药为杞菊地黄丸加减。故选择D。

21. 答案：D 解析：肾病综合征的诊断要点包括：大量蛋白尿、低蛋白血症、明显水肿、高脂血症。故选择D。

22. 答案：C 解析：尿路感染的病因为外阴不洁，秽浊之邪入侵膀胱；饮食不

节，损伤脾胃，蕴湿生热；情志不遂，气郁化火或气滞血瘀；年老体弱、禀赋不足、房事不节及久淋不愈引起脾肾亏虚等。这些均可导致本病发生。病机包括膀胱湿热；肝胆郁热；脾肾亏虚，湿热屡犯；肾阴不足，湿热留恋。故选择C。

23. 答案：C 解析：血肌酐640mmol/L，诊断为慢性肾功能不全。症见面色少华，神疲乏力，手足心热，诊断为气阴两虚证，应益气养阴，健脾补肾，方药选参芪地黄汤加减。故选择C。

24. 答案：C 解析：再生障碍性贫血和阵发性睡眠性血红蛋白尿，二者有时可同时存在或相互转化，其临床表现已有相似性。故最易混淆而应注意鉴别。故选择C。

25. 答案：E 解析：症见神疲乏力，腰膝酸软，纳少便溏，面色㿠白，畏寒肢冷，大便溏薄，小便清长，舌质淡，苔白，脉沉细，诊断为脾肾亏虚证，治法为温补脾肾。故选择E。

26. 答案：A 解析：清热化痰，活血散结用于痰热瘀阻证；清热解毒，凉血止血用于热毒炽盛证；滋阴降火，凉血解毒用于阴虚火旺证；益气养阴，清热解毒用于气阴两虚证；清热解毒，利湿化浊用于湿热内蕴证。故选择A。

27. 答案：D 解析：血小板 10×10^9/L，骨髓增生活跃，急性型骨髓巨核细胞正常或增多，诊断为特发性血小板减少性紫癜（急性型）。故选择D。

28. 答案：B 解析：甲状腺功能亢进症基本证型的治疗，肝火旺盛证以龙胆泻肝汤加减治疗；阴虚火旺证用天王补心丹加减治疗；气阴两虚证用生脉散加味治疗；气滞痰凝证用逍遥散合二陈汤加减治疗。故选择B。

29. 答案：B 解析：糖尿病的诊断标准：糖化血红蛋白≥6.5%；空腹血糖≥7.0mmol/L；OGTT2h血糖≥11.1mmol/L；有高血糖的典型症状或高血糖危象，随机血糖≥11.1mmol/L；如无明确的高血糖症状，结果应重复检测确认。其中A、C、D、E均符合。故选择B。

30. 答案：D 解析：略。

31. 答案：C 解析：略。

32. 答案：E 解析：略。

33. 答案：C 解析：症见关节肿痛且变形，屈伸受限，痛处不移，肌肤紫暗，面色黧黑，肢体顽麻，舌质暗红有瘀斑，苔薄白，脉弦涩，诊断为痰瘀互结，经脉痹阻证，治法为活血化瘀，祛痰通络。故选择C。

34. 答案：A 解析：略。

35. 答案：C 解析：症见平素性情急躁，心烦失眠，口苦咽干，时吐痰涎，大便秘结，发作则昏仆抽搐，口吐涎沫，舌红苔黄，脉弦滑数，诊断为肝郁痰火证，治法为清肝泻火，化痰息风。故选择C。

36. 答案：B 解析：略。

37. 答案：D 解析：略。

38. 答案：E 解析：镇静剂服用后12小时内或更长时间者均应进行洗胃。故选择E。

39. 答案：A 解析：略。

40. 答案：C 解析：略。

41. 答案：C 解析：咳粉红色泡沫样痰为心源性哮喘的特有症状。故选择C。

42. 答案：A 解析：急性肾功能衰竭可表现为急剧发生的少尿（<400mL/24h），血肌酐每日上升88.4~176.8mmol/L，尿素氮上升3.6~10.7mmol/L，血钾>5.5mmol/L。故选择A。

43. 答案：A 解析：十二经脉在四肢的排列是：手足阳经为阳明在前，少阳在中，太阳在后；手足阴经为太阴在前，厥阴在中，少阴在后。阴经分布在四肢内侧，阳经分布在四肢外侧。故手太阴肺经应是分布在上肢内侧前廉。故选择A。

44. 答案：A 解析：十二经脉的交接规律是相表里的阴经与阳经在手足末端交接。同名的阳经与阳经在头面部交接。相互衔接的阴经与阳经在胸中交接。故选择A。

45. 答案：E 解析：十二经脉的气血循环流注依次是肺经、大肠经、胃经、脾经、心经、小肠经、膀胱经、肾经、心包经、三焦经、胆经、肝经、肺经，十二经脉气血循环，如环无端。故选择E。

46. 答案：C 解析：神门是心经的原穴，大陵是心包经的原穴，内关是心包经的络穴，太渊是肺经的原穴。故选择C。

47. 答案：C 解析：迎香穴位于鼻翼外缘中点旁，旁开0.5寸，当鼻唇沟中。故选择C。

48. 答案：D 解析：以上各选项只有足三里穴具有强壮作用，为保健要穴。故选择D。

49. 答案：B 解析：心悸而见头晕，倦怠乏力，面色无华，舌淡红，脉象细弱，为心悸心血不足证，治以补血养心，益气安神。故选择B。

50. 答案：E 解析：厥证的基本病机是气机逆乱，升降失常，阴阳之气不相顺接。病位较深，病因多直接损伤内脏。E为外感，不是内伤。故选择E。

51. 答案：C 解析：肝气郁滞，乘犯脾胃，故胸胁胀闷，嗳气食少，并于抑郁恼怒之时加重，气滞于中则腹痛，脾运无权，水谷下趋则泄泻，俱是肝气乘脾之象，治应抑肝扶脾。故选择C。

52. 答案：A 解析：因于外伤出现瘀血，刺痛，痛有定处，夜痛甚，舌质紫暗，脉沉涩，都是瘀血阻络之象，胁肋属肝经，故治宜活血祛瘀，疏肝通络，用复元活血汤。B、C虽也活血祛瘀，但不在胁下。D调营饮治瘀血留滞，血化为水，四肢浮肿。E香附旋覆花汤疏肝力强，活血化瘀不够。故选择A。

53. 答案：A 解析：中风有中经络、中脏腑之分，而神志障碍的有无是其划分的标志。半身不遂、语言不利、肢体瘫软、口舌歪斜是中风中经络和中脏腑的共同表现。故排除B、C、D、E。故选择A。

54. 答案：A 解析：淋雨后正邪相争，突发热淋，表现为小便频急短数，刺痛灼热，尿色黄赤，寒热相争故口苦，证属湿热实证。治宜清热利湿通淋，用八正散。小蓟饮子用于血淋实证。导赤散用于心火亢盛。石韦散用于石淋。茜根散用于阴虚火旺的血证。故选择A。

55. 答案：E 解析：五输穴中，井主心下满，荥主身热，输主体重节痛，经主喘咳寒热，合主逆气而泄。故选择E。

56. 答案：A 解析：行痹在取主穴的基础上加膈俞、血海，行痹属风邪偏盛，取血海、膈俞以活血，乃"治风先治血，血行风自灭"之义。痛痹取肾俞、关元，着痹取阴陵泉、足三里。故选择A。

57. 答案：E 解析：便秘的气滞证患者应选用理气行滞的行间，便秘属腑病，应选用其八会穴中脘。故选择E。

58. 答案：C 解析：由本患者的症状可知本病为不寐的心肾不交证，故选穴上应宁心安神。不寐的病位在心，取心经原穴神门宁心安神；三阴交健脾益气，柔肝益阴，可使脾气和，肝气疏泄，心肾交通，以达心气安而不寐除。故选择C。

59. 答案：C 解析：由本患者的症状可知本病为痢疾之湿热痢，应选用曲池和内庭，两穴均可清热利湿，去除病因，以达治疗痢疾的作用。故选择C。

60. 答案：B 解析：由本患者的症状可知本病为实证。应选用散寒逐瘀，通经止痛的中极、次髎、地机。中极为任脉经穴，可通调冲任脉之气，散寒行气；次髎为治疗痛经之经验穴；地机为脾经郄穴，可疏调脾经经气而止痛。三穴合用，以达痛经散寒、温经止痛之功效。故选择B。

61. 答案：E 解析：由本患者的症状可知本病为痛经之虚证。应选用三阴交、足三里、气海调补气血，温养冲任。故选择E。

62. 答案：D 解析：由本患者的症状可知本病为牙痛之胃火炽盛，故应选用清胃降火的合谷穴和内庭穴。故选择D。

63. 答案：C 解析：十二经脉在四肢的排列是：手足阳经为阳明在前，少阳在中，太阳在后；手足阴经为太阴在前，厥阴在中，少阴在后。阴经分布在四肢内侧，阳经分布在四肢外侧。故循行于上肢内侧中线的经脉是手厥阴心包经。故选择C。

64. 答案：E 解析：脓乃火热蒸酿腐肉而成，气血所化，疮疡出脓是正气载毒外出的现象。①辨有脓无脓。②辨脓的部位深浅。③辨脓的形质、色泽、气味。故选择E。

65. 答案：E 解析：辨善恶是指对全身情况的预后判断；辨顺逆是指对局部症状体征的预后判断。故选择E。

66. 答案：E 解析：用化学消毒剂消毒时，药液应按使用期限定期更换；消毒物品应与药液充分接触；经浸泡消毒器械在使用前必须用无菌生理盐水冲洗后再用；物品必须去除脓血或油污等污物并擦干后再浸泡；对金属有腐蚀作用的药液不可用于器械浸泡消毒。故选择E。

67. 答案：C 解析：燥邪为多发于秋季的干燥涩滞之邪，其性干涩，易伤津液，侵犯人体，最易损伤津液，出现口燥咽干、皮肤干涩，甚则皲裂，毛发不荣，小便短少，大便干结等各种干燥、涩滞症状。故选择C。

68. 答案：A 解析：细胞外液中最主要的阳离子是 Na^+，其正常值为 135～150mmol/L，在维持渗透压的平衡、保持血容量中起重要作用。故选择A。

69. 答案：B 解析：硬脑膜下血肿示头颅CT扫描可见病变区有半月形的高密度影像，侧脑室受压，中线结构移位。故选择B。

70. 答案：C 解析：良性肿瘤特点：生长速度慢；膨胀性生长；有包膜，不侵犯周围组织，界限清楚，活动度大；不转移；一般不影响全身情况，如体积巨大或发生于重要器官，亦可威胁生命；不易复发。故选择C。

71. 答案：C 解析：肠梗阻是急腹症中的一种常见疾病。其临床特点归纳起来为"痛、呕、胀、闭"四症。故选择C。

72. 答案：A 解析：重症急性胰腺炎或称出血坏死性胰腺炎，其不是一般的化脓性炎症，而是一个复杂的伴有感染的自我消化过程。较轻型急性胰腺炎，腹膜炎范围大，扩及全腹，体征重，腹胀明显，肠鸣音减弱或消失，可有黄疸、意识模糊或谵妄，腹水呈血性或脓性，可有胃出血、休克。故选择A。

73. 答案：B 解析：老年男性，排尿困难2年，尿线细，射程短，排尿时间延长，考虑前列腺增生。突发不能自行排尿，下腹区胀痛难忍，为急性尿潴留，应首选导尿。故选择B。

74. 答案：B 解析：乳腺纤维瘤症见乳房内可扪及单个或多个圆形或卵圆形肿块，质地坚韧，表面光滑，边缘清楚，无粘连，极易推动。患乳外观无异常，腋窝淋巴结不肿大。故选择B。

75. 答案：E 解析：略。

76. 答案：E 解析：上消化道出血不包括结肠出血。故选择E。

77. 答案：D 解析：血胸闭式引流的位置在腋中线与腋后线之间第6或第7肋间隙。气胸是在前胸壁锁骨中线第2肋间隙（第2～3肋间）。故选择D。

78. 答案：E 解析：女性外生殖器包

括阴阜、大阴唇、小阴唇、阴蒂、阴道前庭（前庭球、前庭大腺、尿道外口、阴道口和处女膜）。故选择 E。

79. 答案：A 解析：居经为三月一潮者；暗经为终身不潮而能受孕者；闭经指年逾 16 岁而仍未来潮，或经来正常，但停闭超过 6 个月，或超过 3 个周期者；激经指妊娠早期仍按月有少量阴道出血，但无损于胎儿者；并月指月经两月一潮者。故选择 A。

80. 答案：D 解析：胎盘内进行物质交换的部位主要是血管合体膜。其功能有气体交换、营养物质供应、排出胎儿代谢产物、防御功能、合成功能（主要合成各种激素和酶）。故选择 D。

81. 答案：A 解析：胎动计数是判断胎儿宫内安危的主要临床指标，12 小时 > 30 次为正常；12 小时 < 10 次提示胎儿缺氧。故选择 A。

82. 答案：A 解析：胎儿经阴道娩出的产力包括子宫收缩力、腹肌及膈肌收缩力、肛提肌收缩力等。主要的产力为子宫收缩力。故选择 A。

83. 答案：D 解析：雌激素促使子宫发育，肌层变厚，使子宫收缩力增强并增加子宫平滑肌对催产素的敏感性；使子宫内膜增生；加强输卵管节律性收缩的振幅；使宫颈黏液分泌增加，清稀透亮，拉丝长，镜下可见羊齿状结晶，利于精子穿透；雌激素使阴道上皮细胞增生和角化，孕激素使阴道上皮细胞脱落加快；雌激素促进钠和水的潴留，孕激素促进钠和水排泄；雌激素促进骨中钙的沉积，可直接促进成骨细胞；促使乳腺管增生和第二性征发育。通过中枢神经系统使体温升高是孕激素的作用。故选择 D。

84. 答案：B 解析：略。

85. 答案：A 解析：症见阴道少量出血，色淡红，腰酸腹坠隐痛，头晕耳鸣，小便频数，舌淡苔白，脉沉滑尺弱，诊断为肾虚证，方用寿胎丸。故选择 A。

86. 答案：D 解析：异位妊娠破裂或流产时，患者突感下腹一侧有撕裂样剧痛，常伴有恶心、呕吐。故选择 D。

87. 答案：D 解析：牛黄清心丸用于痰火上扰证；羚角钩藤汤用于肝风内动证；杞菊地黄丸用于阴虚肝旺证。镇肝息风汤、天麻钩藤汤可用于高血压病的治疗，但较少用于妊娠高血压的治疗。故选择 D。

88. 答案：A 解析：重型胎盘早剥表现为腹部检查子宫体压痛明显，呈持续强直收缩状态。故选择 A。

89. 答案：B 解析：症见面目、四肢浮肿，或遍及全身，纳少便溏，诊断为脾虚湿盛证，方药选白术散。故选择 B。

90. 答案：A 解析：天癸，男女都有，是肾精肾气充盛到一定程度时体内出现的具有促进人体生长、发育和生殖的一种精微物质。它来源于先天肾气，靠后天水谷精气的滋养而逐渐趋于成熟，以后又随肾气的虚衰而竭止。故选择 A。

91. 答案：A 解析：略。

92. 答案：D 解析：产褥感染基本证型的治疗，感染邪毒证治以清热解毒，凉血化瘀；热入营血证治以清营解毒，散瘀泄热；热陷心包证治以清心开窍。故选择 D。

93. 答案：C 解析：产褥期抑郁症基本证型的治疗，心脾两虚证治以甘麦大枣汤合归脾汤；痰阻气逆证治以癫狂梦醒汤；肝郁气结证治以逍遥散。故选择 C。

94. 答案：D 解析：外阴鳞状上皮增生基本证型的治疗，肝郁气滞证治以黑逍遥散；湿热下注证治以龙胆泻肝汤。故选择 D。

95. 答案：B 解析：突然少腹剧痛，伴有停经史，为宫外孕破裂的临床表现。故选择 B。

96. 答案：D 解析：近 4 个月来月经 10～12 天/23～27 天，经量每次用卫生巾 12 条，可诊为经期延长；基础体温呈双相型，于经行数天后缓慢下降,月经第5天子宫内膜检查呈分泌反应,可知其有子宫内膜脱落不全。故选择D。

97. 答案:A 解析:闭经基本证型的治疗,肝肾不足证治以归肾丸;气血虚弱证治以人参养荣汤;阴虚血燥证治以加减一阴煎;痰湿阻滞证治以苍附导痰丸;气滞血瘀证治以血府逐瘀汤;寒凝血瘀证治以温经汤。故选择A。

98. 答案:B 解析:经前、经期小腹冷痛为寒湿凝滞证;经前、经期小腹胀痛为气滞血瘀证;经前、经期小腹坠痛为脾肾气虚证;经期、经后小腹隐痛为气血虚弱证;经期、经后小腹冷痛为脾肾阳虚证。故选择B。

99. 答案:E 解析:子宫肌瘤手术治疗指征:子宫大于2~5个月妊娠子宫大小,症状明显致继发性贫血者。故选择E。

100. 答案:D 解析:患者B超提示子宫如孕32周,宫底有一7cm×6cm×4cm的肌瘤。可诊断为妊娠32周、子宫肌瘤。子宫肌瘤常见变性有玻璃样变、囊性变、红色样变和肉瘤样变,其中红色样变多见于妊娠期或产褥期。故选择D。

101. 答案:B 解析:对葡萄胎的诊断有疑问时,应结合辅助检查以确诊。包括HCG测定和超声检查。故选择B。

102. 答案:B 解析:Ⅱ度阴道脱垂表现为:轻型子宫颈已脱出阴道口,但宫体仍在阴道内;重型宫颈及部分宫体已脱出于阴道口。故选择B。

103. 答案:A 解析:症见平卧则回纳,小腹下坠,四肢乏力,少气懒言,面色无华,舌淡,苔薄,脉虚细,诊断为气虚证,治法为补益中气,升阳举陷。故选择A。

104. 答案:C 解析:宫颈癌好发于宫颈上皮移行带,即原始鳞柱上皮交界和新的鳞柱上皮交界之间的区域。此区的鳞状上皮是由柱状上皮转化(化生)而来,在化生过程中受到致癌因素影响时可发生癌变。故选择C。

105. 答案:C 解析:宫内节育器的禁忌证包括:生殖器官急性炎症;月经紊乱、月经过多、月经频发或不规则阴道流血、重度痛经等;生殖器官肿瘤、畸形、宫腔过大或过小、重度子宫脱垂等;宫颈口松、重度裂伤、重度狭窄等;有较严重的全身急、慢性疾患;妊娠或可疑妊娠者;有铜过敏史者,不能放置载铜节育器等。故选择C。

106. 答案:D 解析:人工流产并发症可有子宫穿孔、子宫颈或内膜粘连、不完全流产、细菌感染、子宫颈受伤、术后闭经等。故选择D。

107. 答案:C 解析:婴儿期为出生后生长发育最迅速的时期。但此期从母体内获得的抗体逐渐消失,自身免疫功能尚未成熟,易患感染性疾病。故选择C。

108. 答案:B 解析:"稚阴稚阳"之说表述了小儿机体柔弱,阴阳二气均较幼稚,形体和功能未臻完善的一面,而"纯阳"之说恰指生长迅速。由于稚阴稚阳,才需要迅速生长,由于生长旺盛,又使小儿形与气、阴与阳均显得相对不足,共同构成了小儿生理特点的两个方面。故选择B。

109. 答案:E 解析:儿科问个人史要问清出生史、喂养史、生长发育史,学龄儿童还要问学习情况,以推测智力发育情况。故选择E。

110. 答案:B 解析:症见面目皮肤发黄,色泽晦暗,精神差,吮乳少,四肢欠温,腹胀便溏,舌淡苔白腻,指纹色淡,诊断为寒湿阻滞证。故选择B。

111. 答案:C 解析:兼见咳嗽,喉间痰多,甚则气急痰鸣,舌苔厚腻,诊断为感冒夹痰。故选择C。

112. 答案:A 解析:肺炎心衰的诊断标准:①心率突然超过180次/分。②呼突然加快，大于60次/分。③突然极度烦躁不安，明显发绀，面色苍白发灰，指甲微循环充盈时间延长。④心音低钝，奔马律，颈静脉怒张。⑤肝脏迅速增大。⑥尿少或无尿，颜面眼睑或下肢浮肿。出现前5项可诊断心力衰竭。故选择A。

113. 答案：C 解析：维生素C有减少细胞内和血液内脂质氧化物浓度，消除自由基，增加冠状动脉血流量，改善心肌代谢，促进心肌炎恢复等作用。主张大量使用。故选择C。

114. 答案：B 解析：缺铁性贫血时，如铁剂治疗有效，最早显示疗效的指标是3～4天后，网织红细胞开始升高。治疗2周后血红蛋白相应升高，临床症状相应好转。其疗程用至血红蛋白正常后2个月，总疗程3个月，以补充铁的储存量。故选择B。

115. 答案：B 解析：小儿腹泻脱水可见囟门凹陷。故选择B。

116. 答案：A 解析：急性肾小球肾炎：①起病前1～3周有链球菌前驱感染。②水肿、少尿、高血压、血尿等临床特征。③尿常规有蛋白、红细胞和管型。故选择A。

117. 答案：A 解析：急性肾炎，需利尿治疗，患儿出现咳嗽气急，心悸胸闷，口唇青紫，为循环充血症状，用速尿以利尿，兼有脉细无力，中医辨证为水气上凌心肺证，方用己椒苈黄丸。故选择A。

118. 答案：E 解析：麻疹潜伏期9～14天。前驱期3～5天，有发热、卡他症状，麻疹早期诊断最有意义的临床表现是麻疹黏膜斑，又称Koplik斑。出疹期：发热3～4天出疹，皮疹首先在发际、颈侧部和耳后出现，而后向面部、躯干和四肢蔓延，可融合成片。此时达本病的极期，患儿高热、咳嗽、呼吸急促、嗜睡。在出疹后第4天，皮疹开始依出现顺序逐渐消退。恢复期：病程后期皮肤变为棕色，伴有脱屑。整个病程约

10天。可并发喉、气管、支气管炎，肺炎及心肌炎，也可并发脑炎、亚急性硬化性全脑炎等。故选择E。

119. 答案：B 解析：患儿2岁，主症咳、喘、发热，体征为双肺可闻中小水泡音，诊断为支气管肺炎。鉴别：毛细支气管炎是以喘息为突出表现的特殊肺炎。支气管炎有咳、发热、肺部干啰音、不固定的粗大水泡音。支气管异物表现为突然吸气性呼吸困难，刺激性咳嗽，多有异物吸入史。急性喉炎表现除感冒症状外，犬吠样咳嗽，吸气性呼吸困难，有喉梗阻症状，肺部正常。故选择B。

120. 答案：B 解析：8个月婴儿，腹泻，大便次数增多，每日10余次，性质为蛋花汤样，伴黏液，伴有呕吐，诊断为婴儿腹泻病。体检：精神委靡，皮肤较干燥、弹性较差，眼窝及前囟明显凹陷，哭时泪少。符合中度脱水。血钠、血钾正常为等渗性。故选择B。

121. 答案：B 解析：牛奶、茶、咖啡及抗酸药等与铁剂同服均可影响铁的吸收。故选择B。

122. 答案：A 解析：综合观察脉症，应为特发性血小板减少性紫癜血热伤络证，治法为清热解毒，凉血止血，方用犀角地黄汤加减。故选择A。

123. 答案：E 解析：婴儿每日每千克体重需水150mL，以后每增长3岁，减25mL/kg。故选择E。

124. 答案：E 解析：过敏性紫癜发病一般较急，半数以上患儿病前1～3周有上呼吸道感染史，首发症状以皮肤紫癜为主，约半数病人有关节肿痛或腹痛，可为单一症状，亦可两种以上症状同时或先后出现。皮疹主要位于下肢和臀部，重者延及上肢及躯干。故选择E。

125. 答案：D 解析：略。

126. 答案：C 解析：佝偻病活动早期

常自2~3个月开始出现非特异性的神经精神症状，表现为易激惹、烦躁、睡眠不安、夜惊夜啼，常伴与室温季节无关的多汗，患儿因汗多而摇头擦枕，导致枕秃。症见面色不华，纳食不佳。诊断为脾气虚弱证。故选择C。

127. 答案：C 解析：麻疹恢复期可见在皮疹消退后出现糠麸样脱屑，并留有浅褐色色素沉着，7~10天痊愈。故选择C。

128. 答案：D 解析：猩红热为发热数小时~1天出疹，出疹时热高；麻疹为发热3~4天出疹，出疹时发热更高；幼儿急疹为发热3~4天出疹，热退疹出；风疹发热1/2~1天出疹。故选择D。

129. 答案：C 解析：猩红热为细菌感染，所以白细胞增高。故选择C。

130. 答案：D 解析：猩红热病原菌为A组乙型溶血性链球菌，其首选药物为青霉素。故选择D。

131. 答案：A 解析：中毒型细菌性痢疾基本证型的治疗，毒邪内闭证治以黄连解毒汤加味；内闭外脱证治以参附龙牡救逆汤加味治疗。故选择A。

132. 答案：A 解析：略。

133. 答案：B 解析：积滞以不思乳食，腹胀嗳腐，大便不调为特征。多见于婴幼儿。常在感冒、泄泻、疳证中合并出现。故选择B。

134. 答案：B 解析：小儿厌食基本证型的治疗，脾失健运证治以不换金正气散；脾胃气虚证治以异功散；脾胃阴虚证治以养胃增液汤。故选择B。

135. 答案：C 解析：急性胆管炎的Charcot三联征是指：病人先出现腹痛，继而出现感染的全身表现（寒战高热），进一步随着胆汁的排出不畅而出现黄疸。故选择C。

136. 答案：C 解析：乳腺的检查应采取坐位或平卧位，用手指掌面而不是手指尖扪诊，不要用手指捏乳腺组织，以防将捏到的腺组织当成肿块；检查要按照外上、外下、内下、内上、中央的顺序进行，不能遗忘腋窝淋巴结，应先查健侧，后查患侧；对于乳房溢液应观察记录量及色泽。故选择C。

137~138. 答案：A、B 解析：略。

139~140. 答案：B、E 解析：补阳还五汤加减用于气虚血瘀证；当归四逆汤合苏合香丸加减用于寒凝心脉证；血府逐瘀汤加减用于气滞血瘀证；瓜蒌薤白半夏汤合桃红四物汤加减用于痰瘀互结证；参附龙牡汤加减用于心阳欲脱证。

141~142. 答案：A、B 解析：他巴唑为甲状腺功能亢进症治疗的基础药物；放射性碘可用于对抗甲状腺药物过敏者；碘液用于手术前补充、甲状腺危象等的治疗。天王补心丹用于阴虚火旺证；六味地黄丸用于肾阴虚证。

143~144. 答案：B、A 解析：略。

145~146. 答案：A、B 解析：根据"急则治其标，缓则治其本"的治疗原则，消化性溃疡合并上消化道出血，其中上消化道出血属于急症、标症，故应以治疗上消化道出血为急、为先。上消化道出血的治疗，泄肝清胃，降逆止血用于肝火犯胃证；益气摄血，回阳固脱用于气随血脱证；滋阴补肾，健脾摄血用于脾肾气虚证；清胃泻火，化瘀止血用于胃中积热证；益气健脾，养血止血用于脾不统血证。

147~148. 答案：C、B 解析：略。

149~150. 答案：C、C 解析：略。

中西医结合执业助理医师资格考试
最后成功四套胜卷（四）答案

第一单元

1. C	2. E	3. C	4. C	5. B	6. B	7. A	8. B	9. D	10. B
11. E	12. E	13. D	14. E	15. B	16. E	17. C	18. A	19. B	20. B
21. C	22. C	23. D	24. C	25. C	26. A	27. D	28. C	29. E	30. D
31. B	32. D	33. E	34. E	35. A	36. E	37. B	38. D	39. C	40. D
41. C	42. D	43. A	44. E	45. D	46. C	47. A	48. A	49. E	50. B
51. A	52. D	53. C	54. D	55. C	56. C	57. E	58. C	59. B	60. E
61. D	62. D	63. C	64. C	65. C	66. C	67. A	68. A	69. A	70. C
71. C	72. D	73. E	74. D	75. B	76. D	77. C	78. E	79. C	80. A
81. D	82. C	83. D	84. D	85. D	86. D	87. D	88. D	89. D	90. D
91. B	92. E	93. E	94. C	95. D	96. E	97. C	98. D	99. D	100. A
101. D	102. D	103. D	104. E	105. C	106. C	107. B	108. A	109. A	110. B
111. C	112. A	113. C	114. A	115. B	116. E	117. A	118. B	119. E	120. A
121. D	122. C	123. C	124. C	125. E	126. C	127. C	128. C	129. D	130. B
131. B	132. E	133. A	134. C	135. E	136. C	137. D	138. D	139. C	140. B
141. D	142. B	143. C	144. B	145. D	146. C	147. A	148. E	149. C	150. D

第二单元

1. D	2. B	3. D	4. C	5. C	6. B	7. E	8. B	9. D	10. D
11. B	12. E	13. A	14. C	15. B	16. E	17. E	18. E	19. C	20. A
21. A	22. C	23. B	24. E	25. B	26. B	27. A	28. B	29. A	30. C
31. C	32. C	33. C	34. D	35. E	36. A	37. D	38. B	39. A	40. A
41. E	42. E	43. C	44. A	45. C	46. C	47. C	48. B	49. B	50. D
51. D	52. B	53. B	54. E	55. B	56. A	57. D	58. B	59. A	60. C
61. D	62. E	63. C	64. C	65. D	66. C	67. C	68. C	69. D	70. B
71. E	72. C	73. D	74. D	75. C	76. C	77. A	78. D	79. C	80. C
81. E	82. C	83. C	84. B	85. C	86. C	87. C	88. B	89. C	90. D
91. D	92. B	93. A	94. C	95. C	96. C	97. C	98. C	99. E	100. B
101. D	102. C	103. C	104. E	105. B	106. B	107. B	108. C	109. E	110. E
111. C	112. E	113. E	114. D	115. A	116. E	117. C	118. C	119. A	120. A
121. D	122. E	123. D	124. E	125. C	126. D	127. B	128. C	129. A	130. D
131. A	132. D	133. D	134. B	135. A	136. B	137. D	138. B	139. A	140. C
141. D	142. A	143. A	144. B	145. E	146. B	147. D	148. C	149. D	150. E

中西医结合执业助理医师资格考试
最后成功四套胜卷（四）解析

第一单元

1. 答案：C 解析：不同的疾病，在其发展过程中，出现了相同的病证和相同的病机，则可以采用相同的治疗方法，此为异病同治。题中久痢、脱肛、子宫下垂虽病不同，但都因中气下陷所致，故均可采用提升中气的方法治疗，属于异病同治。故选择C。

2. 答案：E 解析：阴阳对立是指上与下，左与右；阴阳制约，比如动极者镇之以静。故排除B。阴阳互根互用，比如孤阴不生，独阳不长，故排除C。阴阳的消长平衡，比如阴消阳长，故排除D。阴阳的相互转化，比如热极生寒，寒极生热。故选择E。

3. 答案：C 解析：五行与五化相对应，A为木，B为火，C为土，D为金，E为水。故选择C。

4. 答案：C 解析：A、B属于五行的母子相及，D、E属于相侮，C为相乘。故选择C。

5. 答案：B 解析：心主血脉，心主藏神，肝藏血，故排除A；脾主运化，故排除C；脾主统血，排除D；肝主疏泄，排除E。故选择B。

6. 答案：B 解析：肝主疏泄的生理功能包括：①调畅气机。②通利气血水。③促进脾胃的运化。④调畅情志。⑤促进和调节生殖功能。其中，最基本的生理功能是调畅气机。故选择B。

7. 答案：A 解析：脾为后天之本，肾为先天之本。故选择A。

8. 答案：B 解析：气虚，包括两方面：①先天禀赋不足，或后天饮食失养，水谷精微不充，以致气的来源不足。②由于大病或久病之后，或年老体弱，或劳倦过度，或脾肾等脏腑功能减退，生化不足所致。故与气虚关系最密切的脏腑是肺、脾。故选择B。

9. 答案：D 解析：心与小肠通过经脉相联系，在疾病上常相互影响传变，心火炽盛，可以循经下移至小肠，引起小肠泌别清浊的功能失常，出现小便短赤，灼热疼痛，甚或尿血等。口舌生疮，心烦失眠，为心经热盛的表现。故选择D。

10. 答案：B 解析：胃的生理功能是：受纳、腐熟水谷；主通降，以降为和。A、C、D、E均属脾的生理功能。故选择B。

11. 答案：E 解析：心气，泛指心的功能活动，也可特指心脏推动气血运行的功能，排除A；肺气，维持呼吸功能，故排除B；营气，主要是营养全身和化生血液，排除C；卫气，护卫肌表，温养脏腑、肌肉、皮毛，调节控制腠理的开阖、汗液的排泄，故排除D；宗气，走息道以行呼吸，贯心脉以行气血。故选择E。

12. 答案：E 解析：足厥阴肝经与足太阴脾经循行交叉，变换前中位置，是在内踝上8寸处。故选择E。

13. 答案：D 解析：风邪，轻扬开泄，易袭阳位，风性善行而数变，主动，风为百病之长。故选择D。

14. 答案：E 解析：口渴多饮指口渴而饮水较多，是体内津液损伤的基本表现之一，多见于燥证、热证。比如，外感热病、里热炽盛及消渴病等。A为热病伤津，B、

C、D均可造成津液内伤，而口渴多饮。E并不耗津液，故口不渴。故选择E。

15. 答案：B　解析：A属肝风内动，牵引目系所致。B提示痰热内闭。C多由于脾气虚弱，气血不足，胞睑失养所致。D多为先天不足，脾肾亏虚。E属肝风内动，牵引目系所致。故选择B。

16. 答案：E　解析：颤动舌主肝风内动，若舌淡白而颤动，多见于气血两虚；舌红少苔而颤动，多见于肝肾阴虚；舌红绛而颤动不已，伴眩晕肢麻，为肝阳化风；舌绛紫而颤动，伴高热抽搐，为热极生风。排除A、C。B一般容易引起虚风内动，引起颤动舌。D多为湿热内盛，耗伤阴精，日久可致肝风内动或肝肾亏虚，均可引起颤动舌。E为吐弄舌的病机。故选择E。

17. 答案：C　解析：语言謇涩指的是神志清楚，思维正常，但言语不流利，吐词不清晰者，多因风痰阻络所致。故选择C。

18. 答案：A　解析：咳声重浊，痰白清稀，鼻塞不通，多是外感风寒。咳声不扬，痰稠色黄而不易咳出，多属肺热。咳声沉闷，痰多易咳，多属寒痰湿浊停聚。干咳无痰，或痰少而黏，不易咳出，多属燥邪犯肺或肺阴亏虚。故选择A。

19. 答案：B　解析：A指三部脉举按均有力，主实证。B指脉体宽大，但无脉来汹涌之势。大脉的出现提示病情加重。C指脉来绷急，状若牵绳转索。寒邪侵袭人体，与正气相搏，以致脉道紧张而拘急，故见紧脉。D指往来流利，如珠走盘，应指圆滑。主痰饮、食积、实热。邪气壅盛于内，正气不衰，气实血涌，故脉往来甚为流利，应指圆滑。E指首尾端长，超过本位。主肝阳有余，火热邪毒等有余之证。故选择B。

20. 答案：B　解析：A为腹部高度胀大，如鼓之状者，以手分置腹之两侧，一手轻拍，另一手可触到波动感。同时，按之如囊裹水，且腹壁有凹痕者，为水鼓。B为腹部胀满，按之有充实感觉，有压痛，叩之声音重浊的，为实满，腹部膨满，但按之不实，无压痛，叩之作空声的，为气胀，多属虚满。C痰饮多由外感六淫，或饮食所伤及七情内伤等，使肺、脾、肾、三焦等脏腑气化功能失常，津液代谢障碍，以致水液停滞而成。D是指腹内的结块，或胀或痛的一种病证。E为右小腹作痛，按之疼痛。故选择B。

21. 答案C　解析：阳虚证即虚寒证，表现为经常畏冷，四肢不温，嗜睡蜷卧，面色㿠白，口淡不渴，或渴喜热饮，或口泛清涎，小便清长，大便溏薄或完谷不化，舌淡胖，苔白滑，脉沉迟或细弱等。故选择C。

22. 答案：C　解析：暑淫证候临床表现为发热恶热，汗多头昏，烦渴喜冷饮，神疲气短，肢倦乏力，胸闷懒言，食少呕恶，小便短黄灼热，舌红苔黄少津，脉虚数；或壮热昏仆，神昏谵语，面红气粗，头痛项强，四肢抽搐，舌绛干燥，脉细滑数。故选择C。

23. 答案：D　解析：渴不多饮即患者虽有口干或口渴感觉，但又不想喝水或饮水不多，是津液轻度损伤或津液输布障碍的表现。可见于阴虚、湿热、痰饮、瘀血等证。阴虚为口燥咽干而不多饮。湿热证为渴不多饮。痰饮证为渴喜热饮，饮水不多。瘀血证见口干但欲漱水不欲咽症状，瘀血阻络则气化不利，津不上承而口干，津液本不缺乏，故仅漱水润口而不下咽。温病营分证，热必耗津，故渴，气分热势已减，故饮水不多。故选择D。

24. 答案：C　解析：头晕目花为清阳之气不能升举，少气倦怠为气虚机能衰退，腹部坠胀、脱肛为气陷于下，以致诸脏器失其升举之力，舌淡苔白，脉弱为气虚血不足。患者表现为气虚无力升举而反下陷的证候。故选择C。

25. 答案：C　解析：牙齿干燥，甚者

齿如枯骨，为胃津已伤或肾阴枯竭。故选择C。

26. 答案：A 解析：表情淡漠，神志痴呆，举止失常，多由肝气郁结，气郁生痰，痰浊上蒙心窍所致，属于癫证。面色晦滞为外感湿浊之邪，湿浊郁遏中焦，清阳不升，浊气上泛。脘闷作恶为胃失和降，胃气上逆。舌苔白腻，脉滑，是痰浊内盛之象。故选择A。

27. 答案：D 解析：患者平日急躁易怒，说明平素具有肝阳上亢的现象，眩晕为肝阳化风，肝风内动，上扰头目，舌体颤动，为风痰流窜脉络，经气不利，面赤如醉，为阴虚之象，脉弦是风阳扰动的病机反映。故选择D。

28. 答案：C 解析：小儿生长发育迟缓，是由于肾精不足，从题目的症状来看选项C最适合。故选择C。

29. 答案：E 解析："十八反"：本草明言十八反，半蒌贝蔹及攻乌，藻戟遂芫俱战草，诸参辛芍叛藜芦。A、B选项属于"十八反"的禁忌。"十九畏"：硫黄原是火中精，一见朴硝便相争。水银莫与砒霜见，狼毒最怕密陀僧。巴豆性烈最为上，偏与牵牛不顺情。丁香莫与郁金见，牙硝难合京三棱。川乌草乌不顺犀，人参最怕五灵脂。官桂善能调冷气，若逢石脂便相欺。大凡修合看顺逆，炮爁炙煿莫相依。C、D选项属于"十九畏"禁忌。硫黄与矿物药朴硝禁忌，而不是与皮类药厚朴禁忌。故选择E。

30. 答案：D 解析：辛夷有毛，易刺激咽喉，入汤剂宜用纱布包煎。故选择D。

31. 答案：B 解析：紫苏解表散寒，行气宽中，解鱼蟹毒。香薷发汗解表，化湿和中，利水消肿。生姜解表散寒，温中止呕，温肺止咳，解毒。白芷解表散寒，祛风止痛，通鼻窍，燥湿止带，消肿排脓。防风祛风解表，胜湿止痛，止痉。故选择B。

32. 答案：D 解析：患者"外感发热，邪郁肌腠，项背强痛"，治宜解肌退热。葛根解肌退热，透发麻疹，生津止渴，升阳止泻。荆芥祛风解表，透疹消疮，止血。白芷解表散寒，祛风止痛，通鼻窍，燥湿止带，消肿排脓。薄荷疏散风热，清利头目，利咽透疹，疏肝行气。柴胡疏散退热，疏肝解郁，升阳举陷。故选择D。

33. 答案：E 解析：石膏生用清热泻火，除烦止渴；知母清热泻火，生津润燥；芦根清热泻火，生津止渴，除烦止呕，利尿；天花粉清热泻火，生津止渴，消肿排脓；栀子泻火除烦，清热利湿，凉血解毒。故选择E。

34. 答案：E 解析：穿心莲清热解毒，凉血，消肿，燥湿；秦皮清热解毒；白鲜皮可清热燥湿，祛风解毒；熊胆清热解毒，息风止痉，清肝明目；马齿苋可清热解毒，凉血止血，止痢。故选择E。

35. 答案：A 解析：生地黄清热凉血，养阴生津。牡丹皮清热凉血，活血祛瘀。赤芍清热凉血，散瘀止痛。紫草清热凉血，活血，解毒透疹。金银花清热解毒，疏散风热。故选择A。

36. 答案：E 解析：独活能够祛风湿，止痛，解表。故选择E。

37. 答案：B 解析：患者"暑天乘凉饮冷"为感受寒湿、暑湿之邪。其后出现"恶心，呕吐"可知寒湿、暑湿之邪侵犯中焦脾胃。治宜化湿、止呕、解暑。故藿香为最佳选项。黄连清热燥湿，泻火解毒。生姜解表散寒，温中止呕，温肺止咳，解毒。竹茹清热化痰，除烦止呕，凉血止血。紫苏降气化痰，止咳平喘，润肠通便。故选择B。

38. 答案：D 解析：金钱草利湿退黄，利水通淋，解毒消肿。故选择D。

39. 答案：C 解析："患者呕吐"，病位在胃，胁肋为肝经所过，故肝郁气滞可见"嗳气频繁，胸胁闷痛，脉弦"。综合判断，该患者为肝郁犯胃，治宜疏肝解郁，降逆止呕。吴茱萸不但可散寒止痛，同时可以疏肝解郁，降逆止呕，兼能制酸止痛。治肝郁犯胃的胁痛口苦，与黄连配伍，如左金丸。干姜温中散寒，回阳通脉，温肺化饮。高良姜温中止痛，温中止呕。丁香温中降逆，散寒止痛，温肾助阳。小茴香散寒止痛，理气和胃。故选择C。

40. 答案：D 解析：患者肝郁不舒，则会出现"胁肋胀痛，常因情志变动而痛有增减，胸闷不舒"，木克脾土，则会出现"嗳气吞酸"，治宜疏肝与和胃同用。佛手疏肝解郁，理气和中，燥湿化痰。川楝子行气止痛，杀虫，更适用于肝郁化火。陈皮理气健脾，燥湿化痰。木香行气止痛，健脾消食。枳实破气除痞，化痰消积。故选择D。

41. 答案：C 解析：使君子杀虫消积。苦楝皮杀虫，疗癣。槟榔杀虫，杀虫，消积，行气，利水，截疟。贯众清热解毒，凉血止血，杀虫。雷丸杀虫消积。故选择C。

42. 答案：D 解析：三七化瘀止血，活血定痛。茜草凉血化瘀止血，通经。红花活血通经，祛瘀止痛。血竭活血定痛，化瘀止血，敛疮生肌。桃仁活血祛瘀，润肠通便，止咳平喘。故选择D。

43. 答案：A 解析：桃仁活血祛瘀，润肠通便，止咳平喘。红花活血通经，祛瘀止痛。故它们的共同功效是活血化瘀。故选择A。

44. 答案：E 解析：海藻消痰软坚，利水消肿。竹沥清热降火，豁痰利窍。贝母清热化痰，润肺止咳，散结消肿。昆布消痰软坚，利水消肿。瓜蒌清热化痰，宽胸散结，润肠通便。故选择E。

45. 答案：D 解析：羚羊角平肝息风，兼能清肝明目，清热解毒。石决明平肝潜阳，兼能清肝明目。决明子平抑肝阳，兼能明目，润肠通便。天麻息风止痉，兼能平抑肝阳，祛风通络，止痛。珍珠兼能明目消翳，解毒生肌，润肤养颜。故选择D。

46. 答案：C 解析：麻黄杏仁甘草石膏汤主治风寒入里化热，身热不解，汗出而喘，舌苔薄白，脉滑数者。故选择C。

47. 答案：A 解析：济川煎的组成：当归、牛膝、肉苁蓉、泽泻、升麻、枳壳。故选择A。

48. 答案：A 解析：本方即小柴胡汤去柴胡、生姜，加黄连、干姜而成。因无半表证，故去解表之柴胡、生姜，痞因寒热错杂而成，故加寒热平调之黄连、干姜，变和解少阳之剂，而为调和肠胃之方。半夏泻心汤配伍特点为寒热互用以和其阴阳，苦辛并进以调其升降，补泻兼施以顾其虚实。故选择A。

49. 答案：E 解析：仙方活命饮组成：白芷、贝母、防风、赤芍、当归、甘草、皂角刺、穿山甲、天花粉、乳香、没药、金银花、陈皮。故选择E。

50. 答案：B 解析：大建中汤组成：蜀椒、人参、干姜、胶饴。故选择B。

51. 答案：A 解析：玉屏风散益气固表止汗。牡蛎散益气固表，敛阴止汗。故选择A。

52. 答案：D 解析：六味地黄丸主治肝肾阴虚证。症见腰膝酸软，头晕目眩，耳鸣耳聋，盗汗，遗精，消渴，骨蒸潮热，手足心热，口燥咽干，牙齿动摇，足跟作痛，小便淋沥，以及小儿囟门不合，舌红少苔，脉沉细数。故选择D。

53. 答案：C 解析：四神丸的组成：肉豆蔻、补骨脂、五味子、吴茱萸。故选择C。

54. 答案：D 解析：甘麦大枣汤主治脏躁，多见于更年期综合征，其他精神失常类疾病凡属脏阴不足、虚热躁扰者均可参考使用。故选择D。

55. 答案：C 解析：苏子降气汤中肉桂温肾纳气，治疗下虚，为辅药；当归养血润燥，制约大队燥药伤阴的副作用，为佐药。故选择C。

56. 答案：A 解析：生化汤：当归、川芎、桃仁、炮姜、甘草。温经汤：吴茱萸、当归、芍药、川芎、人参、桂枝、阿胶、牡丹皮、生姜、甘草、半夏、麦冬。血府逐瘀汤：桃仁、红花、当归、生地黄、川芎、赤芍、牛膝、桔梗、柴胡、枳壳、甘草。通窍活血汤：赤芍、川芎、桃仁、红枣、红花、老葱、鲜姜、麝香。身痛逐瘀汤：秦艽、川芎、桃仁、红花、甘草、羌活、没药、当归、五灵脂、香附、牛膝、地龙。故选择A。

57. 答案：E 解析：大定风珠的组成：白芍、阿胶、生龟甲、干地黄、麻仁、五味子、生牡蛎、麦冬、炙甘草、鸡子黄、鳖甲。故选择E。

58. 答案：A 解析：百合固金汤主治肺肾阴亏，虚火上炎证。症见咳嗽气喘，痰中带血，咽喉燥痛，头晕目眩，午后潮热，舌红少苔，脉细数。故选择A。

59. 答案：B 解析：完带汤组成：白术、山药、人参、白芍、车前子、苍术、甘草、陈皮、黑芥穗、柴胡。方中重用白术、山药补脾祛湿，使脾能健运，湿浊自消，苍术燥湿，以资君药祛湿。故选择B。

60. 答案：E 解析：健脾丸组成：白术、木香、黄连、甘草、白茯苓、人参、神曲、陈皮、砂仁、麦芽、山楂、山药、肉豆蔻。故选择E。

61. 答案：D 解析：引起胸痛的原因有：①胸壁疾病。②心脏与大血管疾病。③呼吸系统疾病。④纵隔疾病。⑤食管、腹腔脏器疾病等。胸壁疾病引起胸痛的特点是：疼痛部位多固定于病变处；局部常有压痛；深呼吸、咳嗽、举臂动作可致胸痛加剧。所以，情绪激动诱发的胸痛不符合胸壁疾患所致胸痛的特点。它诱发的胸痛多见于心绞痛、心肌梗死等。故选择D。

62. 答案：D 解析：干性咳嗽指咳嗽而无痰或痰量甚少，常见于急性咽喉炎与急性支气管炎的初期、胸膜炎、轻症肺结核、肺癌等。肺炎表现为湿性咳嗽。其他几项均正确。故选择D。

63. 答案：C 解析：肺源性呼吸困难包括：①吸气性呼吸困难：表现为吸气显著困难，重症患者会出现"三凹征"（胸骨上窝、锁骨上窝、肋间隙明显凹陷），见于各种原因引起的喉、气管、大支气管的狭窄与梗阻。②呼气性呼吸困难：主要表现为呼气费力，呼气时间延长或缓慢，可伴哮鸣音，见于肺泡和（或）小支气管病变，如支气管哮喘、喘息性支气管炎、慢性阻塞性肺气肿等。③混合性呼吸困难：表现为吸气与呼气均感到费力，呼吸频率增快、变浅，常伴有呼吸音异常，常见于气胸、大量胸腔积液、重症肺炎等。吸气性呼吸困难时不出现哮鸣音，而是见于呼气性呼吸困难。故选择C。

64. 答案：D 解析：幽门梗阻时，呕吐重，呕吐物量大，有隔夜食物及酸臭味，不混有胆汁。故选择D。

65. 答案：C 解析：意识障碍的严重程度是不同的，最严重的深度昏迷表现为全身肌肉松弛，对各种刺激全无反应，深浅反射均消失。中度昏迷对剧烈刺激尚可出现防御反射，角膜反射减弱，瞳孔对光反射迟钝，眼球无转动。轻度昏迷的意识部分丧失，无自主运动，对疼痛刺激尚可出现痛苦表情及防御反应，反射可存在，眼球有转动。昏睡是处于熟睡状态，不易唤醒，虽在强刺激下可被唤醒，但很快又入睡，醒时答话含糊或答非所问。嗜睡是最轻的意识障碍，是一种病理性倦睡，可被唤醒，并能正确回答问题和做出各种反应，但当刺激除去后又很快入睡。故选择C。

66. 答案：C 解析：过清音是属于鼓音范畴的一种变音，介于鼓音与清音之间。过清音的出现提示肺组织含气量增多，弹性减弱，临床常见于肺气肿。故选择C。

67. 答案：A 解析：蜘蛛痣是由一支中央小动脉和许多向外辐射的细小血管形成，形如蜘蛛，检查时用火柴棍压迫中央，则周围扩张的小血管充血消失，多出现在上腔静脉分布的区域内，见于急、慢性肝炎及肝硬化患者。故选择A。

68. 答案：A 解析：大量胸腔积液、气胸或纵隔肿瘤及不对称性甲状腺肿大，可将气管推向健侧；肺不张、胸膜粘连等可将气管拉向患侧。故选择A。

69. 答案：A 解析：营养状态应根据皮肤、毛发、皮下脂肪、肌肉等情况，结合年龄、身高和体重进行综合判断，因此该题答案是A，而其余各项均与营养状况无关。故选择A。

70. 答案：C 解析：心包摩擦音可在整个心前区听到，但以胸骨左缘第3、4肋间最响，坐位前倾时更明显。故选择C。

71. 答案：C 解析：如安静状态下出现明显的颈动脉搏动，提示心排血量增加或脉压增加的疾病，常见于甲状腺功能亢进症、高血压、主动脉瓣关闭不全或严重贫血等。如颈静脉在心室收缩期显著搏动，提示三尖瓣关闭不全，心室收缩时血液从右心室向右心房方向反流。故选择C。

72. 答案：D 解析：前室间支是左冠状动脉主干的延续，沿前室间沟下行，绕过心尖切迹达后室间沟下部，常与右冠状动脉的后室间支相吻合。前室间支分布于左、右心室前壁的一部分和室间隔的前2/3部。如前室间支受阻塞，则引起前壁心肌及室间隔前部心肌梗死。故选择D。

73. 答案：E 解析：腹内积气，胃肠道内大量积气，可致全腹膨隆，变换体位时其形状无明显改变，可见于各种原因所致的肠梗阻或肠麻痹。故选择E。

74. 答案：D 解析：腰肌劳损腰部有压痛。脑膜炎、蛛网膜下腔出血有脑膜刺激征。腰椎间盘突出可以有腰痛，腰部活动受限。检查：脊柱叩击痛，坐骨神经刺激征（+）。肾下垂腰部酸痛占92%。故选择D。

75. 答案：B 解析：血细菌培养阳性，即"O""H"凝集价均有增高者，可诊断伤寒。故选择B。

76. 答案：D 解析：血尿素氮正常值为2.9~6.4mmol/L。肾脏本身的疾病，如慢性肾炎、肾血管硬化症等可引起血尿素氮增高；肾前或肾后因素引起的尿量显著减少或无尿，如脱水、循环衰竭、尿路结石，或前列腺肿大引起的尿路梗阻等，均可引起血尿素氮增高；体内蛋白质过度分解疾病，如急性传染病、上消化道出血、大面积烧伤等，可引起血尿素氮增高。故选择D。

77. 答案：C 解析：胰腺广泛坏死时，尿淀粉酶可增高不明显。血淀粉酶在发病8~12小时开始升高，12~24小时达到高峰，2~5天恢复正常。血淀粉酶超过500U时对急性胰腺炎具有诊断意义，其他急腹症时通常低于该值。尿淀粉酶在发病12~24小时开始升高，下降速度也比血淀粉酶慢（3~10天恢复正常），故急性胰腺炎后期，尿淀粉酶更具有诊断价值。故选择C。

78. 答案：E 解析：漏出液为非炎症性积液，其他均非漏出液特点。故选择E。

79. 答案：C 解析：触觉语音震颤增强主要见于：①肺泡炎症浸润肺组织实变，使语音传导良好，如大叶性肺炎实变期和肺梗死等。②接近胸膜的肺内巨大空腔，尤其当空腔周围有炎性浸润并与胸壁靠近时，如空洞型肺结核、肺脓肿等。③压迫性肺不张。其余各项均使触觉语音震颤减弱或消失。故选择C。

80. 答案：A 解析：吸气性呼吸困难主要是由气管上段及咽喉部的阻塞性疾病引起，如咽后脓肿、喉炎、肿瘤、异物、白喉等。故选择A。

81. 答案：D 解析：干啰音为一种持续时间较长带乐音性的呼吸附加音；音调较

高（仅鼾音的音调低）；持续时间较长，吸气及呼气时均可闻及，以呼气时为明显；干啰音的强度和性质易改变，部位易改变，在瞬间内数量可明显增减；发生于主支气管以上的干啰音，有时不用听诊器亦可闻及。故选择 D。

82. 答案：C 解析：脑膜刺激征包括克尼格（Kernig）征、布鲁金斯基（Brudzinski）征和颈项强直。其余各项中，巴宾斯基（Babinski）征和霍夫曼（Hoffmann）征属于病理反射，肱二头肌反射属于深反射，而跖反射和腹壁反射、提睾反射、肛门反射均属于浅反射。故选择 C。

83. 答案：D 解析：正常成人的尿相对密度（尿比重）为 1.010～1.025。故选择 D。

84. 答案：B 解析：这是道记忆题，正常 QRS 波群的时限为 ≤0.11s。故选择 B。

85. 答案：D 解析：主诉应记录患者就诊的主要原因及其发生的时间。其原因通常为患者自诉的主要（或最痛苦）症状及其性质，因此，不能是"尽量使用诊断术语"。故选择 D。

86. 答案：C 解析：题干给出的内容是典型的隐性感染的特点。隐性感染又称亚临床感染，是指病原体侵袭人体后，仅导致机体发生特异性免疫应答，而不引起或只引起轻微的组织损伤，因而在临床上不显出任何症状和体征，甚至亦无生化变化，只能通过免疫学检查才能发现的感染。故选择 C。

87. 答案：B 解析：乙肝的 HBsAg 转阴后一段时间，在疾病的恢复期开始出现抗-HBs，这是一种保护性抗体，因此对乙肝病毒感染具有保护性作用，而抗-HBe 和抗-HBc 虽然也是抗体，但不是保护性抗体，DNA 聚合酶和抗核抗体与乙肝无关。故选择 B。

88. 答案：E 解析：流行性出血热病毒是汉坦病毒属，为负性单链 RNA 病毒。故选择 E。

89. 答案：C 解析：人类免疫缺陷病毒为含反转录酶的单链 RNA 病毒，外层有类脂包膜。故选择 C。

90. 答案：B 解析：流脑以 5 岁以下儿童，尤其是 6 个月～2 岁的婴幼儿发病率最高。故选择 B。

91. 答案：B 解析：伤寒杆菌不产生外毒素，菌体裂解时释放的内毒素是伤寒杆菌的主要致病因素。故选择 B。

92. 答案：E 解析：下列情况属于医院感染：①对于无明显潜伏期的感染，规定在入院 48 小时后发生的感染为医院感染；有明确潜伏期者则以住院时起超过该平均（或常见）潜伏期的感染为医院感染。②本次感染直接与上次住院有关。③在原有感染基础上出现其他部位新的感染（除外脓毒血症迁徙灶），或在原感染已知病原体基础上又分离出新的病原体（排除污染和原来的混合感染）的感染。④新生儿经产道时获得的感染。⑤由于诊疗措施激活的潜在性感染，如疱疹病毒、结合杆菌等的感染。故选择 E。

93. 答案：E 解析：该中年女性病人 2 个月前手术时输过血，2 个月后出现消化道症状和转氨酶升高，同时丙肝抗体阳性。一般急性丙型肝炎的潜伏期为 50 日（15～150 日），输血引起的肝炎主要是丙型肝炎。病人虽然抗-HBc（+）和抗-HBs（+），只是说明过去感染过乙肝病毒。甲肝抗体（-），故也不是甲型肝炎。故选择 E。

94. 答案：C 解析：该肝硬化腹水病人于近 2 天来发热，伴腹痛，腹部检查有压痛和反跳痛，首先考虑腹水继发感染，因此应首先查血常规和腹水常规，以确定感染是否存在，其他检查均不是首选检查，对诊断的意义相对较小。故选择 C。

95. 答案：D 解析：该中年男性病人曾在国外居住多年，可能有流行病学史，而且半年持续低热、体重减轻、周身淋巴结肿大、口腔黏膜反复感染而大量抗生素治疗无效,因而最可能是艾滋病,因为高危人群若存在下列情况两项或两项以上,应考虑艾滋病可能:①体重下降10%以上。②慢性咳嗽或腹泻1个月以上。③间歇性或持续性发热1个月以上。④全身淋巴结肿大。⑤反复出现带状疱疹或慢性播散性疱疹。⑥口腔念珠菌感染。若要诊断艾滋病还要检查抗HIV。故选择D。

96. 答案:E 解析:该年轻男性在饮用江水后突然出现剧烈腹泻,呕吐在后,吐泻物呈现霍乱时典型的"米泔水"样物,所以最可能的诊断是霍乱,其他可能性均小。故选择E。

97. 答案:C 解析:该中年男性病人患伤寒已进入缓解期,大约相当于病程的第4周,这时回肠下段肠壁组织坏死后脱落,已形成溃疡,易发生穿孔和出血并发症,若不限制饮食,可能会促进并发症的发生,其他治疗措施均正确。故选择C。

98. 答案:D 解析:副作用亦称副反应,为药物在治疗剂量下所产生的与治疗目的无关的效应。产生的原因与药物作用的选择性低、涉及多个效应器官有关,当药物的某一效应用作治疗目的时,其他效应就成为副作用。故选择D。

99. 答案:D 解析:弱酸性药物,在酸性体液中或弱碱性药物在碱性体液中,药物的非离子型部分较多,较易转运进入组织细胞。反之,弱酸性药物在碱性体液或弱碱性药物在酸性体液中,则药物离子型部分较多,难以进行分布。因此,改变体液的pH可以明显影响药物的跨膜转运。临床上当弱酸性药物(如巴比妥类)过量中毒时,常碱化血液和尿液,以加速药物从肾脏排泄。故选择D。

100. 答案:A 解析:闭角型青光眼(急性或慢性充血性青光眼)患者的前房角狭窄、房水回流受阻,因而眼内压升高,毛果芸香碱滴眼后易透过角膜进入眼房,可使眼内压降低,从而缓解或消除青光眼症状。故选择A。

101. 答案:D 解析:新斯的明是可逆性胆碱酯酶抑制药,可用于骨骼肌进行性肌无力的重症肌无力,可改善肌无力症状。本品还能兴奋胃肠道平滑肌和膀胱逼尿肌,促进排气和排尿,可用于手术后腹胀气和尿潴留。此外,通过拟胆碱作用使心率减慢,用于阵发性室上性心动过速并可救非除极化型肌松药如筒箭毒碱过量中毒。故选择D。

102. 答案:D 解析:局麻药若剂量和浓度过高,或误将药物注入血管,使血中药物达到一定浓度时,可对中枢神经系统、心血管系统产生毒性反应。酯类局麻药如普鲁卡因,其代谢产物在小部分人群中会产生过敏反应,故用前应行皮试。常用的局麻药利多卡因安全范围较大。丁卡因毒性大。故选择D。

103. 答案:D 解析:服用氯丙嗪后引起的不良反应中锥体外系反应较为常见,包括帕金森综合征、急性肌张力障碍和静坐不能,这三种症状可用中枢抗胆碱药治疗。迟发性运动障碍可能与氯丙嗪长期阻断突触后DA受体,使DA受体数目增加有关。因而用抗胆碱药治疗反可使之加重。故选择D。

104. 答案:E 解析:治疗剂量的哌替啶与吗啡相似,可引起眩晕、口干、恶心、呕吐、出汗、心动过速,有时也可引起体位性低血压,长期应用亦可成瘾。芬太尼成瘾性小。阿司匹林、对乙酰氨基酚、布洛芬为解热镇痛抗炎药,一般无成瘾性。故选择E。

105. 答案:C 解析:抗心律失常药作用复杂,利多卡因只对室性心律失常有效,是心肌梗死引起的室性心律失常的首选药。普萘洛尔主要用于室上性快速型心律失常。胺碘酮延长APD,阻滞Na^+内流,为广谱抗心律失常药，用于各种室上性和室性心律失常。故选择C。

106. 答案：C 解析：地高辛有正性肌力作用，加强心肌收缩性；负性频率作用，可减慢窦房结频率；对传导的影响为减慢房室结传导而减慢心室率，用于心房纤颤、心房扑动，可缓解心功能不全的症状，但对大多数病人并不能制止房颤。故选择C。

107. 答案：B 解析：噻嗪类利尿药是临床广泛应用的一类口服利尿药和降压药。利尿作用机制是抑制髓袢升支粗段皮质部（远曲小管开始部位）对NaCl的再吸收，产生中等效能的利尿作用。故选择B。

108. 答案：A 解析：奥美拉唑在临床上治疗其他药物无效的消化性溃疡有较好效果。主要是奥美拉唑口服后，浓集在胃壁细胞分泌小管周围，抑制了胃壁细胞上的质子泵（H^+-K^+-ATP酶）功能，减少胃酸的分泌，还间接促进促胃液素的分泌，利于溃疡的愈合。故选择A。

109. 答案：A 解析：肝素在体内外均有强大的抗凝作用，可延长凝血时间，其作用机制是加强或激活抗凝血酶Ⅲ（AT-Ⅲ）的作用，灭活凝血因子Ⅱa、Ⅸa、Ⅹa、Ⅺa、Ⅻa而发挥抗凝血作用。故选择A。

110. 答案：B 解析：半合成青霉素包括耐酸青霉素，耐酶青霉素如苯唑西林、氯唑西林等，广谱青霉如氨苄青霉素（氨苄西林）、羟氨苄青霉素（阿莫西林）等。阿莫西林对肺炎链球菌和变形杆菌的杀菌作用较氨苄西林强，治疗肺炎链球菌引起的下呼吸道感染效果超过氨苄西林。故选择B。

111. 答案：C 解析：常用的抗疟药分为三类：①主要用于控制症状的抗疟药有氯喹、奎宁和青蒿素等。②主要用于控制复发和传播的抗疟药有伯氨喹。③主要用于病因性预防的为乙胺嘧啶，而且是首选药，作用持久，服药一次，预防作用可持续一周以上。故选择C。

112. 答案：A 解析：医学伦理学的研究对象是医学道德现象与医学道德的关系，而不是职业道德。故选择A。

113. 答案：C 解析：此语出自《希波克拉底誓言》。故选择C。

114. 答案：A 解析：公益论要求在处理个体利益与集体利益、当前利益与长远利益的关系时，坚持个体利益与群体利益兼顾，以群体利益为重；局部利益与整体利益兼顾，以整体利益为重；当前利益与长远利益兼顾，以长远利益为重的基本原则。故选择A。

115. 答案：B 解析：不伤害原则不是绝对的，但在医务人员的观念中，应该首先考虑到不能对病人造成伤害，包括生理和心理的伤害。临床中客观存在的很多对病人造成伤害的情况是可以避免的。故选择B。

116. 答案：E 解析：关于医疗保密，从古希腊开始强调，到现在仍然备受关怀。它是医务人员的一个责任，不能依据患者是否提出保密要求来决定是否为患者保密。故选择E。

117. 答案：A 解析：卫生法的基本原则第一条规定，保护公民身体健康原则，是指卫生法的制定和实施要从广大人民群众的根本利益出发，把维护公民身体健康作为卫生法的最高宗旨，使每个公民都依法享有改善卫生条件、获得基本医疗保健的权利，以增进身体健康。故选择A。

118. 答案：B 解析：我国的行政处分包括警告、记过、记大过、降级、降职、撤职、留用察看及开除等。故选择B。

119. 答案：E 解析：参见《中华人民共和国执业医师法》第十六条：医师注册后有下列情形之一的，其所在的医疗、预防、保健机构应当在三十日内报告准予注册的卫生行政部门，卫生行政部门应当注销注册，收回医师执业证书：（一）死亡或者被宣告失踪的。（二）受刑事处罚的。（三）受吊销医师执业证书行政处罚的。(四) 依照本法第三十一条规定暂停执业活动期满,再次考核仍不合格的。(五) 中止医师执业活动满二年的。(六) 有国务院卫生行政部门规定不宜从事医疗、预防、保健业务的其他情形的。故选择 E。

120. 答案：A 解析：麻醉药品的每张处方注射剂不得超过二日常用量,片剂、酊剂、糖浆剂等不超过三日常用量。故选择 A。

121. 答案：D 解析：《突发公共卫生事件应急条例》第四十一条规定,对传染病病人和疑似传染病病人,应当采取就地隔离、就地观察、就地治疗的措施。故选择 D。

122. 答案：B 解析：《中华人民共和国中医药条例》第三条规定："国家保护、扶持、发展中医药事业,实行中西医并重的方针,鼓励中西医相互学习、相互补充、共同提高,推动中医、西医两种医学体系的有机结合,全面发展我国的中医药事业。"故选择 B。

123~124. 答案：A、E 解析：A 指脉来缓,时而一止,止无定数。B 指脉来数,时而一止,止无定数。C 指脉来时见一止,止有定数,良久方来。D 指极细极软,按之欲绝,似有若无。E 指极软弱而沉细。

125~126. 答案：E、C 解析：肝胆湿热证的临床表现为胁肋胀痛,或有痞块,口苦,腹胀,纳少呕恶,大便不调,小便短赤,舌红苔黄腻,脉弦数,或寒热往来,或身目发黄,或阴囊湿疹,或睾丸肿胀热痛,或带浊阴痒等。湿热蕴脾证的临床表现为脘腹痞闷,纳呆呕恶,便溏尿黄,肢体困重,或面目肌肤发黄,色泽鲜明如橘皮,皮肤发痒,或身热起伏,汗出热不解,舌红苔黄腻,脉濡数。

127~128. 答案：C、D 解析：舌色淡红为正常舌；舌质淡白常见于气血两虚证；舌质绛红见于邪入营血证；舌质紫暗见于气血瘀滞证；舌起粗大红刺见于脏腑阳热亢盛。

129~130. 答案：D、B 解析：豨莶草祛风湿,利关节,解毒。络石藤祛风通络,凉血消肿。

131~132. 答案：B、E 解析：郁金能够活血止痛,行气解郁,清心凉血,利胆退黄。红花活血通经,祛瘀止痛。

133~134. 答案：A、E 解析：大柴胡汤中轻用大黄配枳实,以内泻阳明热结,行气消痞,为臣药。芍药柔肝缓急止痛,与大黄相配可治腹中实痛,与枳实相伍可以理气和血,以除心下满痛。

135~136. 答案：D、E 解析：四物汤主治营血虚滞证。症见头晕目眩,心悸失眠,面色无华,妇人月经不调,量少或经闭不行,脐腹作痛,甚或瘕块硬结,舌淡,口唇、爪甲色淡,脉细弦或细涩。归脾汤主治心脾气血两虚证。症见心悸怔忡,健忘失眠,盗汗,体倦食少,面色萎黄,舌淡,苔薄白,脉细弱。当归补血汤主治血虚阳浮发热证。症见肌热面赤,烦渴欲饮,脉洪大而虚,重按无力,亦治妇人经期、产后血虚发热头痛,或疮疡溃后,久不愈合者。四君子汤主治脾胃气虚证。症见面色萎白,语声低微,气短乏力,食少便溏,舌淡苔白,脉虚弱。八珍汤主治气血两虚证。症见面色苍白或萎黄,头晕眼花,四肢倦怠,气短懒言,心悸怔忡,食欲减退,舌质淡,苔薄白,脉细虚。

137~138. 答案：E、D 解析：舟车丸行气破泄,逐水消肿,通利二便。保和丸消食和胃。枳实消痞丸消痞除满,健脾和胃。木香槟榔丸行气导滞,攻积泄热。枳实导滞丸消导化积,清热利湿。

139~140. 答案：C、B 解析：《麻醉药品和精神药品管理条例》第四十一条规定："医疗机构应当对麻醉药品和精神药品处方进行专册登记,加强管理。麻醉药品处方至少保存三年,精神药品处方至少保存二年。"

141~142. 答案:D、B 解析:红细胞管型常见于急性肾炎。白细胞管型常见于肾盂肾炎。上皮细胞管型主要见于以下情况:①肾上皮细胞管型可见于急性肾小管坏死、肾淀粉样变性、急性肾小球肾炎、慢性肾炎、肾病综合征、肾移植后排斥反应、金属及其他化学物质的中毒。②透明管型较细,为无色透明内部不含颗粒的圆柱状体。正常人晨尿(要有足够的时间形成管型)中可有透明管型出现,常见于肾炎、肾淤血、发热性疾病等。③蜡样管型:由肾小管中长期停留的颗粒管型、细胞管型变性或直接由淀粉样变性上皮细胞溶解后形成,提示严重的肾小管坏死,预后不良,也见于肾小球肾炎晚期、肾功能衰竭、肾淀粉样变性。

143~144. 答案:C、B 解析:呕吐物为隔餐食物,带腐臭味,为幽门梗阻的临床表现。呕吐物为黄绿色,带粪臭味,为急性胆囊炎的临床表现。呕吐物为大量黏液及食物为胃肠炎的临床表现。呕吐物为血液为上消化道出血的临床表现。吐出胃内容物后仍干呕不止为早孕呕吐。

145~146. 答案:D、E 解析:淀粉酶提示急性胰腺炎。血清转氨酶、谷氨酰基转肽酶与肝脏疾病引起的肝功能损伤有关。血清碱性磷酸酶临床意义:①肝胆疾病:阻塞性黄疸时,由于胆汁排泄不畅,使碱性磷酸酶(AKP)滞留血中而增高。急慢性黄疸型肝炎或肝癌时也可使AKP升高。②骨骼系统疾病,如骨细胞瘤、骨折恢复期、骨转移癌等,血清AKP增高。急性心肌梗死时血清酶中升高最早的是肌酸磷酸激酶(CPK)。

147~148. 答案:A、E 解析:"无恒德者,不可以作医,人命死生之系",出自的著作是《省心录·论医》。"启我爱医术,复爱世间人,愿将名利心,尽力于患者,无分爱与憎,不问富与贫,凡诸疾病者,一视如同仁",出自的著作是古阿拉伯时期的《迈蒙尼提斯祷文》。

149~150. 答案:C、D 解析:尿激酶为自尿中分离出的一种蛋白水解酶,无抗原性,能直接激活纤溶酶原,使之成为纤溶酶而溶解纤维蛋白,临床主要用于治疗急性血栓栓塞性疾病,对深静脉栓塞、肺栓塞、眼底血管栓塞均有效,对新鲜血栓效果较好。糖皮质激素不良反应较多,可引起类肾上腺皮质亢进综合征,如满月脸、向心性肥胖、高血压、糖尿等。由于抑制骨基质蛋白质合成,增加钙、磷排泄,抑制肠道钙吸收,可致骨质疏松,严重时易发生骨折和缺血性坏死,如引起股骨头无菌性坏死。其他不良反应,如诱发加重感染、诱发加重溃疡、延缓伤口愈合、影响生长发育等。

第二单元

1. 答案:D 解析:时行感冒可见于任何年龄,虚人易感,特点有流行性强,传染性强,证候相似,集中发病。没有老幼易感的特点。故选择D。

2. 答案:B 解析:证属热哮,治宜清热宣肺、化痰定喘,方用定喘汤加减。故选择B。

3. 答案:D 解析:肺炎痰热壅肺证,应治以清热化痰,宽胸止咳,方选麻杏石甘汤合千金苇茎汤加减。故选择D。

4. 答案:C 解析:痰结核菌检查是诊断肺结核的主要依据,亦是考核疗效、随访病情的重要指标。故选择C。

5. 答案:C 解析:神志恍惚,谵语,表情淡漠,嗜睡,喘促,咳痰不爽,诊断为痰蒙神窍证。方药选涤痰汤加减,另服安宫牛黄丸或至宝丹。故选择C。

6. 答案:B 解析:Ⅰ型呼吸衰竭:$PaO_2 < 60mmHg$,$PaCO_2$正常或轻度下降;

Ⅱ型呼吸衰竭：$PaO_2 < 60mmHg$，伴$PaCO_2 > 50mmHg$。因此，本题为Ⅱ型呼吸衰竭。神志恍惚，谵语，烦躁不安，嗜睡，颜面发绀，舌暗紫，舌苔白腻，脉滑数为痰蒙神窍证的表现。故选择B。

7. 答案：E 解析：心悸气短，咳吐泡沫痰，面肢浮肿，畏寒肢冷，诊断为阳虚水泛证，方药为真武汤加减。故选择E。

8. 答案：B 解析：心电图表现多个导联提前出现的宽大畸形QRS波群，其前无相关P波，其后T波与QRS波群主波方向相反，代偿间歇完全，这是室性早搏的典型表现。故选择B。

9. 答案：D 解析：高血压病的并发症包括心、脑、肾等靶器官损害。其中，脑损害由于长期高血压，导致小动脉、微动脉瘤形成及脑动脉粥样硬化，可并发急性脑血管病，包括脑出血、短暂性脑缺血、脑血栓形成等，以及高血压脑病。故选择D。

10. 答案：D 解析：略。

11. 答案：B 解析：症见形寒，四肢不温，冷汗自出，诊断为阴寒凝滞证，方药选枳实薤白桂枝汤合当归四逆汤加减。故选择B。

12. 答案：E 解析：症见形寒畏冷，四肢不温，诊断为寒凝心脉证。故选择E。

13. 答案：A 解析：略。

14. 答案：C 解析：活络效灵丹合丹参饮加减用于胃络瘀血证；一贯煎合芍药甘草汤加减用于胃阴不足证；化肝煎合左金丸加减用于肝胃郁热证；黄芪建中汤加减用于脾胃虚寒证；柴胡疏肝散合五磨饮子加减用于肝胃不和证。故选择C。

15. 答案：B 解析：略。

16. 答案：E 解析：略。

17. 答案：E 解析：胁下胀痛，伴舌苔薄白腻，诊断为气滞湿阻证。故选择E。

18. 答案：E 解析：在上消化道大出血早期，血红蛋白无变化，继后组织间液渗入血管内，使血液稀释，一般需3~4小时以上才出现外周血红蛋白下降。故选择E。

19. 答案：C 解析：慢性肾小球肾炎以蛋白尿、血尿、高血压、水肿为基本病理表现。故选择C。

20. 答案：A 解析：症见纳呆，恶心，口中黏腻，身重困倦，浮肿尿少，精神委靡，舌苔腻，脉沉缓，诊断为湿浊证。方选胃苓汤加减。故选择A。

21. 答案：A 解析：患肾病综合征，症见身发痈疡，即可诊断为湿毒浸淫。故选择A。

22. 答案：C 解析：尿路感染的途径有上行感染、血行感染、直接感染、淋巴感染。故选择C。

23. 答案：B 解析：略。

24. 答案：E 解析：再生障碍性贫血脾切除手术适用于药物治疗无效，骨髓检查存在代偿增生者，但外周血内网织红细胞检查多次为零者不宜手术。故选择E。

25. 答案：B 解析：白细胞$1.8 \times 10^9/L$，诊断为粒细胞减少症。症见发热不退，口渴欲饮，面赤咽痛，头晕乏力，舌质红绛，苔黄，脉滑数，诊断为外感温热证。方药选犀角地黄汤合玉女煎加减。故选择B。

26. 答案：B 解析：急性白血病热毒炽盛证治以黄连解毒汤合清营汤加减；气阴两虚证治以五阴煎；痰热瘀阻证治以温胆汤合桃红四物汤；阴虚火旺证治以知柏地黄丸合二至丸。故选择B。

27. 答案：A 解析：略。

28. 答案：B 解析：茜根散或玉女煎加减用于阴虚火旺证；归脾汤加减用于气不摄血证；桃红四物汤加减用于瘀血内阻证；犀角地黄汤加减用于血热妄行证；黄土汤加减用于脾阳虚证。故选择B。

29. 答案：A 解析：逍遥散合二陈汤用于气滞痰凝证；天王补心丹、知柏地黄丸用于阴虚火旺证；生脉散用于气阴两虚证；

龙胆泻肝汤用于肝火旺盛证。故选择A。

30. 答案：C　解析：糖尿病酮症酸中毒表现为烦渴、尿多、乏力、恶心呕吐、精神委靡或烦躁、神志恍惚、嗜睡、昏迷，严重酸中毒时出现深大呼吸，呼吸有烂苹果味。故选择C。

31. 答案：C　解析：症见倦怠乏力，自汗，气短懒言，口渴多饮，五心烦热，心悸失眠，溲赤便秘，舌红少津，舌体胖大，苔花剥，脉细数，诊断为气阴两虚证。故选择C。

32. 答案：C　解析：略。

33. 答案：C　解析：症见关节肿痛且变形，屈伸受限，痛处不移，肌肤紫暗，面色黧黑，肢体顽麻，舌质暗红有瘀斑，苔薄白，脉弦涩。诊断为痰瘀互结，经脉痹阻证，治法为活血化瘀，祛痰通络。故选择C。

34. 答案：D　解析：略。

35. 答案：E　解析：症见舌暗红，苔黄腻，脉弦滑，诊断为痰热内扰证，方药选黄连温胆汤。故选择E。

36. 答案：A　解析："三偏"征见于大脑中动脉脑梗死；共济失调见于小脑梗死；吞咽困难见于小脑后动脉或椎动脉梗死；球麻痹、眩晕见于椎-基底动脉闭塞。故选择A。

37. 答案：D　解析：略。

38. 答案：B　解析：舌红苔黄腻，脉滑数，为痰热证的辨证要点。故选择B。

39. 答案：A　解析：症见语言不利，口角流涎，舌强语謇，手足麻木，关节酸痛，恶寒发热，舌苔薄白，脉浮数，诊断为风痰瘀血，阻痹络脉证。故选择A。

40. 答案：A　解析：阿托品化表现为用阿托品后，瞳孔较前扩大、口干、皮肤干燥、心率增快和肺湿啰音消失。故选择A。

41. 答案：E　解析：略。

42. 答案：E　解析：有机磷农药中毒的毒蕈碱样症状包括腺体分泌增加、平滑肌痉挛、括约肌松弛、气道分泌物明显增多等。故A、B、C、D正确。故选择E。

43. 答案：C　解析：阴虚感冒的特征是形瘦，口干，阴虚火旺，故身热心烦，舌脉俱是阴虚之象。故选择C。

44. 答案：A　解析：心主神明，神安则寐，神不安则不寐，故不论虚证实证，病因为何脏，总因火邪扰心，心神不安而致不寐。病位在心。故选择A。

45. 答案：C　解析：脾胃虚寒，故胃痛绵绵，喜暖喜按，进食则缓。脾虚不运故食少便溏。舌淡苔白、脉虚弱为其特点。治宜温中健脾，用黄芪建中汤。故选择C。

46. 答案：C　解析：泄泻有虚实之分，此为脾胃虚弱导致的泄泻，应用参苓白术散健脾益气，化湿止泻。选项A、E健脾益气，止泻力弱；选项B治疗中阳衰弱，阴寒内盛之脘腹剧痛证；选项D治疗中脏虚寒之腹痛。故选择C。

47. 答案：C　解析：胸胁胀痛，走窜不定，此为肝气郁结证，应用柴胡疏肝散疏肝理气。故选择C。

48. 答案：B　解析：肺为娇脏，喜润恶燥，燥热伤肺，破伤血络，故见咳血，治宜清热润肺，宁络止血。方用桑杏汤。沙参麦冬汤重在滋养肺胃，生津润燥。百合固金汤重在滋养肺肾，化痰止咳。麦门冬汤重在滋养肺胃，降逆和中。清燥救肺汤重在益气养阴，肃降肺气，比桑杏汤的滋阴力强，用于燥热伤肺的重症。故选择B。

49. 答案：B　解析：十二经别是十二正经离、入、出、合的别行部分，是正经别行深入体腔的支脉。故选择B。

50. 答案：D　解析：手三里穴的定位在前臂背面桡侧，当阳溪与曲池穴连线上，肘横纹（曲池穴）下2寸。故选择D。

51. 答案：D　解析：公孙穴的定位在足内侧缘，当第1跖骨基底的前下方。故选择D。

52. 答案：B　解析：神门穴的主治要点为心痛、心烦、健忘失眠、惊悸怔忡、痴呆、癫狂、痫证、目黄胁痛、掌中热、呕血、吐血、头痛、眩晕、失音等病证，且神门是治疗健忘失眠的要穴。故选择B。

53. 答案：B　解析：太溪穴属于足少阴肾经的腧穴。故选择B。

54. 答案：E　解析：足厥阴肝经的走行：起于大趾丛毛之际，上循足跗上廉，去内踝一寸，上踝八寸，交出太阴之后，上腘内廉，循股阴，入毛中，过阴器，抵小腹，夹胃属肝络胆，上贯膈，布胁肋，循喉咙之后，上入颃颡，连目系，上出额，与督脉会于巅。其支者，从目系下颊里，环唇内，其支者，复从肝，别贯膈，上注肺。故选择E。

55. 答案：E　解析：提插补泻中先深后浅，轻插重提，幅度大，频率快，操作时间长者为泻法。故选择E。

56. 答案：A　解析：八脉交会穴歌云"公孙冲脉胃心胸"。故选择A。

57. 答案：D　解析：《灵枢·九针十二原》所载："所出为井，所溜为荥，所注为输，所行为经，所入为合。"故选择D。

58. 答案：B　解析：由本患者的症状可看出本病为腰痛，有腰肌劳损，即血瘀证。所以除主穴外应选膈俞活血化瘀。故选择B。

59. 答案：A　解析：由本患者的症状可知本病为呕吐之寒性呕吐。故选穴上应配胃俞穴、上脘穴等温胃散寒止吐。故选择A。

60. 答案：C　解析：腰痛的内因是肾气虚衰，腰府失养；外因是感受风寒湿热之邪，关键在于肾虚。故选择C。

61. 答案：D　解析：虚劳的病损部位主要在五脏，尤以脾肾两脏更为重要，为先后天之本。故选择D。

62. 答案：E　解析：痰肿肿势软如棉，或硬如馒，大小不一，形态各异，无处不生，不红不热，皮色不变。常见于瘰疬、脂瘤等。故选择E。

63. 答案：E　解析：低血钾的循环系统临床表现：因低钾引起心肌兴奋性、自律性增高，传导性降低。表现为心悸、心动过速、心律失常、传导阻滞，严重时出现室颤，停跳于收缩状态。故选择E。

64. 答案：E　解析：用化学消毒剂消毒时，药液应按使用期限定期更换；消毒物品应与药液充分接触；经浸泡消毒器械在使用前必须用无菌生理盐水冲洗后再用；物品必须去除脓血或油污等污物并擦干后再浸泡；对金属有腐蚀作用的药液不可用于器械浸泡消毒。故选择E。

65. 答案：E　解析：进行肠外营养时应合理使用中心静脉导管，做好护理，进行必要的监测，如病人的全身情况、出入量、电解质、血糖、肝肾功能和营养指标等，防止发生相关的并发症。为避免导管性脓毒症的发生，中心静脉导管一定不能多用途使用，不用它输入血制品、取血样、测压等。故选择E。

66. 答案：A　解析：输血的适应证有：贫血、出血、重症感染、凝血机制障碍。脱水及代谢性酸中毒应当针对病因用输液和补充碱性物质纠正，而不能靠输血治疗。故选择A。

67. 答案：D　解析：胎火胎毒之丹毒，多见于新生儿，治当凉营清热解毒，方选犀角地黄汤加减。故选择D。

68. 答案：C　解析：诊断肺癌常用的也是主要的手段是胸部X线检查，大多数肺癌经X线摄片和CT检查可获得临床诊断。痰细胞学检查须连续3天收集清晨痰进行，阳性率80%，但有假阳性1%～3%。纤维支气管镜检查，中心型肺癌可见到肿瘤并直视下取活检或刷检，阳性率80%。胸水检查对胸腔有积液者可进行，阳性检出率为38%~80%。经胸壁穿刺活检用于周围型肺癌，在X线透视、CT或B超引导下进行，阳性率70%~90%，但有气胸、出血、感染、癌细胞沿针道种植等并发症。故选择C。

69. 答案：D 解析：多数纤维瘤大小不等，柔软无弹性，常见于面、颈及胸背部。生长缓慢，质硬，实质性，光滑，边界清楚，与周围组织无粘连，活动度大，无压痛，很少引起压迫症状和功能障碍。故选择D。

70. 答案：B 解析：胆囊炎基本证型的治疗，肝胆蕴热证治以金铃子散合大柴胡汤；肝胆湿热证治以茵陈蒿汤合大柴胡汤；肝胆脓毒证治以黄连解毒汤合茵陈蒿汤。故选择B。

71. 答案：E 解析：甲状腺疾病属中医"瘿病"的范畴，一般本病分为气瘿、血瘿、肉瘿、筋瘿、石瘿等。故选择E。

72. 答案：C 解析：略。

73. 答案：D 解析：乳腺癌基本证型的治疗，肝郁气滞证治以逍遥散加减；冲任失调证治以二仙汤加味；毒热蕴结证治以清瘟败毒饮合桃红四物汤加减；气血两虚证治以人参养荣汤加减。故选择D。

74. 答案：E 解析：门静脉与腔静脉之间有4个交通支：①胃底、食管下段交通支。②直肠下端肛管交通支。③前腹壁交通支。④腹膜后交通支（Ketzius静脉）。故选择E。

75. 答案：D 解析：急性乳腺炎脓肿形成后行切开引流时，为避免损伤乳管，应行放射状切开，乳晕下脓肿应沿乳晕边缘行弧形切口，深部脓肿或乳房后脓肿可沿乳房下缘行弧形切口；脓肿切开后应以手指轻轻分开脓肿的多房间隔，以利引流。故选择D。

76. 答案：C 解析：凉血地黄汤、槐花散加减用于风伤肠络证；补中益气汤加减用于脾虚气陷证；止痛如神汤加减用于气滞血瘀证；脏连丸加减用于湿热下注证。故选择C。

77. 答案：A 解析：骨盆的类型理论上分四种：女型、男型、扁平型、类人猿型，临床上多见女型。故选择A。

78. 答案：D 解析：略。

79. 答案：E 解析：羊水是充满在羊膜腔内的液体，胚胎在羊水中生长发育。羊水的功能：保证胎儿一定限度的活动；供给胎儿一定的营养；保持胎儿恒温；保护胎儿免受外来撞击；隔离羊膜与胎体。故选择E。

80. 答案：B 解析：预产期的推算应从末次月经第一日算起，月份减3或加9，日数加7（农历日数加14）。末次月经是2000年8月26日，预产期月份减3为5月，日数再加7，为2001年6月2日。故选择B。

81. 答案：E 解析：临产开始的主要标志是有规律而逐渐增强的子宫收缩，持续30秒及以上，间歇5~6分钟，并伴有进行性宫颈管消失、宫口扩张和胎先露部下降。故选择E。

82. 答案：C 解析：略。

83. 答案：C 解析：略。

84. 答案：B 解析：妊娠剧吐的主要发病机理是由于脾胃虚弱或肝胃不和导致的冲气上逆，胃失和降。故选择B。

85. 答案：C 解析：略。

86. 答案：C 解析：脾虚证选用白术散；肾虚证选用五苓散；气滞证选用正气天香散；脾虚肝旺证选用半夏白术天麻汤；阴虚肝旺证选用杞菊地黄丸。故选择C。

87. 答案：C 解析：本例不孕，继发痛经，子宫后倾不活动，双附件囊实性包块，欠活动，双骶韧带痛性结节等，支持盆腔子宫内膜异位症的诊断。其余几项均有慢性腹痛、不孕，与继发性痛经无大关系。故选择C。

88. 答案：B 解析：综观其脉症，为痛经寒凝气滞证，治法为温经散寒，活血止痛，方用少腹逐瘀汤。故选择B。

89. 答案：C 解析："月经淋沥日久不净"提示本病是崩漏，辨证为实热证，治法为清热凉血，固冲止血。故选择C。

90. 答案：D 解析：略。

91. 答案：D 解析：羊水栓塞指在分娩过程中羊水进入母体血循环引起的肺栓塞、休克、弥漫性血管内凝血（DIC）、肾功能衰竭等一系列病理改变。羊水中有胎脂及角化上皮。故选择D。

92. 答案：B 解析：症见情志抑郁，食欲不振，乳汁减少，乳房胀硬，诊断为肝郁气滞证。故选择B。

93. 答案：A 解析：硬化性苔藓多见于40岁左右妇女。主要表现为病损区发痒，大阴唇或肛周皮肤及黏膜变白、变薄、干燥、皲裂、失去弹性，阴蒂多萎缩，且与包皮粘连，小阴唇平坦、消失。早期皮损颜色暗红为外阴鳞状上皮增生的表现。故选择A。

94. 答案：C 解析：该病例在临产2小时后破膜，故不能诊断胎膜早破。临产12小时，宫口开大8cm，目前已进入正常活跃期。故选择C。

95. 答案：C 解析：闭经气血虚弱证治以益气健脾，养血调经，方用人参养荣汤。故选择C。

96. 答案：E 解析：有尿急、尿失禁，或反复发作膀胱炎，为尿路感染的临床表现。故选择E。

97. 答案：C 解析：膈下逐瘀汤用于气滞血瘀证；少腹逐瘀汤用于寒湿凝滞证；开郁二陈汤用于痰湿瘀阻证；金匮肾气丸合桂枝茯苓丸用于肾虚血瘀证；圣愈汤用于气虚血瘀证；大黄牡丹汤用于湿热瘀阻证。故选择C。

98. 答案：C 解析：略。

99. 答案：E 解析：子宫内膜异位症基本证型的治疗，气滞血瘀证治以膈下逐瘀汤；寒凝血瘀证治以少腹逐瘀汤；瘀热互结证治以清热调血汤；痰瘀互结证治以苍附导痰汤合桃红四物汤；气虚血瘀证治以理冲汤；肾虚血瘀证治以归肾丸合桃红四物汤。故选择E。

100. 答案：B 解析：Ⅱ度子宫脱垂：轻型：子宫颈已脱出阴道口，但宫体仍在阴道内；重型：宫颈及部分宫体已脱出阴道口。故选择B。

101. 答案：D 解析：腹腔镜是诊断子宫内膜异位症的最佳方法，镜下可看到典型的病灶，也可取活体组织检查。美国生殖医学协会制定的分期，也只有在腹腔镜或剖腹探查的直视下方可确诊。宫腔镜检查对此诊断毫无意义。其他几项，如病史及妇科检查、彩色超声多普勒检查、血清CA125测定等均可作为诊断的参考。故选择D。

102. 答案：C 解析：略。

103. 答案：C 解析：对婴儿时期动作的发育过程，可归纳为"二抬（头）四翻（身）六会坐，七翻八爬周岁走"。故选择C。

104. 答案：E 解析：小儿热量的需要包括：基础代谢、生长发育、食物的特殊动力作用、活动所需、排泄消耗。故选择E。

105. 答案：B 解析：哭时少泪为中度脱水的典型表现。表述为"哭时有泪"为轻度，"哭时无泪"为重度。故选择B。

106. 答案：B 解析：荆防败毒散用于风寒感冒；新加香薷饮用于暑湿感冒；银翘散用于风热感冒；三拗汤用于风寒夹痰感冒；桑菊饮用于风热咳嗽。故选择B。

107. 答案：B 解析：正常新生儿出生时身长平均约为50cm，正常新生儿出生时头围约为34cm。故选择B。

108. 答案：C 解析：消食导滞，和中止泻用于伤食泻；疏风散寒，理气化湿用于风寒泻；清热利湿，清肠止泻用于湿热泻；健脾益气，升提助运用于脾虚泻；补脾温肾，固涩止泻用于脾肾阳虚泻。故选择C。

109. 答案：E 解析：急性肾小球肾炎的病因包括：A组乙型溶血性链球菌、葡萄球菌、肺炎链球菌、革兰阴性杆菌、病毒（如流感病毒、腮腺炎病毒、柯萨奇病毒B4和埃可病毒等）、真菌、钩端螺旋体、立克次体、疟原虫等。最常见原因为A组乙型溶血性链球菌。故选择E。

110. 答案：E 解析：鹅口疮是真菌——白色念珠菌引起的。故选择E。

111. 答案：C 解析：略。

112. 答案：E 解析：营养性缺铁性贫血是一种小细胞低色素性贫血。用铁剂治疗，口服铁剂应选用二价铁盐，易吸收。常用制剂硫酸亚铁（含元素铁20%）剂量按元素铁每日4~6mg/kg，分2~3次口服，最好两餐间服。同时服维生素C能促进铁的吸收。故选择E。

113. 答案：E 解析：营养性缺铁性贫血，铁剂治疗在血红蛋白达正常水平后继续服用6~8周停药，以补足铁的贮存量。故选择E。

114. 答案：D 解析：紫癜基本证型的治疗，血热伤络证治以犀角地黄汤，气不摄血证治以归脾汤，阴虚火旺证治以大补阴丸合茜根散，气滞血瘀证治以桃仁汤。故选择D。

115. 答案：A 解析：本患儿为足月新生儿，血清总胆红素达15mg/dL（>12mg/dL，高于正常值），结合胆红素大于1.5mg/dL，间接胆红素增高为主，属于病理性黄疸，应予治疗。光照治疗是降低胆红素的常用方法，使间接胆红素转变成水溶性异构体，经胆汁和尿排出。本患儿无换血指征。故选择A。

116. 答案：C 解析：症见面白少华，形寒肢冷，小便清长，伴见咳嗽痰多，喉间痰鸣，舌质淡，苔白腻，脉细弱，诊断为虚实夹杂证。故选择C。

117. 答案：A 解析：略。

118. 答案：C 解析：注意皮疹的特点及分布，皮疹多见于腰以下，两侧对称，结合皮肤紫癜特点和有胃肠道或关节症状，以及实验室检查，可明确诊断。注意与特发性血小板减少性紫癜、败血症、腹部外科病鉴别。特发性血小板减少性紫癜皮肤、黏膜可见出血点及瘀斑，分布在全身各处，出血点或瘀斑不突出于表面，化验血小板降低，出血时间延长。故选择C。

119. 答案：A 解析：略。

120. 答案：A 解析：佝偻病活动早期常自2~3个月开始出现非特异性的神经精神症状，表现为易激惹、烦躁、睡眠不安、夜惊夜啼，常伴与室温季节无关的多汗，患儿因汗多而摇头擦枕导致枕秃。故选择A。

121. 答案：D 解析：麻疹的治疗中"麻不厌透"，故其诊疗要点为"透"。故选择D。

122. 答案：E 解析：水痘病原为水痘-带状疱疹病毒。故选择E。

123. 答案：D 解析：猩红热在恢复期无色素沉着，但有大片脱皮；幼儿急疹、风疹也无色素沉着，无脱屑；麻疹可有棕色色素沉着及糠麸样脱屑。故选择D。

124. 答案：E 解析：腮腺炎病毒感染，腮腺肿大的特点是以耳垂为中心，向前、后、下蔓延。故选择E。

125. 答案：C 解析：蛔虫的防治包括开展卫生教育，养成良好的卫生习惯，饭前便后洗手，勤剪指甲，不吃生冷及未洗净的瓜果。搞好环境卫生，加强粪便管理，杜绝传染的来源。蛔虫病常证的治疗在于及时有效地驱虫。常用驱蛔灵、甲苯达唑等。故选择C。

126. 答案：D 解析：桑菊饮加减用于

风热咳嗽；清金化痰汤加减用于痰热咳嗽；沙参麦冬汤加减用于阴虚咳嗽；金沸草散加减用于风寒咳嗽；二陈汤加减用于痰湿咳嗽。故选择D。

127. 答案：B 解析：患儿高热，突然起病，意识丧失，双手握拳，头向后仰，眼球固定，双目发直，眼露白睛，口吐白沫，牙关紧闭，抽动不已。严重者可有颈项强直，角弓反张，呼吸不整，双唇青紫，二便失禁。持续数秒至数分钟或更长，继而转入嗜睡或昏迷状态。新生儿发作的特点为面部或一侧肢体的局部阵挛，或无定型异常动作，如呼吸暂停、两眼凝视、眨眼或眼斜视等。故选择B。

128. 答案：C 解析：症见大便带血，血色鲜红，间或有便后滴血，舌淡红，苔薄黄，脉弦，诊断为风伤肠络证，治法为清热凉血祛风。故选择C。

129. 答案：A 解析：前列腺增生症最常见的早期症状是尿频，夜间尤甚，系增生的前列腺充血刺激引起。随着病情发展，出现前列腺增生最重要的症状排尿困难，典型表现有尿迟、断续、尿流细无力、射程短、排尿时间延长、终末滴沥、尿不尽感等，残余尿过多逐渐发生尿潴留及充盈性尿失禁，合并感染或结石时可发生尿频、尿急、尿痛和血尿。故选择A。

130. 答案：D 解析：孕激素的生理功能：①子宫肌：降低子宫平滑肌兴奋性及其对缩宫素的敏感性，抑制子宫收缩，有利于胚胎及胎儿宫内生长发育。②子宫内膜：使增生期子宫内膜转化为分泌期内膜，为受精卵着床做好准备。③宫颈：使宫口闭合，黏液分泌减少，性状变黏稠。④输卵管：抑制输卵管肌节律性收缩的振幅。⑤阴道上皮：加快阴道上皮细胞脱落。⑥乳房：促进乳腺腺泡发育。⑦下丘脑、垂体：在月经中期增强雌激素对垂体LH排卵峰释放，黄体期抑制促性腺激素分泌。⑧体温：兴奋下丘脑体温调节中枢，使基础体温在排卵后升高0.3℃~0.5℃。⑨代谢：促进水钠排泄。故选择D。

131~132. 答案：A、D 解析：A、D常用于肺炎的治疗。其中，清营汤用于热闭心神证；苇茎汤用于痰热壅肺证。

133~134. 答案：D、B 解析：略。

135~136. 答案：A、B 解析：缺铁性贫血脾胃虚弱证治以健脾和胃，益气养血，方选香砂六君子汤合当归补血汤加减；脾肾阳虚证，治以温补脾肾，方选八珍汤合无比山药丸加减。

137~138. 答案：D、B 解析：一度房室传导阻滞P波后均有QRS波群，P-R间期≥0.21s；二度Ⅱ型房室传导阻滞P-R间期恒定（正常或延长），部分P波后无QRS波群（即发生心室漏搏）；二度Ⅰ型房室传导阻滞P波规律出现，P-R间期进行性延长，直至发生心室漏搏；三度房室传导阻滞P波与QRS波群无固定关系，P-P与R-R间距各有其固定的规律性；窦房传导阻滞可表现为P-P间期的变化。

139~140. 答案：A、C 解析：便潜血试验阳性，提示出血量在5~20mL；日出血量50~100mL可出现黑便，胃内蓄积血量在250~300mL可引起呕吐。一次出血量少于400mL时，一般不出现全身症状；出血量超过400~500mL，可出现乏力、心慌等全身症状；短时间内出血量超过1000mL，可出现周围循环衰竭表现。

141~142. 答案：D、A 解析：太渊是肺经的原穴，且又是八会穴；合谷是大肠经的原穴；后溪是八脉交会穴；内关是心包经的络穴，且又是八脉交会穴；阳池是三焦经的原穴。

143~144. 答案：A、E 解析："稚阴稚阳"之说表述了小儿机体柔弱，阴阳二气均较幼稚，形体和功能未臻完善的特点。"纯阳"之说指的是小儿生长迅速的特点。

145~146. 答案：E、B 解析：水痘皮疹首先见于头皮、面部或躯干。最初为红色斑疹，然后发展为丘疹及水疱疹，结痂。同时存在不同期皮疹是水痘的特征。皮疹分布呈向心性。幼儿急疹高热3~5天，热退疹出。皮疹为充血性丘疹，可多可少。典型麻疹多在发热后3~4天出现皮疹，出疹时体温更高。始见于耳后、颈部、沿发际边缘，24小时内向下发展，遍及面部、躯干及上肢，第3天皮疹累及下肢及足部，病情严重者皮疹常融合。

147~148. 答案：D、C 解析：孕激素的生理功能包括：降低子宫平滑肌兴奋性及其对缩宫素的敏感性，抑制子宫收缩，有利于胚胎及胎儿宫内生长发育；使增生期子宫内膜转化为分泌期内膜，为受精卵着床做准备；使宫颈口闭合，黏液分泌减少，性状变黏稠；抑制输卵管平滑肌节律性收缩频率和振幅；加快阴道上皮细胞脱落；促进乳腺小叶及腺泡发育；在月经中期具有增强雌激素对垂体LH排卵峰释放的正反馈作用；在黄体期对下丘脑、垂体有负反馈作用，抑制促性腺激素分泌；兴奋下丘脑体温调节中枢，使基础体温在排卵后升高0.3℃~0.5℃；促进水钠排泄等。雌激素和孕激素的协同作用表现为：孕激素在雌激素作用的基础上，进一步促使女性生殖器和乳房的发育，为妊娠准备条件。

149~150. 答案：D、E 解析：上感病原90%以上为病毒。主要为合胞病毒、流感病毒、副流感病毒、腺病毒、鼻病毒、柯萨奇病毒、冠状病毒等。其中以鼻病毒最为多见，其次为肠道病毒、冠状病毒及肺炎支原体等。疱疹性咽峡炎病原体为柯萨奇A组病毒。咽结膜热病原体为腺病毒3、7、11型。